熊小知说健康

医点就通

《生命时报》社◎著

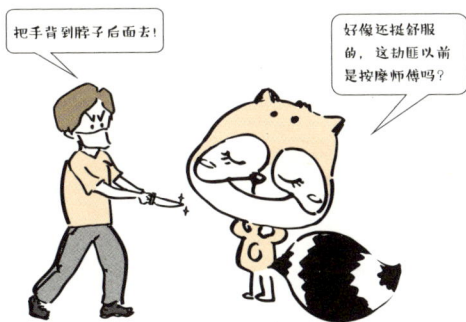

湖南科学技术出版社　博集天卷 CS-BOOKY

图书在版编目（CIP）数据

熊小知说健康：医点就通 /《生命时报》社著. —长沙：湖南科学技术出版社，
2018.2
ISBN 978-7-5357-9655-4

Ⅰ.①熊… Ⅱ.①生… Ⅲ.①养生（中医）—基本知识 Ⅳ.①R212

中国版本图书馆CIP数据核字（2017）第320811号

上架建议：畅销◎健康生活

XIONG XIAOZHI SHUO JIANKANG: YI DIAN JIU TONG
熊小知说健康： 医点就通

著　　者：《生命时报》社
出 版 人：张旭东
责任编辑：林澧波
监　　制：蔡明菲　邢越超
策划编辑：李彩萍
特约编辑：蔡文婷
营销编辑：李　群　张锦涵　姚长杰
封面设计：刘红刚
版式设计：李　洁
出版发行：湖南科学技术出版社
　　　　　（湖南省长沙市湘雅路 276 号　邮编：410008）
网　　址：www.hnstp.com
印　　刷：三河市中晟雅豪印务有限公司
经　　销：新华书店
开　　本：880mm×1270mm　1/32
字　　数：240 千字
印　　张：12
版　　次：2018 年 2 月第 1 版
印　　次：2018 年 2 月第 1 次印刷
书　　号：ISBN 978-7-5357-9655-4
定　　价：45.00 元

若有质量问题，请致电质量监督电话：010-59096394
团购电话：010-59320018

Hi，欢迎来到我的趣味科普世界

你好，我叫熊小知，是《生命时报》新媒体中心的医学编辑。我们的相遇意义非凡，从你翻开这本书的那一刻起，就收获了一个贴心的健康顾问。

我是一只健康科普界的"四有新熊"。我的理想，是解答你们所有的健康困惑。

出身有"背景"

我的"背景"可不一般。《生命时报》由人民日报社主管、环球时报社主办，是一份高品质的大众健康报纸。2015年11月，我在生命时报微信公众号（ID：LT0385）发布了第一篇科普文章，开启了全新的趣味科普世界。

《黄帝内经》中说"上医治未病"，最高明的医生，知道防患于未然，而不是等疾病发生了再治疗。我希望将板着面孔的医学知识，转化成有料又有趣的文字，让你们成为自己的"上医"。

手中有"知识"

拥有医学专业背景的我，身后有20多位院士，数千名权威专家组成的顾问团队。与他们并肩做科普，我的底气和信心更足。

在这里，你不仅能知道疾病是怎么来的，还能学会如何预防和应对。从五官到内脏，熊小知将为你逐一剖析每个部位的健康问题。

科普有"趣味"

如何让医学知识浅显易懂还有趣？我给每个话题设计了7张原创漫画，构成一个"科普小剧场"，只为召唤出你们更多的阅读兴趣。

我还特别会"察言观色"，眼皮上长包可能是血脂高，耳朵有皱纹提示心脏或许不好，不同肿胀部位藏着疾病的蛛丝马迹……只要你用心阅读，就会发现这本书里藏了很多有趣的知识。

天生有"人缘"

每周日，铁杆粉丝都等待着熊小知的准时更新。周一到周六，总有网友在微信后台评论里"催更"，甚至还把熊小知作为微信头像。大家的花式告白，都成为了我生产好内容的动力。

《从"脂肪肝"到"肝癌"只有四步，你的肝脏该减肥了》等文章，一经微信发布，很快就获得了10万+的阅读量。

除了这"四有"，我还有一颗希望你健康的真心，也藏在这本书里。相信它会和书中的知识一起，填补你和健康之间的所有缝隙。

目 录
Contents

第一章
身体里的疾病探测器

第二章

五官科不得不说的事

第三章

健康指标，你自己也能测

第四章

身体天生有智慧

第五章
简单实用的健康小窍门

第一章

身体里的疾病探测器

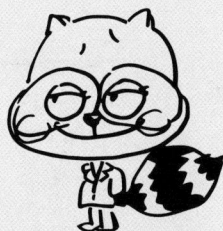

熊小知说健康

① 血脂高不高，"看脸"能知道

看脸"算出"高血脂

这是一个看脸的时代，除了找对象、追星，医生看病有时也"看脸"。

一次，有位做支架的病人在女儿的陪伴下到医院就诊，医生无意间看了一眼病人女儿的脸，马上问她："你血脂高不高？"

当时她笑着说："医生，我这不痛不痒的，还天天吃素，血脂不可能高吧。"

在医生的再三劝说下，她去查了血脂。第二天，她拿着报告单回来了，惊讶地问："医生，你真神了，怎么一眼就看出我有高血脂？"

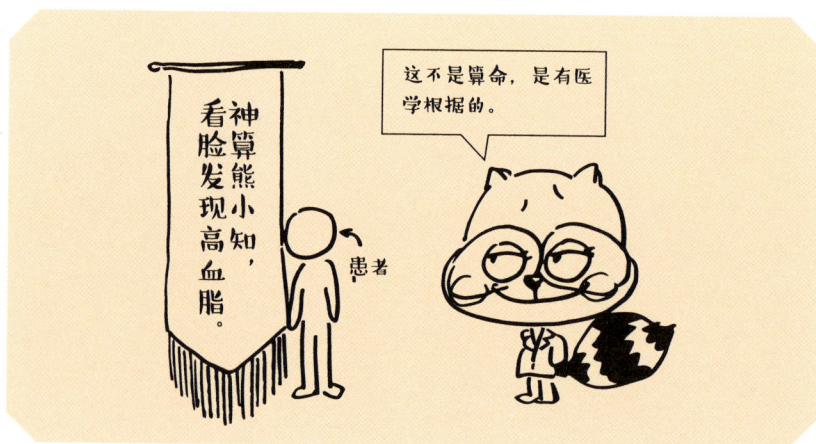

其实，这个"看脸"发现高血脂的方法并不神秘，你也能学会。熊小知先带你了解一下血脂，再教你怎么"看脸"。

血脂高不高，这个指标很重要

血脂包括胆固醇、甘油三酯，以及磷脂等类脂，而胆固醇有低密度脂蛋白胆固醇（LDL-C，俗称"坏"胆固醇）和高密度脂蛋白胆固醇（HDL-C，俗称"好"胆固醇）之分。

其中，"坏"胆固醇升高危害最大，它会在血管里形成动脉粥样硬化斑块。斑块不断增大，使动脉逐渐狭窄甚至阻塞，就会引起心绞痛、心肌缺血等病。

如果这些斑块突然破裂脱落，更会迅速堵塞血管，引起急性心肌梗死，甚至猝死，俨然是一枚枚埋在人们体内的"不定时炸弹"。

因此，"坏"胆固醇是血脂检查的重要参考指标。

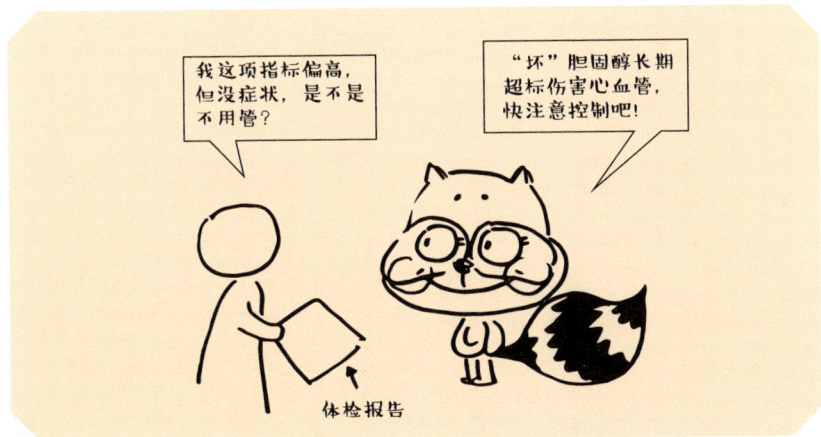

据统计，我国血脂异常患者已突破2.2亿人。经常应酬的"精英"、喜欢动物内脏的"吃货"、不爱运动的"宅族"、嗜酒如命的"醉翁"，这4类人出现高血脂的风险较高。

火锅、烧烤在美食界的江湖地位难以撼动，动物肾（腰花）、肝、脑、心等随之成了餐桌上的常客，这给血脂升高带来了隐患。

动物内脏中含有大量的胆固醇，如100克猪脑的胆固醇含量就高达2000毫克，比《中国居民膳食指南》中建议的每天300毫克多了近6倍。

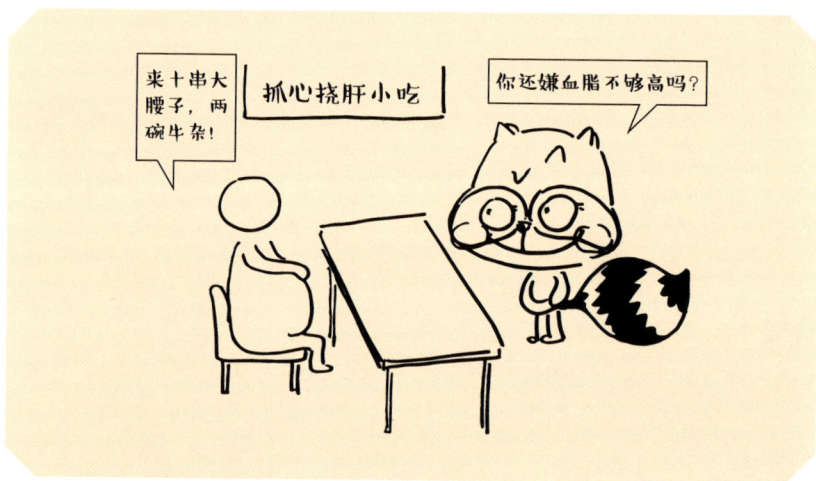

此外，吸烟、肥胖、绝经以后的女性和40岁以上的男性，有心血管病家族史者，都是高血脂的高发人群，应关注血脂水平，一旦确诊应积极配合治疗。

眼部两个变化，提示血脂升高

高血脂在脸部的信号，主要在眼睛上，重点看两个部位。

眼睑：看看有没有"黄色瘤"

中老年人，尤其是女性，眼睑上新出现黄色、橘色或者棕红色斑块或者结节，不痛不痒，就很可能是黄色瘤。它常长在上眼睑的内眼角处，也可能出现在面部其他部位或膝盖上，针头或黄豆大小，边缘略高出皮肤表面，质地较柔软。

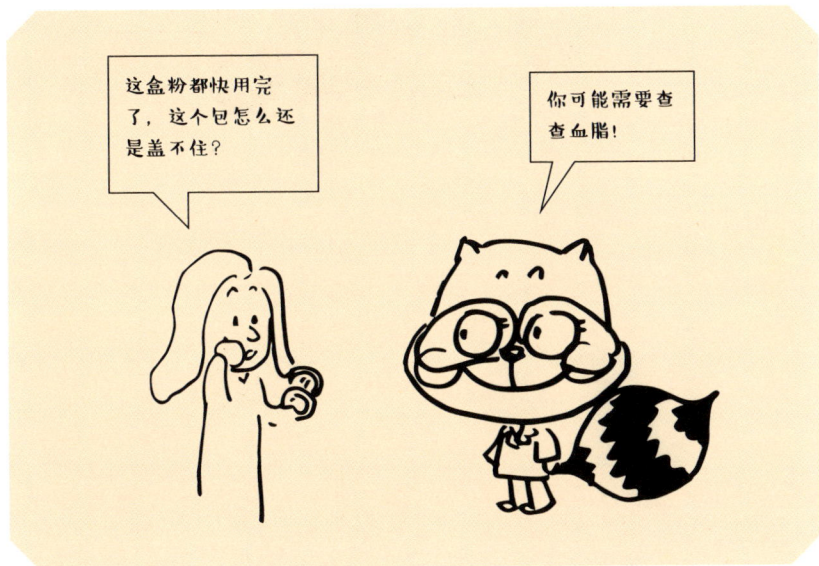

黑眼球：看看有没有"老年环"

如果黑眼球边缘出现一圈灰白色的、宽约1~2毫米的环状结构，称为老年环。

老年环多发生在有动脉硬化和高胆固醇血症的老人身上，有时，血脂过高的中青年人也会出现。

40岁以下的年轻人出现老年环，更应当引起重视，及时到医院进行检查。

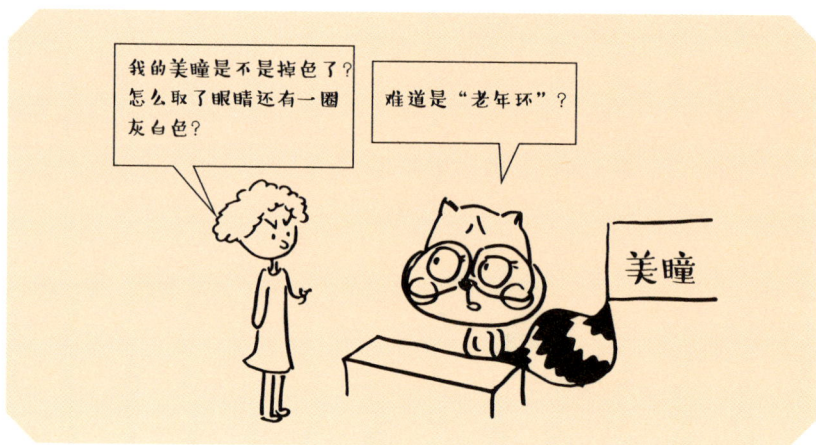

需要提醒的是，只有一部分高血脂患者会出现黄色瘤和老年环，没有黄色瘤和老年环不代表没有高血脂。因此，平时体检中关注血脂水平十分重要。

运动加饮食，控制好血脂

很多人想不明白自己控制了饮食、也运动和吃药了，为啥还是没能控制好血脂？其实，你可能陷入了一些认识误区，熊小知就先帮你"扫雷"，再给你一些建议。

1. 学会"挑食"

很多人为了减少油脂摄入，会拒绝吃油炸食品。不幸的是，盖浇饭、糖醋里脊、地三鲜等食物，也是"藏油"大户。

盖浇饭中有较多脂肪，建议高血脂人群吃饭时把菜吃了，少吃或不吃菜汤。糖醋里脊、青椒炒煎蛋、红烧带鱼、地三鲜等虽然菜名里没有"炸"字，但其中的肉、蛋、鱼、菜等一般会先过油，所以常被大家忽视。

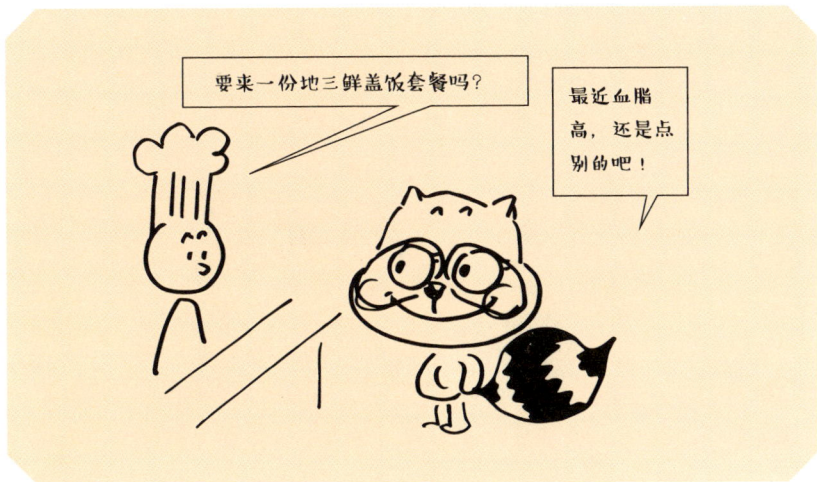

需要注意的是，不是控制了饮食血脂就一定不会高了。

人体内胆固醇的产生只有10%来自食物，饮食起到的作用并不是决定性的。体内代谢紊乱的人，只吃素食也可能出现胆固醇过高，所以体型较瘦的人也可能有高血脂。

2. 运动至少坚持3个月

要看到控血脂效果，至少坚持运动3个月。如果总是练练停停，容易导致身体吸收率大大提高，储存能量的能力增加，不仅不利于血脂状况的改善，可能还会使血脂升高。

有研究认为，如果停止运动1个月，此前带来的有益改变还会消失。较为全面地改善血脂状况至少需要3个月，长期坚持比集中锻炼更有效。

血脂高的人，可随身带一个握力球（又称减压球），每次捏20次左右，可促进上肢血液循环、防止血栓形成、活动关节、增强心脏收缩力，并有利于镇静和舒缓心情。

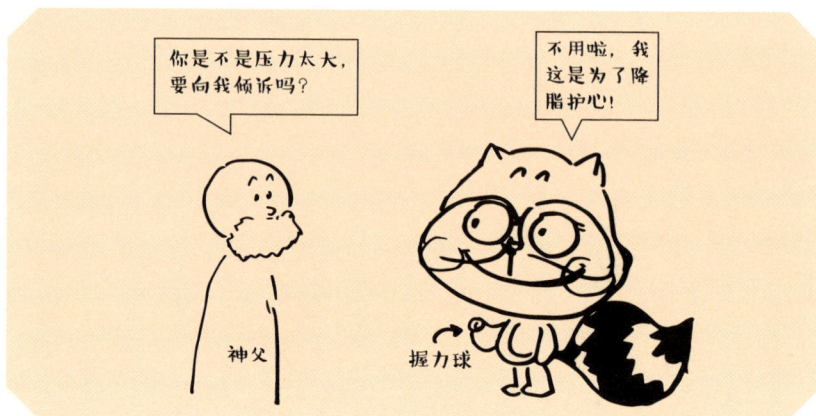

3. 喝点豆浆

一般来说，把豆子提前浸泡8～12小时，制成的豆浆味道更香浓，口感也更细腻。泡豆水溶出的物质有一定的保健效果。比如，植酸和单宁，能在一定程度上降低血糖和血脂的上升速度。

4. 药不能停

随便停药是万万不行的。如果血脂水平确实控制得很好，也没有冠心病等问题，可咨询医生后减量，看看效果。如果血脂出现"反弹"，说明还需要维持原剂量。

最后还要提醒一句，40岁以上的人建议每年查一次血脂，并注意控制饮食、合理锻炼。

不知道你有没有关注过自己的血脂水平？快看看你身边人的眼部，如果发现了高血脂信号，一定要早点告诉TA！

❷ 你身体里有个"疾病探测器"，摸一下就知道了

淋巴，最敏感的疾病探测器

生病时，你一般是怎么发现的？

多数人是通过疼痛、瘙痒、腹泻等症状，发现疾病的蛛丝马迹。其实，人体内也有对疾病敏感，并能及时发出信号的器官，淋巴结就是很重要的一种。

我们常说的"淋巴"其实是一个系统，它由淋巴管道、淋巴组织和淋巴器官组成。大家最熟悉的淋巴结，就是一种淋巴器官。

淋巴结主要有三大功能：一是生成淋巴细胞，二是过滤淋巴液，三是发挥免疫作用。

它外形像蚕豆，分布在全身，很多在人体的浅表部位，颈部、腋窝、腹股沟等处最多，并集结成群。

当细菌、异物或癌细胞通过淋巴结时，淋巴细胞会增殖活化，同它们"英勇作战"。在作战过程中，淋巴结发生的变化，就成了报警信号。

人体正常的淋巴结像米粒一样大小，它们质地较软，光滑且可移动，除腋窝等部位外，一般较难摸到。如果淋巴结出现肿大、疼痛、质地变硬或变软、破溃或触及波动等，实际上就是机体通过淋巴结向我们发出了疾病警报。

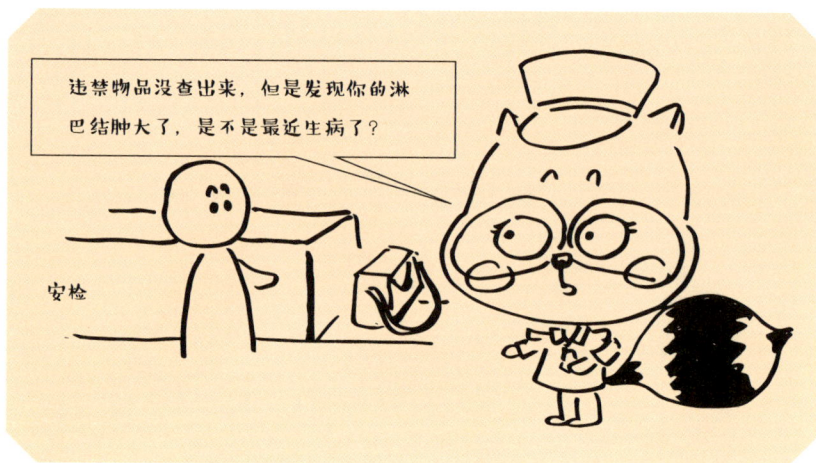

生病时，淋巴会报警

　　不同部位的淋巴结异常，往往提示不同的问题。我们先来说说头颈部附近的淋巴结，它们的位置如右图所示。

　　如果发现以下几个部位淋巴结肿大，可能预示一些常见病。

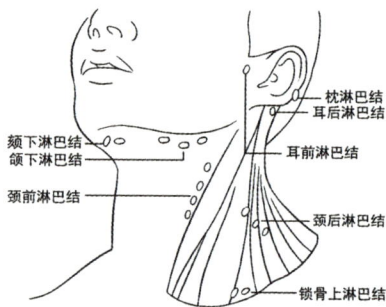

1. 颌下淋巴结肿大

　　多与口腔、面颊部炎症相关，在鼻、咽、扁桃体等上呼吸道细菌感染，以及结核、白喉、猩红热等疾病时常见。

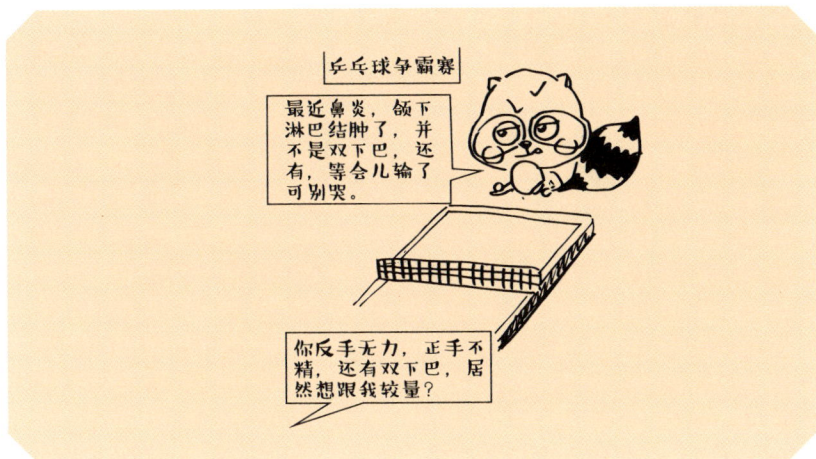

2. 枕部淋巴结肿大

多见于头及头皮疾病，也可见于风疹、麻疹等疾病。

3. 耳前淋巴结肿大

常由眼、睑、颊、耳颞部发炎引起。

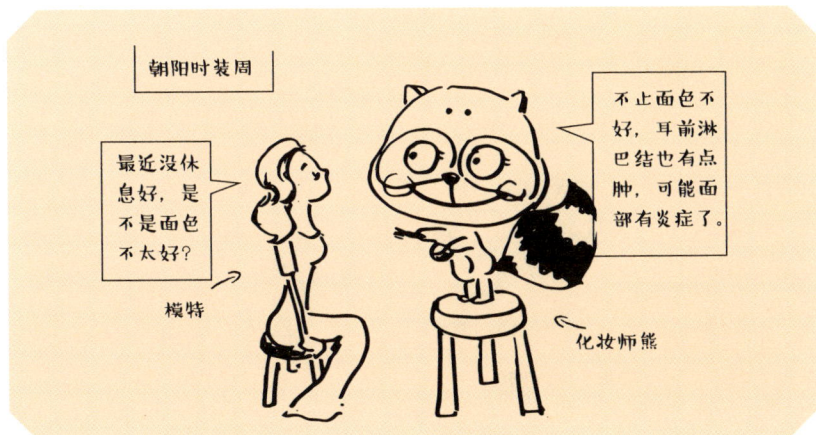

4. 锁骨上淋巴结肿大

左侧锁骨上淋巴结肿大，多见于消化道肿瘤转移，如胃癌、肝癌、胰头癌、胰体癌。

右侧锁骨上淋巴结肿大，可见于支气管肺癌、食道癌的淋巴结转移。（感觉这里的淋巴结肿大好危险……）

此外，还有一些部位的淋巴结肿大，也预示着健康问题。

> ✿ 腋下淋巴结肿大：常见原因多是乳房、上肢、肩背部出现炎症，或乳腺癌的淋巴结转移。
>
> ✿ 腹股沟淋巴结肿大：多是下肢、下腹部、外阴部炎症，或腹腔肿瘤的淋巴结转移。
>
> ✿ 腘窝淋巴结肿大：多由足或小腿部位的皮肤炎症引起。

三根手指"摸"出疾病信号

颈部、腋窝、腹股沟等部位的淋巴结异常，可以通过触摸进行自检。

具体方法是：将食指、中指、无名指三指并拢，指腹平放于被检查部位的皮肤上进行滑动触诊。

需要注意的是，在自测时，滑动的方式应取相互垂直的多个方向或转动式滑动。

通过触摸自检，能尽早发现淋巴结异常。特别是淋巴结明显肿大或迅速变大时，一定要及时就诊。

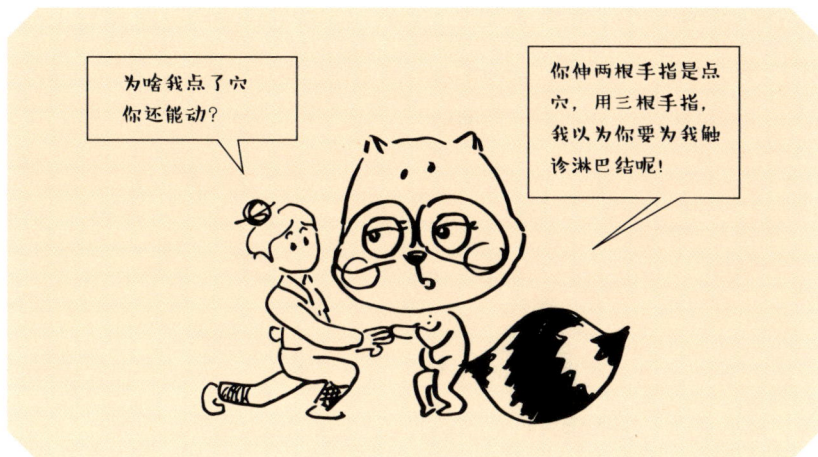

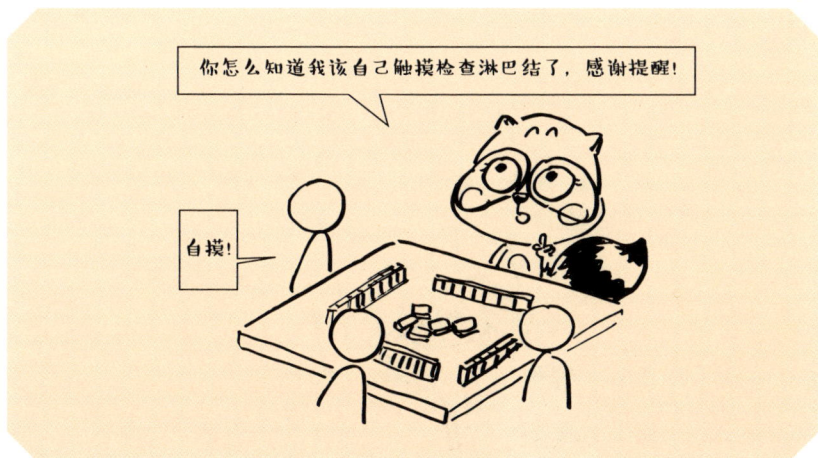

当然，即便发现淋巴结肿大也不要过分担心。多数炎症引起的淋巴结肿大，遵医嘱进行抗炎治疗，可很快治愈，没必要太惊慌。

但如果摸到肿大超过1厘米的淋巴结、抗炎治疗无效，或伴有原因不明的高烧，特别是伴有消瘦（体重突然明显减轻），持续半个月以上者，有可能是癌症预警，应高度重视，及时到医院就诊。特别是淋巴结无痛性、进行性肿大，表面光滑，质地较韧，抗炎治疗无效时，要高度警惕淋巴瘤的可能，到医院进行排查。

呵护淋巴，记住几件事

别小看了淋巴瘤这个肿瘤家族里的"小字辈"，央视著名播音员罗京、香港实业家霍英东、日本著名演员高仓健、《滚蛋吧，肿瘤君！》的漫画作者和电影原型熊顿，都是被淋巴瘤夺去了生命。

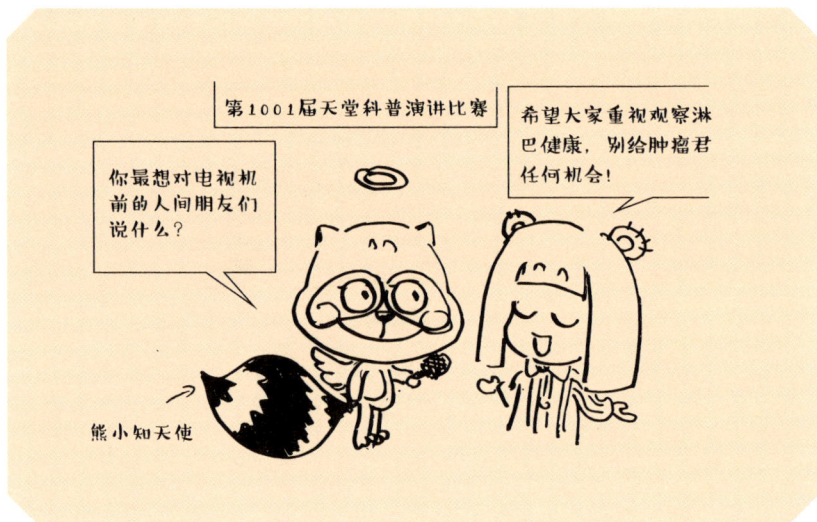

淋巴系统是身体的"护卫队"，淋巴结还是疾病的"探测器"，因此呵护它们，预防其出现肿瘤十分重要。预防淋巴瘤，应注意以下几点。

1. 防感染

在与外界刺激不断对抗的过程中，淋巴细胞在增殖过程中可能失去控制而发生变异，进而可能过度增殖形成肿瘤。尽管淋巴瘤的病因尚未最终明确，但某些细菌（如幽门螺杆菌）、病毒（如乙肝、EB病毒等）感染，免疫功能异常等，常被认为是可能因素。

因此，平时注意预防感染，如吃饭用公筷，勤洗手，都是在帮淋巴系统减轻负担。

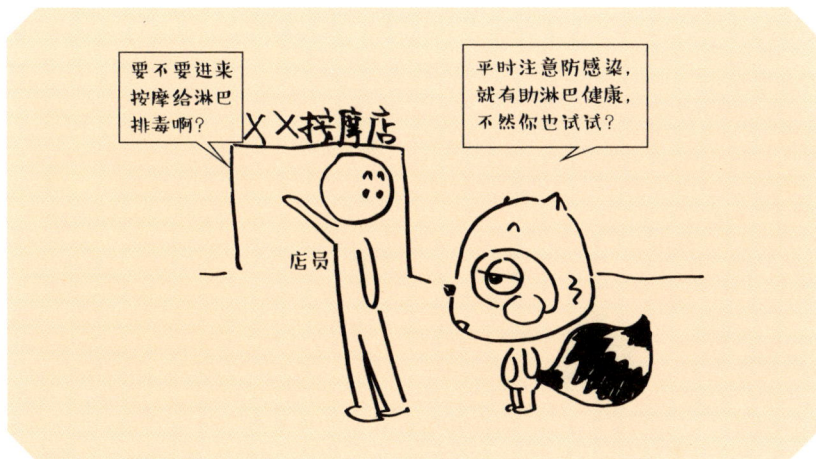

2. 少接触有毒化学物质、电子产品辐射

有机溶剂、杀虫剂、除草剂等化学物质的接触与淋巴瘤发病风险增加有一定关系，最好少接触它们。平时应控制使用手机、电脑等电子产品的时间，减少电子辐射。

3. 给身心"减负"

吸烟以及高蛋白、高脂肪饮食，不仅增大身体呼吸、消化系统的负担，也可能增加患淋巴瘤的风险。

淋巴瘤是免疫力下降后引起的。而城市白领普遍工作节奏快，生存压力大，很容易导致淋巴细胞变异，引起恶变，更要重视预防。

4. 重视体检

定期自己检查淋巴结是否有异常，也有助于健康。我们不妨适当放慢生活的脚步，调节好情绪，注意劳逸结合，少熬夜，适度锻炼，让身心处在最佳状态。

希望你在好好利用淋巴结这套"疾病探测器"的同时，也注意保护好它的健康。千万别"亏待"了它，不然，你的健康将少了许多保障。

③ 心脏好不好，看耳朵上这条皱纹就知道

耳垂也是疾病探测器

　　耳垂肥大，通常被视为有福气的象征。但是在医生的眼中，耳垂还是一个疾病探测器：如果耳垂上出现一条如图所示的皱纹，你可能就要去查查心脏了。

　　正常人耳垂都是丰满平滑的，耳垂上的皱纹，常被称为"冠心病沟""脑动脉硬化耳褶征""耳褶心征"等，通常出现在冠心病患者的耳垂上。

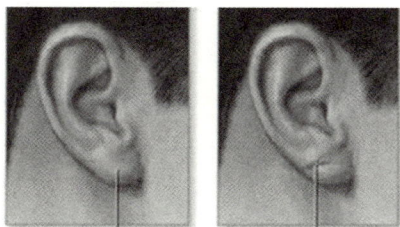

正常　　　　　　不正常

耳朵有皱纹，预示心脏有危险

　　耳垂上的皱纹为啥和心脏健康有关？

　　这是因为耳垂对缺血相当敏感，动脉硬化时，耳垂容易发生微循环障碍而出现皱纹。

　　美国曾做过一项临床研究，300名患有冠心病的人，其中287人都有

耳褶心征，耳垂皱纹与动脉粥样硬化的一致率高达95%。

虽然耳垂有皱纹的人，不一定患上了冠心病，但他们患冠心病的概率比常人高8倍。

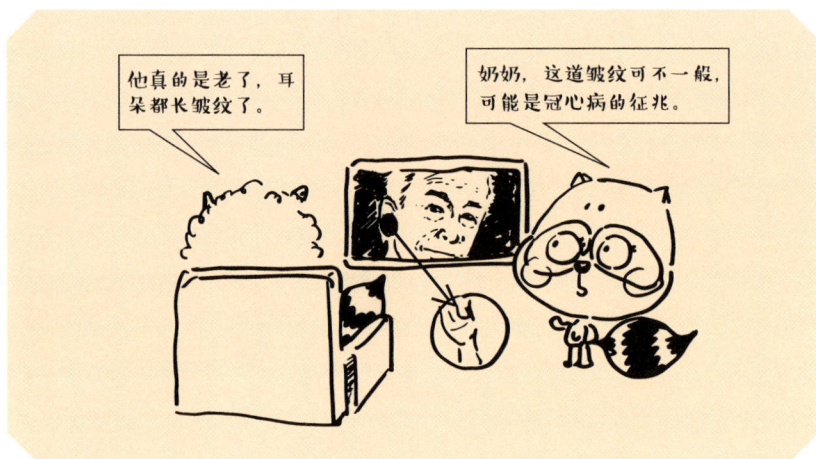

因此，耳朵上如果出现皱纹，又有高血压、糖尿病、吸烟、超重、肥胖、高脂血症等冠心病的危险因素，就应尽快去医院做心血管方面的检查。

心脏好不好，摸4个地方就知道

除了耳朵上的皱纹，身体的这些部位，也可以当你的"疾病探测器"，有空的时候不妨"摸一摸"。

脖子

颈围是衡量人体上半身脂肪的关键部位，脖子粗的人血压、血脂、血糖等指标都相对较高，患心血管疾病的风险更大。

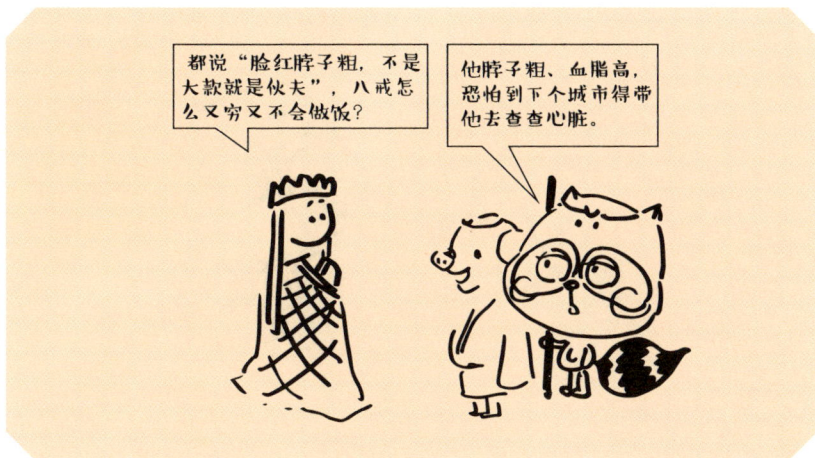

都说"脸红脖子粗，不是大款就是伙夫"，八戒怎么又穷又不会做饭？

他脖子粗、血脂高，恐怕到下个城市得带他去查查心脏。

大家不妨经常摸摸自己的脖子，看看有没有变粗，并定期测量颈围。

测量方法：

皮尺水平绕过喉结下方，测出脖子的周长即颈围。

男性颈围＞39厘米，女性颈围＞35厘米，就说明脖子较粗。

如果颈围超标，可在空闲时做一些颈部紧致操，比如前后左右点头、180度旋转活动脖子等，减少脖子赘肉的同时，还能活动颈椎。

手腕

对大部分人来说，在安静状态下，正常的脉搏跳动频率应该在60～90次/分钟，跳动均匀且节律一致。跳动太快或太慢，或者节律不均匀，都可能是一些心脏疾病的征兆。

患有"三高"的人可以每天给自己摸摸脉，并记录下脉搏跳动情况。

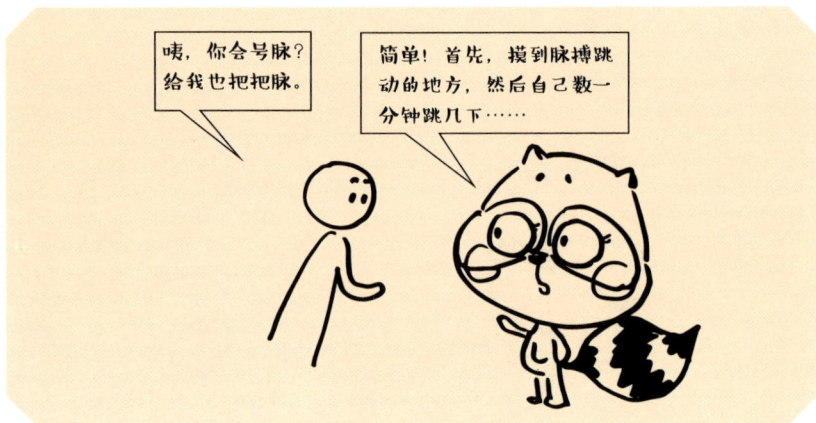

具体方法:

安静地平躺3分钟,将一只手的食指、中指及无名指,搭按在另一只手的手腕处,保持正常均匀呼吸,记下1分钟内的脉搏次数。

脉搏跳动不均匀,或跳动频率不在正常范围,则需引起重视,必要时就医。

肚子

肚子大的人在医学上称为"中心性肥胖",这种类型的肥胖容易导致人体脂质代谢紊乱,加大心脏病的风险。

平时可以经常摸摸肚子,发现腰围增粗,或肚脐上有赘肉,就该测测腰围了。

测量方法:

普通人将软尺经肚脐上方0.5~1厘米处水平绕一周,肥胖者选腰部最粗的地方水平绕一周测腰围。

《中国成人超重和肥胖症预防控制指南》明确规定，男性腰围≥85厘米，女性腰围≥80厘米，就属于超标了。此时，要及时去医院做血脂和血糖检测。

另外，生活中要坚决执行下列"瘦腰秘诀"。

⊛ 戒烟限酒。

⊛ 行走时注意收紧腹部。

⊛ 工作半小时起身走一走。

⊛ 少吃高油高脂的食物，多吃蔬菜水果，每餐七分饱。

⊛ 多做快步走、游泳、跳舞和骑自行车等有助心肺功能的运动。

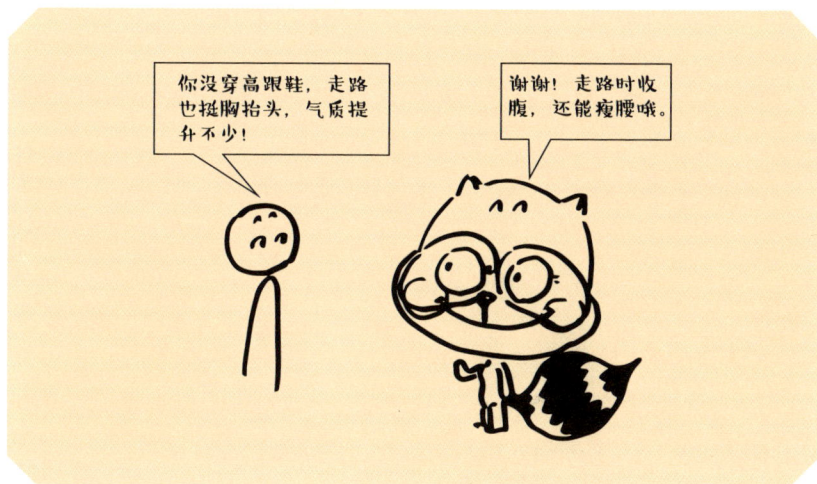

脚踝

脚踝分布着淋巴管、血管、神经等重要组织，如果心脏不能好好工作，就容易出现下肢水肿，尤其是脚踝水肿症状。

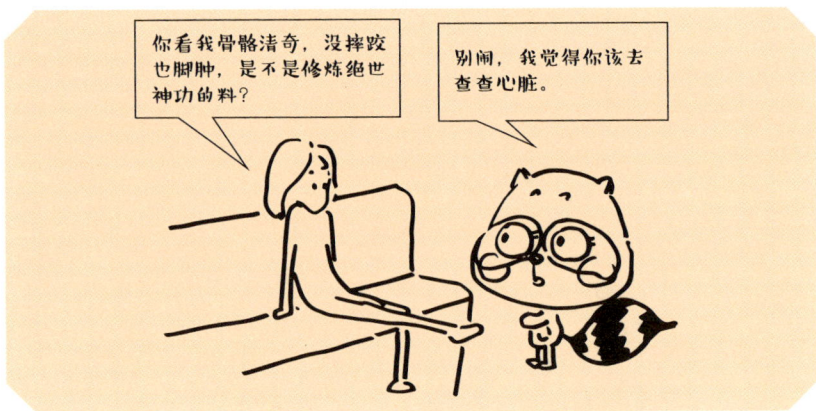

检测方法:

按压脚踝或小腿，手指松开后，如果按压部位呈凹陷状，且不能很快恢复，就需要及时就医了。

平时可以每天抽出10分钟时间，活动活动踝关节，这样能促进全身的血液循环，增加回心血量，保护心脏。

踮脚跟和旋转脚腕，都是不错的选择，但活动时用力不宜过大、过猛。

5个字，养出"坚强"的心脏

想要心脏好，首先得知道它的喜好。熊小知已经打探清楚，如果你能做好下面这些事，心脏也一定会好好表现。

动: 每周不少于150分钟中等强度运动

美国心脏协会在2010年提出了"保持心脏健康的7个措施"，其中包括每周不少于150分钟的中等强度或75分钟的高强度运动。

一般人通过散步、慢跑、跳绳、自行车等运动，都可增强心脏功能。

熊小知想提醒的是，有心脏病的人也应该适当锻炼，但需循序渐进。

可以选择一些缓和的运动，如慢走、太极等，刚开始一次运动5～10分钟，随着心脏功能的恢复，可慢慢延长到30分钟或更久，每周应运动3～5天。

鱼：每周吃两次深海鱼

海鱼富含的EPA和DHA两种欧米伽-3脂肪酸，有助于降低血压、减少体内甘油三酯的含量，对心脏有益。

如果有条件，可以每周吃两次深海鱼（如三文鱼、金枪鱼等），每次60克左右。

欧米伽-3脂肪酸非常容易被破坏，深海鱼最好清蒸，以最大限度地留住营养。

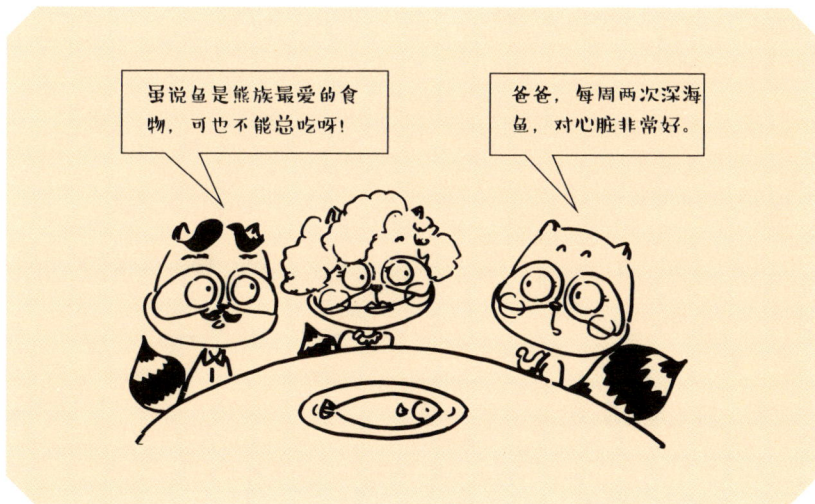

菜：4种蔬菜"扩"血管

蔬菜中富含维生素、叶酸、纤维素和多种抗氧化物质，能够减少氧化反应对血管的损伤，增加血管的扩张力，保持血管的畅通。

心脏最爱"吃"的菜有以下几种。

- ✿ 番茄，富含番茄红素，有助于减少心脏病发作。
- ✿ 菠菜，含叶黄素等抗氧化物，可防止血管阻塞。
- ✿ 西蓝花，含类黄酮物质，对高血压、心脏病有调节作用。
- ✿ 辣椒，维生素C的含量比橙子和柠檬等更高，可减缓心肌细胞老化，维持心血管健康。

睡：每晚睡7～8小时

高质量的睡眠就相当于给心脏充足了电，每晚保证7～8小时的睡眠对健康最有利。

睡眠时间过长或过短都会增加患心血管病的风险。

- ✿ 每天睡眠小于6.5小时的人，心血管病的发病率上升15%。
- ✿ 每天睡眠超过9小时且睡眠质量较差的人，心血管病的发病率上升63%。

要提高睡眠质量，应调整好心态，别胡思乱想。睡前喝杯牛奶、泡泡脚，也有助睡眠。

笑：欢笑是心脏减压剂

美国哥伦比亚大学一项长达10年的跟踪调查发现，喜悦、兴奋、乐

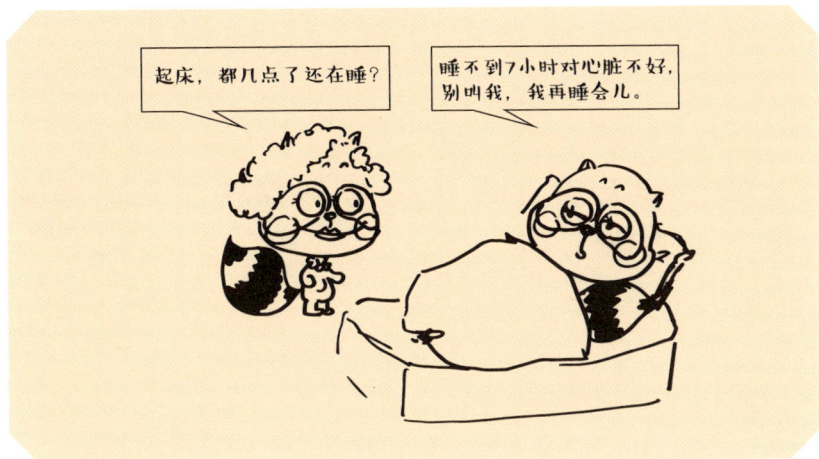

观、满足等积极情绪，能让患冠心病的风险下降22%。

每天和身边的同事、亲人、朋友们开个玩笑吧，放声大笑，心脏将因此受益。

最后，熊小知想提醒的是，罗马不是一天建成的，健康也不是一朝一夕的事。这些好习惯并不能立竿见影，但长期坚持一定能取得成效。

另外，别忘了经常摸一摸耳垂、颈椎、手腕等部位，发现问题要及时就医，将疾病扼杀在襁褓中。

好了，现在请抛开烦恼，对熊小知笑一个吧。

❹ 这种会骗人的胃病有70多种症状，一道题测出它是否缠上你

胃酸，人体自带的强酸

身体里"携带"大量的强酸生活，是怎样一种感受？

熊小知的发问不是无中生有，而是我们每天都要面对的状况。

人的胃每天都会分泌1.5～2.5升胃酸，它就是一种强酸。一旦胃酸"流窜"到胃以外的地方，就可能腐蚀相应器官，甚至增大癌症风险。

更可怕的是，这个腐蚀的过程很会伪装，容易被忽视。今天，熊小知就想带大家了解"跑偏"的胃酸和它引起的疾病。

胃酸"乱窜"，只因"阀门"坏了

胃部由于有特殊的生理结构，能保证胃酸只消化食物而不侵蚀胃。不过，身体的其他部位没有这道"铜墙铁壁"，一旦遭遇胃酸，很容易受到伤害。

正常情况下，胃与食管连接处的贲（bēn）门括约肌如同一个阀门，吃东西时，它是打开的，东西进到胃里，它便关闭。

如果由于年龄、生活习惯、疾病等原因，胃部贲门括约肌渐渐失去"弹力"，很难正常"关门"了，会导致胃、十二指肠里的东西（如胃酸）

反流。

　　它们不仅会钻进食管，还可能往上跑到咽喉、鼻腔、中耳、气管、支气管等部位，经过之处都会带来痛苦，最典型的是反酸、烧心，重者还会憋喘伤肺。

　　这就是一种常被大家忽视的疾病——胃食管反流病。

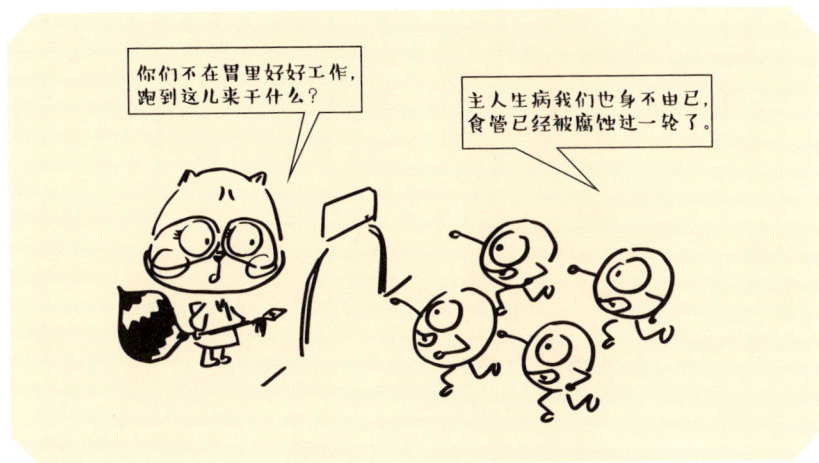

　　下面这套自测题，就能帮你了解自己是否患上了这种病。（请根据最近7天的情况回答）

胃食管反流病诊断问卷

A题（阳性症状）：

1. 胸骨后出现灼烧感（烧心）的天数?

0天（0分）；1天（1分）；2~3天（2分）；4~7天（3分）

2. 感觉到有胃内容物（液体或食物）上翻至喉咙或口腔（反流）的天数?

0天（0分）；1天（1分）；2～3天（2分）；4～7天（3分）

B题（阴性症状）：

1. 感到上腹部中央疼痛的天数？

0天（0分）；1天（1分）；2～3天（2分）；4～7天（3分）

2. 感到恶心的天数？

0天（0分）；1天（1分）；2～3天（2分）；4～7天（3分）

C题（阳性影响）：

1. 由于烧心和（或）反流而难以获得良好夜间睡眠的天数？

0天（0分）；1天（1分）；2～3天（2分）；4～7天（3分）

2. 除医生告知服用的药物外，额外服用药物，如碳酸钙、氢氧化铝等抗酸剂，来缓解烧心和（或）反流的天数？

0天（0分）；1天（1分）；2～3天（2分）；4～7天（3分）

若总分大于8分，即为胃食管反流病，若C题得分大于3分，则说明该病已经对生活造成较严重的影响。

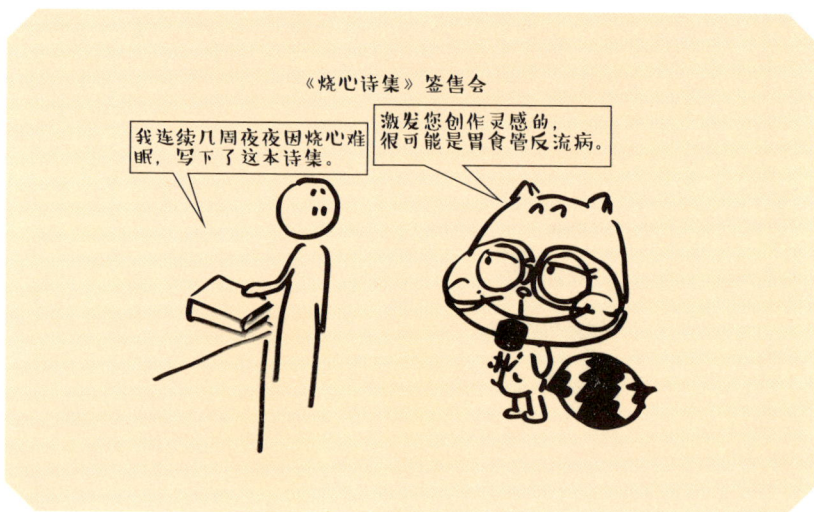

《烧心诗集》鉴售会

我连续几周夜夜困烧心难眠，写下了这本诗集。

激发您创作灵感的，很可能是胃食管反流病。

患上胃食管反流病后，如果治疗不及时，食管黏膜长期受到酸的刺激与腐蚀，会导致一系列严重并发症。它们包括但不限于：

✳ 引起食管出血甚至狭窄梗塞，患食管癌的概率增加。

✳ 伤害呼吸道，引起慢性咳嗽、哮喘、慢性咽炎等。

✳ 引起中耳炎等耳部疾病。

✳ 因烧心引起失眠。

识破"胃食管反流"的伪装

胃食管反流病通常在30岁后发病率增加，与工作、生活习惯等有关。其中，有4类人特别容易被这种病盯上。

中老年人。患胃食管反流病的风险随年龄增大而增加。

肥胖者。过度肥胖者会增大腹压，促成反流。

吸烟、饮酒者。长期吸烟和酗酒可减弱食管下段括约肌的防御功能，易造成胃食管反流病。

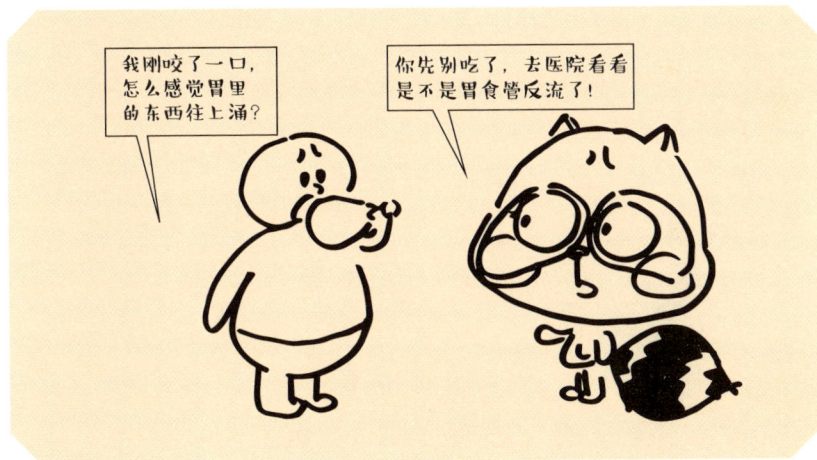

精神压力大的人。焦虑、抑郁等精神和心理障碍，会促进或直接引发该病。

胃食管反流病是疾病圈里著名的"伪装者"，可表现为多种症状。研究发现有70多种症状与胃食管反流有关，患者容易看错科室或被误诊，导致病痛久久不能解除。

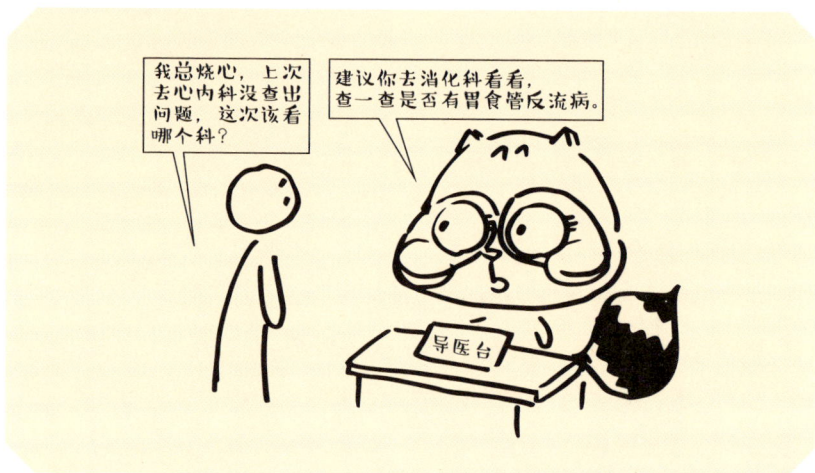

依据反流物到达的部位不同，胃食管反流病可分为四期。如果发现以下任何症状，建议到医院胃食管反流病门诊或消化科进行胃镜、食管24小时测酸和食管压力测定等检查。

胃食管期

胃内容物进入食管，引起烧心、胸痛、背痛、嗳气等。

咽期

反流物到达咽喉部，引起咽喉疼痛、咽异物感、声音嘶哑等。

口鼻腔期

反流物到达鼻腔、中耳，引起流清鼻涕、打喷嚏、鼻塞、耳鸣、听力下降等症状。

喉气管期

反流物进入气管，引起咳嗽、咳痰、憋气、哮喘、吸入性肺炎、肺纤维化等。此期症状最重，严重影响患者生活质量，甚至可能发生喉痉挛，危及生命。

预防，从每顿饭开始

除了发现胃食管反流的征兆，更多人需要做的是在平时改变生活习惯，不要让它闯入生活。下面几点就很重要。

1. 每餐吃到七分饱

饮食过饱会引起胃内压力增加，胃气上递，导致胃酸反流。建议每餐吃到七分饱。

七分饱大概是这样的感受：胃里面还没有觉得满，但对食物的热情已经有所下降，主动进食速度也明显变慢。习惯性地还想多吃，但如果撤走食物，换个话题，很快就会忘记吃东西的事情。最要紧的是，第二餐之前不会提前饿。

在平时，可用一些方法练习吃到七分饱：专心致志地吃，细嚼慢咽；吃八宝粥、汤面、水果和少油的蔬菜等水分大的食物，有助提前让胃里感受到"满"；吃需要多嚼几下才能咽下去的食物，比如粗粮、蔬菜、脆水果，能让人放慢进食速度，也有利于感到饱。

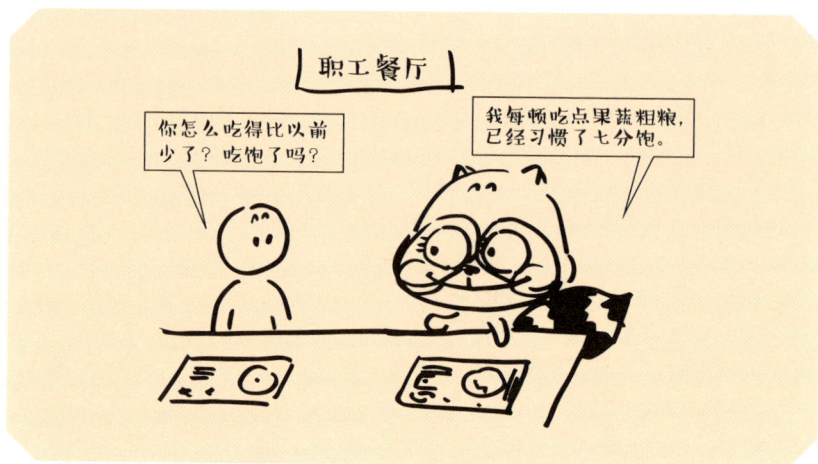

2. 饭后不要立即躺下

睡觉时，可把床头稍微垫高（以颈椎舒适为度），使人躺下时身体稍微形成一个角度，防止胃内食物回流。睡前2~3小时不要进食。

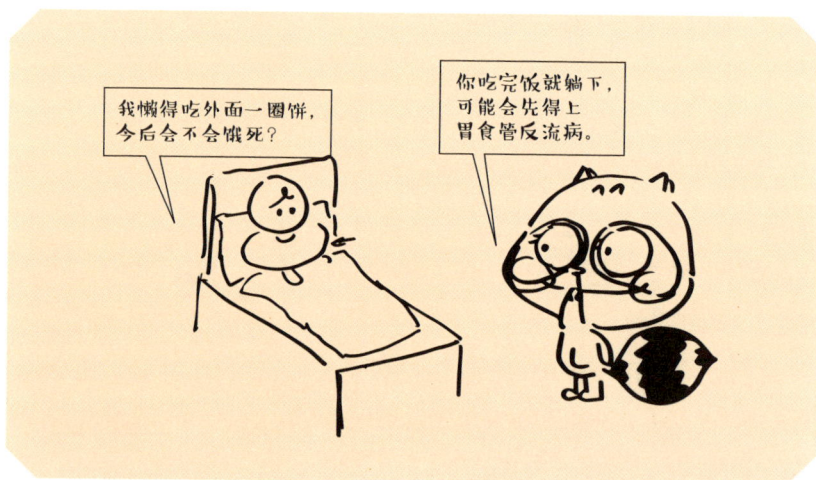

肥胖会使腹部压力升高，更容易把胃里的物体"挤"回到食管中。所以越是胖，越不能吃完就躺下。

3. 不抽烟、尽量少饮酒

抽烟会引起下食管括约肌松弛，导致胃酸反流；饮酒会使食管蠕动异常，导致食管清除酸性物质能力下降。

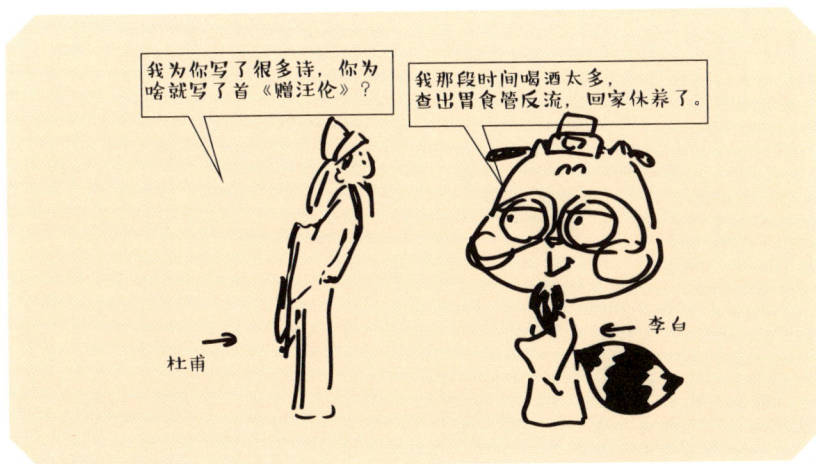

4. 保持情绪稳定

恐惧、焦虑、愤怒、抑郁等情况，都会影响胃酸分泌，影响消化功能。情绪经常失控，也容易患上胃食管反流病。

5. 长期用药者应注意体检

某些药物有刺激性，如阿司匹林、激素、阿托品、胰泌素、异丙肾上腺素等，可刺激胃酸，使食管括约肌压力降低，引起胃食管反流。

因此，对于需要长期服药的人来说，务必要随时关注身体的一些细微变化，一旦出现不明原因的反酸、烧心、哮喘、气短等症状时，要及时到医院就诊。

希望你能坚持健康的生活习惯，让胃酸"老实"地待在正确的地方，不给其他部位捣乱。如果发现胃酸乱跑的征兆，也一定记得及时就诊，明确病因，千万别让它在生活中长期"潜伏"。

⑤ 你"肿"了吗？从6个肿的部位，捕捉疾病的蛛丝马迹

有种"虚胖"叫水肿

如果一觉醒来，发现自己胖了一圈，你会怎么办？

这个"恐怖故事"中，很多人会发现，虽然人"肿起来了"，但体重没有明显增加，而且肿的是局部位置，这种"虚胖"很可能就是水肿。

水肿不仅让你的外形"虚胖"，还可能是疾病的征兆。临床上，水肿引起的"虚胖"还是医生诊断疾病的一个重要依据。通过看水肿的部位，就能发现一些疾病的蛛丝马迹。

3件事让身体肿起来

莫名的水肿，你可以从这3件生活中的小事开始查找原因。

1. 吃盐太多

如果吃太多盐，人会因为觉得咸感到口渴，于是会多喝水。这些水分子会很快进入血液，被血液里的盐吸引。

食盐中含钠，身体将多余的钠排出体外需要一定时间，因此在一段时间内，身体会因盐和水暂时增重，人看起来也会有点肿。

高盐食物会促进组织水肿，经期前容易水肿的女性，尤其应注意主动控盐，吃清淡食物。

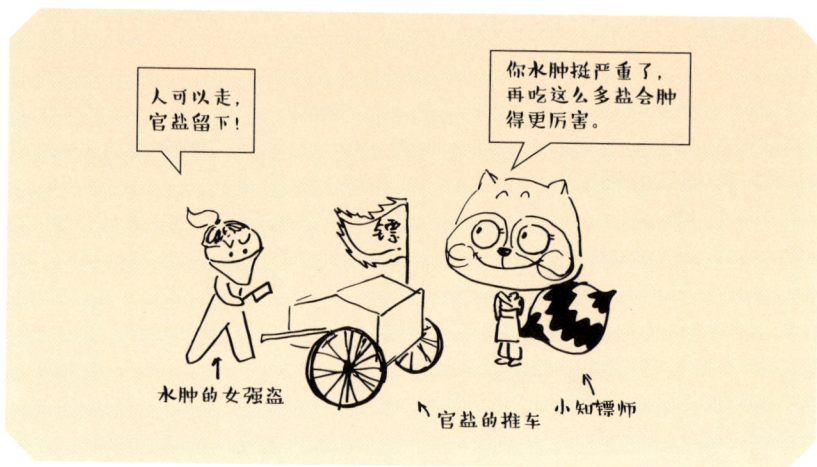

2. 长时间站立、久坐

老师、护士、交警等需要长时间站立的职业，容易出现静脉曲张，导致腿部出现晨轻暮重的水肿。经常坐办公室的白领也可能出现类似问题。

建议需要长时间站立的人，穿医用弹力袜，并在工作间隙抬高双腿，让下肢血液充分回流，舒缓静脉血管的压力。在办公室工作的人，应注意每1~2小时站起来走动一下。

3. 服用某些药物

某些降压药、激素类药物可能引起水肿。例如硝苯地平、氨氯地平等"地平"类降压药，常见的副作用就是水肿、头痛、面部潮红。

服这类药后水肿的发生率，女性高于男性。

服这类药应定期复查，如果水肿不太严重，可遵医嘱加用小剂量利尿剂。如果长时间水肿，或加利尿剂后不能有效缓解，建议在医生的指导下换药，并观察水肿是否缓解。

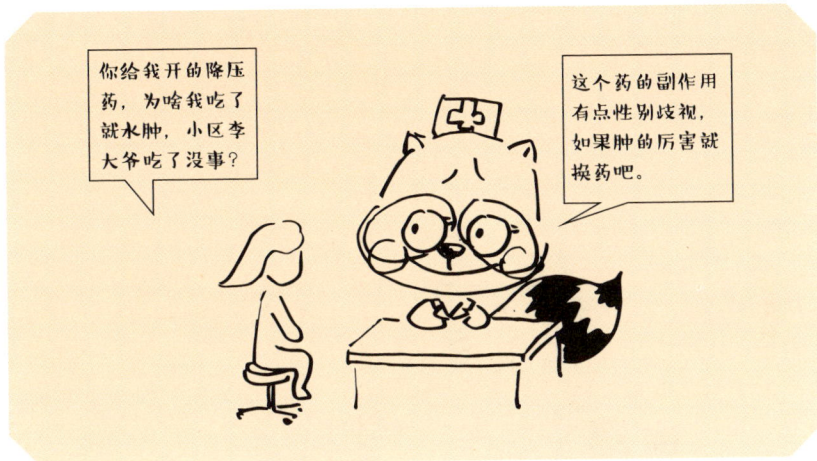

疾病信息，藏在水肿部位里

水肿的位置、特点不同，往往提示着不同的原因。一些疾病的水肿特征明显，应及早发现。

现在，站在镜子前面，跟我一起发现自己水肿的部位，了解自己的身体状况吧。

1. 早晨起床有"肿眼泡"：查查肾

症状：如果早晨起床照镜子，发现自己有"肿眼泡"，前一天晚上又没喝太多水，要当心是肾脏出了问题。

肾性水肿多为凹陷性水肿，简单说就是：如果这个地方肿了，按下去就是一个坑，需要一会儿才能恢复。常见于颜面部和下肢，多从脸部（尤其是眼睑）开始，伴随小便量少、尿蛋白高。

病因：常见于肾脏病，如慢性肾炎、肾盂肾炎、糖尿病肾病、肾衰竭等。

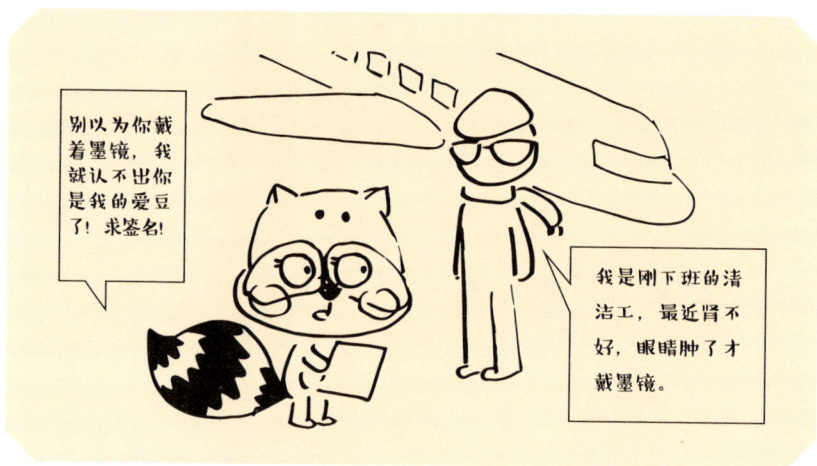

2. 脚水肿、活动易累：查查心脏

症状：心源性水肿主要表现为下肢水肿，常从脚踝开始。合并肾脏病时，水肿还可能出现在眼睑、面部。这时多伴有呼吸困难、心慌、一活动就累、肝肿大、颈部静脉变粗等症状，检查心脏可发现有器质性杂音和心脏扩大等病理性改变。

病因：心源性水肿最常见的原因是心力衰竭，右心功能不全者多见。心肌病、甲亢性心动过速、冠心病心梗后的心功能不全、心肾综合征等都可能导致此问题。

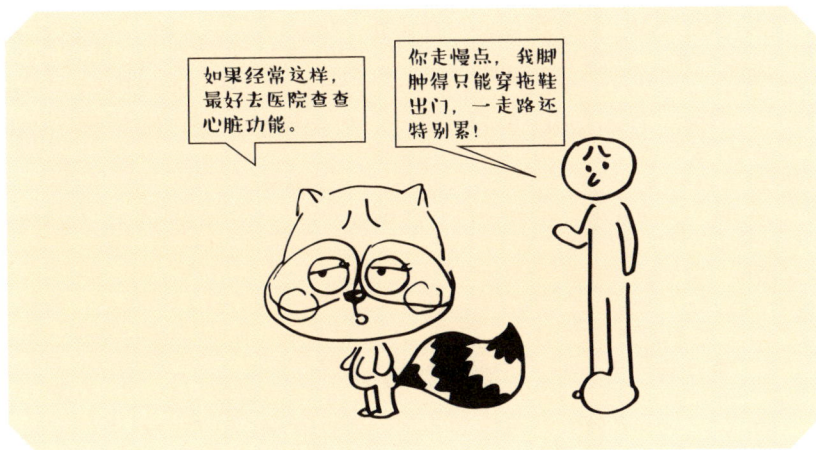

3. 面部、四肢水肿：查查甲状腺

症状：甲减性水肿，常出现在眼睑、面颊、四肢，表现为黏液性水肿，即非凹陷性水肿，这类水肿比较坚实，不易按出明显的凹陷。

病因：甲状腺功能减退（简称"甲减"）、肾上腺激素分泌过多、醛固酮增多症等内分泌系统疾病都有可能出现这种症状。其中，甲减性水肿比较多见。

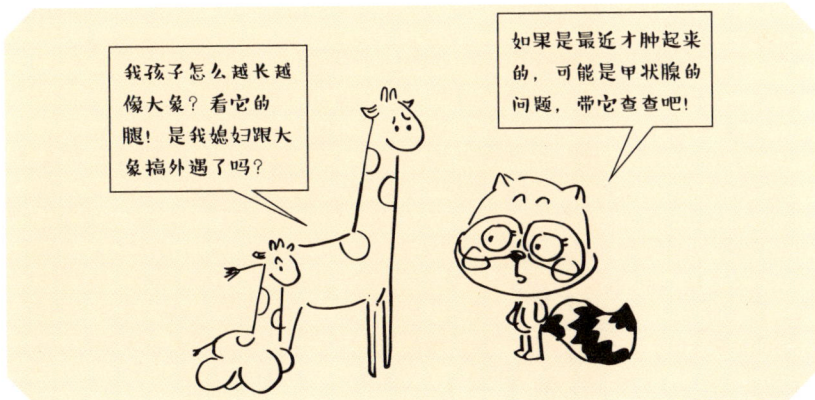

4. 下肢水肿，向上蔓延：查查肝脏

症状：肝脏合成血浆蛋白的能力降低时，会引发下肢凹陷性水肿、腹水，这种水肿还会从下肢向上蔓延，但头面部、上肢通常不会出现水肿。

病因：慢性肝炎、重型肝炎、肝硬化、肝癌等疾病都可能出现肝源性水肿。

5. 先消瘦、再水肿：可能是营养不良

症状：如果水肿前有消瘦、体重减轻等表现，且水肿从脚部开始，逐渐蔓延至全身，很可能是营养不良引起的水肿。

病因：长期腹泻、进食少、消化功能减退或患有慢性病的人，常会缺乏营养。如果身体长期"入不敷出"，可能因血浆蛋白减少、胶体渗透压降低，引起水肿。

6. 肥胖，且水肿与经期有关：特发性水肿

症状：这类水肿往往出现在脚部，主要发生于中年女性，约半数有轻度至中度肥胖。患者水肿多随月经周期变化，会在月经前7～14天出现眼睑、踝部及手部轻度水肿，经期后逐渐消退。这类水肿在站立时间较长、劳累后会出现，平卧或休息后，多会逐渐消失。

病因：目前认为可能与神经内分泌代谢功能紊乱、雌激素分泌异常导致经前期紧张综合征有关；也有人认为源于长时间站立后，水钠潴留引起浮肿，平卧后改善。这种水肿对身体影响较小，一般无须服药治疗。

需要提醒的是，上面这些水肿和疾病之间的联系，还需要医生结合其他检查诊断。出现水肿，未必就是得了病，不良生活方式等也可能引起水肿。

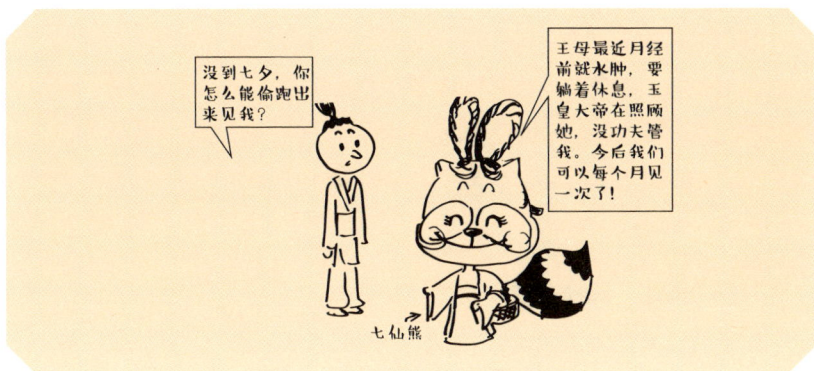

会吃勤动，消肿就这么简单

疾病、药物引起的水肿，应及时咨询医生，进行诊治或调整用药方案。不良生活习惯引起的水肿，应及时改正。此外，还可用饮食缓解水肿。

1. 吃点消水肿食物

上班族对抗水肿，可适度吃点高钾、利尿和含碘食物。

> ❋ 高钾食物包括香菇、菠菜、西蓝花、芹菜、甜菜根、葡萄柚、香蕉、番茄、苹果等，可以促进钠的排出，帮助消除水肿。
>
> ❋ 利尿食物包括冬瓜、黄瓜、西瓜、石榴、葡萄等。
>
> ❋ 含碘食物包括海带、虾等，可改善下肢血液循环。

2. 中医药膳消水肿

中医认为，一些药物、食物煮成汤水，也有助于消水肿。

- 粳米可补益脾胃，每天清晨煮粥吃，可缓解女性特发性水肿、劳累后及休息不佳引起的眼睑、四肢轻度水肿。
- 山药、薏苡仁、大枣等制成汤羹或粥，有助于调养脾胃，减轻水肿。
- 莴笋凉拌、煮汤也有助于缓解水肿，但应注意少放盐。

3. "小动作"减轻水肿

久坐族在工作间隙通过一些小动作，也能减轻水肿。具体做法如下。

- 端坐在椅子上，两手按住膝盖。
- 两脚并拢，脚跟着地，上下摆动脚尖。
- 离开椅子站直，高抬腿原地踏步。

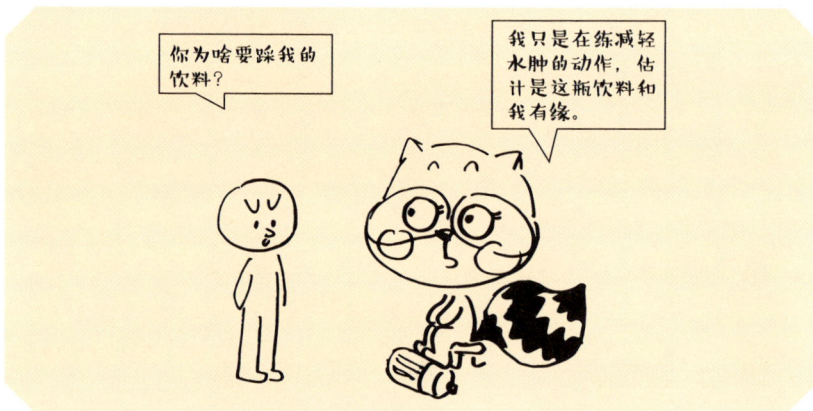

你什么时候水肿过？肿的是哪些地方？今后如果发现自己"虚胖"了，千万别大意，及时咨询医生或通过调整生活习惯，才能有效预防和缓解水肿，不让它们把疾病带进我们的生活。

❻ 一张表测出你的血管"年龄"，看完不少人傻眼了

13岁的孩子，80岁的血管

血管功能老化，既是年龄老化的自然规律，同时又受多种高危因素的促进。

《美国心脏病学会杂志》上发表的一项研究显示，不健康的生活习惯导致中国近3/4的成年人心血管疾病风险增大。医院曾接诊过两个这样的男孩，一个13岁，一个15岁，他们血压的收缩压（高压）高达180毫米汞柱，且用降压药效果很差。

进行血管内皮检查后，大夫发现：孩子们的血管像动脉硬化的80岁老人一样，有内皮严重损伤，甚至搏动消失。

让这两个孩子血管"早衰"的原因是什么？熊小知马上告诉你答案。

揪出加速血管老化的"凶手"

"血管年龄"受很多因素的影响，下面这些加速血管老化的"凶手"，就在我们身边。

"四高"饮食堵血管

高糖、高油、高脂、高盐这"四高"饮食，可以说是血管的头号天敌，它们增大高血压风险，也容易导致胆固醇、血脂等附着于血管壁上，造成动脉硬化，导致血管不畅通。

吸烟、吸二手烟，血管易变硬

开头的案例中，让孩子血管迅速老化的，就是二手烟。开头的案例中，两个孩子的父亲每天吸3～5包烟。

有研究表明，吸烟人群动脉硬化发病率明显高于非吸烟者，而且前者动脉硬化程度明显加重。澳大利亚的一项流行病学调查显示，吸二手烟对血管内皮的损伤，比自己抽烟还要严重。

所以，吸烟不仅是自己的事。自己吸烟还会害了家人，尤其是孩子。

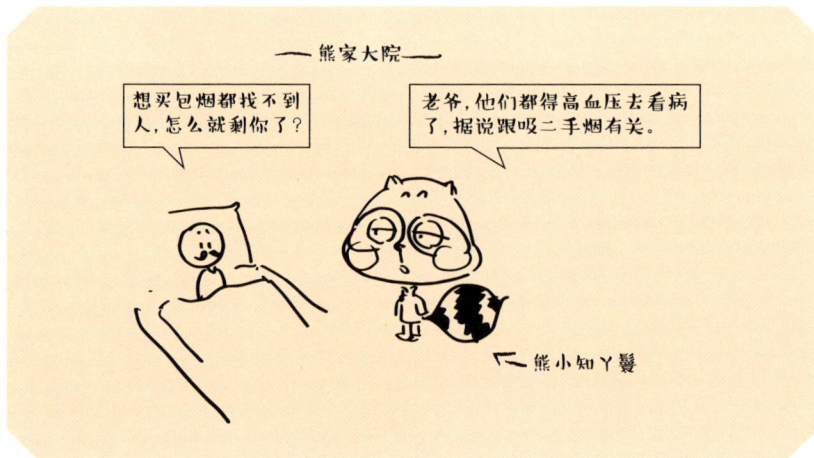

运动少，血管"垃圾"多

久坐影响血液循环，可能引起肥胖等问题，间接促发高血压，加重冠心病。长期不运动，血管内的"垃圾"逐渐积累，易形成粥样硬化斑块。适当运动有助于增强血管弹性，帮助清理血管垃圾。

老熬夜，累坏血管

长期熬夜增加心血管压力，易造成血压升高、心率加快。如果连续休息不好，加上情绪焦虑，血压波动大，可能诱发脑卒中（中风）甚至猝死。

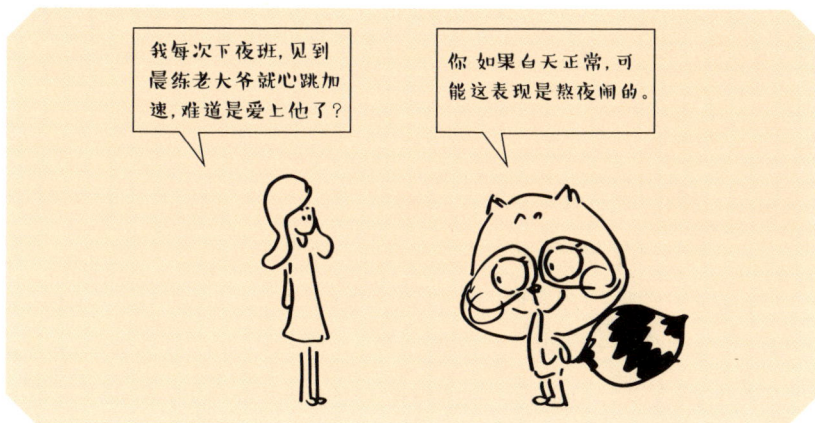

此外，坏情绪、压力大等也可能加速血管老化速度，让其变硬。

血管老化，全身有表现

首先，请大家跟着熊小知一起自测，看你的血管几岁了。

血管年龄自测表

以下12项中，你符合几项？

1. 最近情绪压抑。

2. 过于较真。

3. 爱吃方便食品及饼干、点心。

4. 偏食肉类。

5. 缺少体育锻炼。

6. 每天吸烟支数乘以烟龄超过400。

7. 爬楼梯时胸痛。

8. 手足发凉、麻痹。

9. 经常丢三落四。

10. 血压高。

11. 胆固醇或血糖值高。

12. 亲属中有人死于脑卒中、心脏病。

符合其中的0～4项，说明血管年龄尚属正常；符合5～7项，说明血管年龄比生理年龄大10岁；符合8～12项，说明血管年龄比生理年龄大20岁（结果仅供参考，实际血管情况以临床医生判断为准）。

除了以上表现，血管老化还会引起各种看起来像身体"老化"的症状。

1. 血管变脆、变硬：活动能力下降

血脂、血压、血糖高时，会加速血管硬化，反过来，血管硬化又进一步升高血压，形成恶性循环。

动脉硬化会导致血管腔狭窄，造成内脏或者肢体缺血，身体活动能力下降（例如以前走3公里才觉得累，现在走1公里就很累）。

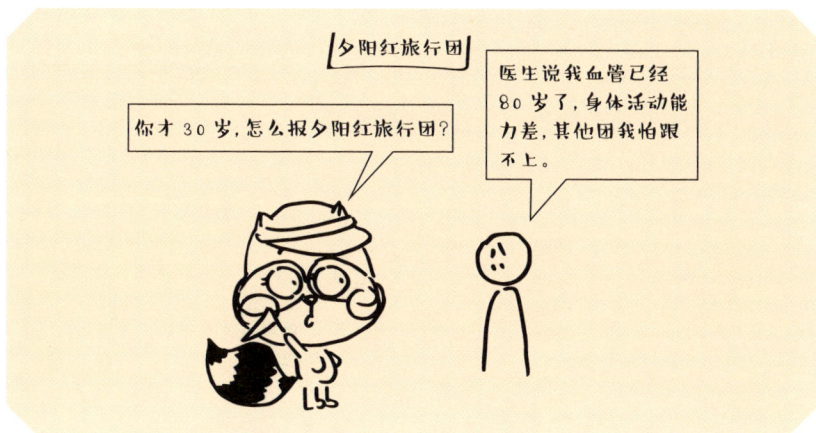

2. 血管堵塞：记性差

造成血管堵塞的可能原因有：动脉硬化、动脉炎、动脉栓塞等。

动脉堵塞可造成慢性脑供血不足，造成嗜睡、记忆力减退、精力不能集中等；引起其供血脏器、肢体缺血或功能减退；大面积脑梗死可造成偏瘫或昏迷等。

这么看来，学习好的人血管应该都不错……

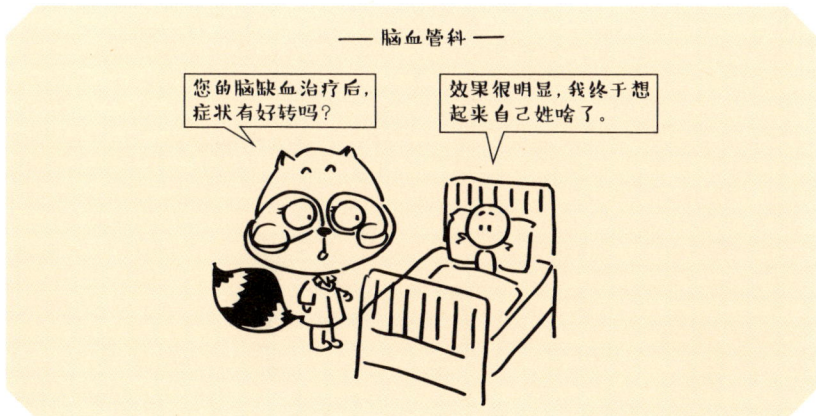

3. 颈动脉斑块：心脑功能减退

颈动脉斑块是全身动脉硬化的局部表现。有这种血管老化的表现者，往往同时伴有颅内动脉和心脏冠状动脉硬化、下肢动脉硬化，并导致相应症状，常表现为心脑功能减退。

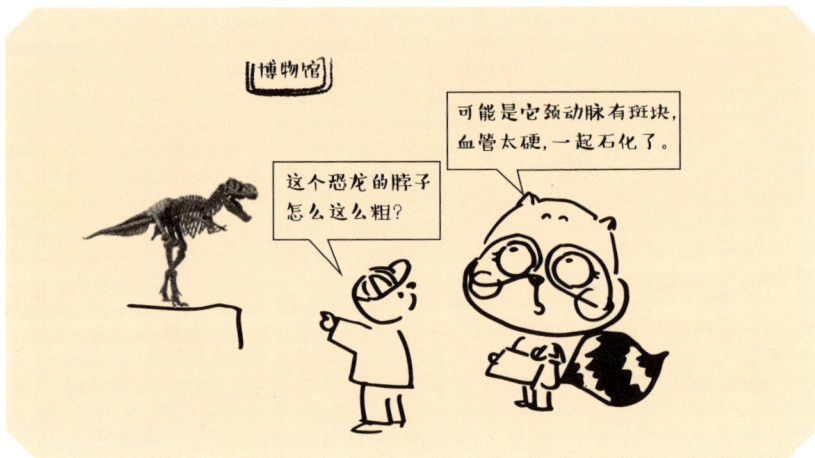

4. 静脉曲张：站立困难

长期体力劳动者、职业上要求长期站立者（教师、交警、售货员、理发师、厨师等）和久坐者容易发生静脉曲张，影响站立和行走。

这个人群范围有点大，感觉大多数上班族都中枪了。

此外，特定部位的血管功能老化可引起身体功能减退：肠系膜血管病变，可导致消化功能减退；冠状动脉粥样硬化，可诱发心绞痛和心梗；颈动脉硬化，可引起脑缺血和脑梗死……

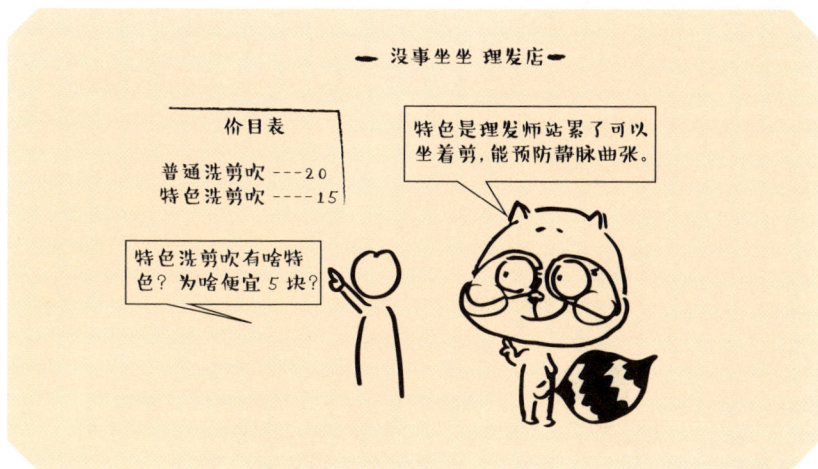

血管喜欢4个好习惯

想让血管年轻，除了避开以上几个因素，还应养成几个好习惯。

吃点血管"清道夫"

除了坚持均衡饮食，多吃新鲜蔬果，警惕"四高"食物。还可适当多吃燕麦、荞麦、新鲜紫色果蔬（如紫甘蓝、蓝莓、葡萄、紫薯、茄子）、深海鱼（如三文鱼、金枪鱼）、大蒜、洋葱等食物，有助于疏通血管，并保持血管壁的弹性。

醋也有助于软化血管、降低血脂，可以适当多吃。

坚持运动不偷懒

英国研究发现，长期、持续的运动，能明显改善心血管疾病患者的血管功能，甚至还能预防心梗复发。

很多心脑血管专家都是坚持锻炼的高手，例如，著名心血管专家胡大一教授坚持"日行万步"十余年，在西藏阿里高原地区时也不间断。慢跑、快走等缓和的锻炼，适合多数人。

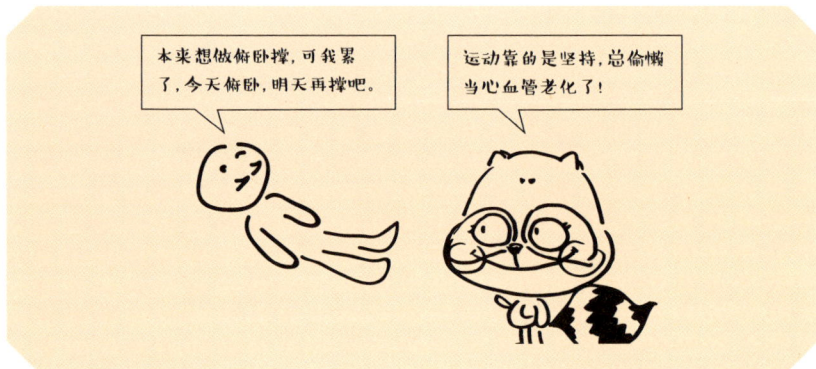

定期洗牙护血管

美国哥伦比亚大学研究发现，口腔细菌可诱发动脉硬化，增加患心脏病的风险。牙周病患者发生心梗的概率是常人的2.7倍。

因此，大家一定要关注口腔卫生，每天早晚刷牙，每次3分钟，饭后别忘漱口，成年人每年都要洗牙。

适当喝茶少喝酒

喝绿茶有助增强血管柔韧性、弹性，预防血管硬化。不提倡饮酒护血管，大量饮酒易升高血压，导致心房颤动、脂肪肝、肝硬化，严重时甚至可引发猝死。

你的血管够年轻吗？如果不想让它"未老先衰"，千万记得用这些方法给它"充电"！

7 血液稠成这样了，还不去"稀释"？！你当它是糨糊啊

真"血稠"是这样来的

大家都知道，高血压、高血脂、高血糖是导致心脑血管疾病的主要危险因素。其实还有一个叫"血稠"的家伙，对健康的危害有时不逊于"三高"。

血稠是血液黏稠的简称，医学上叫高黏血症。很多人把血液黏稠和高血脂混为一谈，其实它们不是一回事。

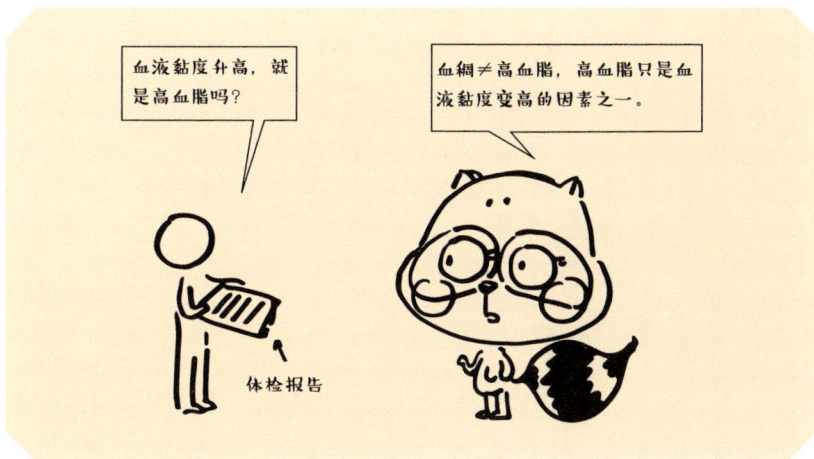

　　高血脂是血液中胆固醇、甘油三酯等成分过高造成的，只是血液黏稠的一个因素。

　　血液黏稠是指血液中的有形成分增多，导致血流阻力增加、血液流速变慢。高血脂，血液中红细胞、血小板数量增多，以及一些蛋白成分增加，都可能让血液变黏稠。

　　对一般人而言，即使体检报告显示血液黏稠度升高，也不用过分紧张。因为人体有较强的调节能力，能自动维持血液内环境的平衡，一般不需特别治疗。

　　但是，中老年人以及有心血管疾病的人需要特别注意血液黏度。因为血液黏度升高后，流经一些小血管时容易形成栓子，小血栓如果发展成大血栓，可能发生严重的血管阻塞。

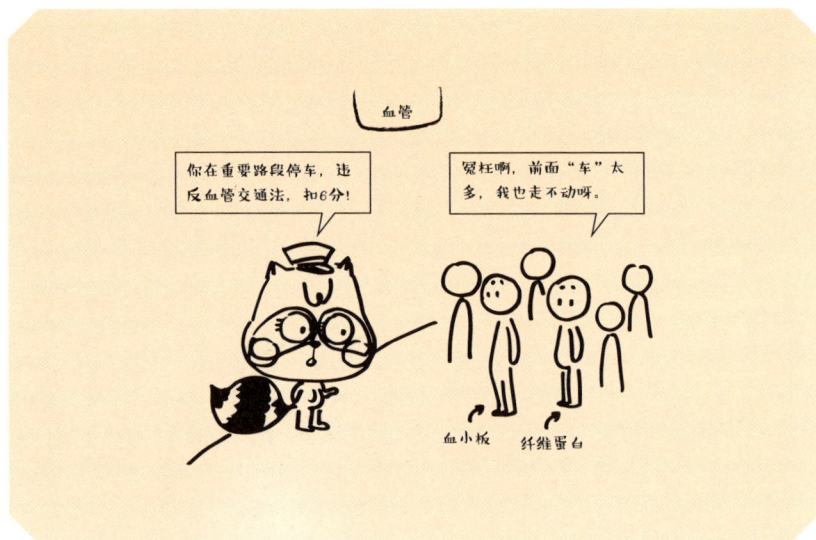

"血稠"也有假货

网上关于"血稠"的流言很多，有时候容易混入一些"假血稠"，熊小知这就带你去打假。

1. 血流变慢

血液黏稠的确会表现为血流速度变慢，但血流变慢≠血液黏稠。医学上血流速度快慢并没有确切标准，医生也不会特别关注。

2. 不好抽血

抽血不好抽，原因多为血管偏细、血压偏低，与血稠关系不大。

3. 血液发黑

抽出的血液颜色很深甚至发黑，可能是血液中含氧量较低，与血液黏稠无关。

血稠，4个信号告诉你

血液黏稠的人，在4个时刻可能出现特殊症状，大家千万不要忽视。

信号1：晨起时头晕

有的人早晨起床后感觉头脑不清醒、思维不流畅，可是晚饭后，精神却达到了最好的状态，这很可能是血黏度高惹的祸。

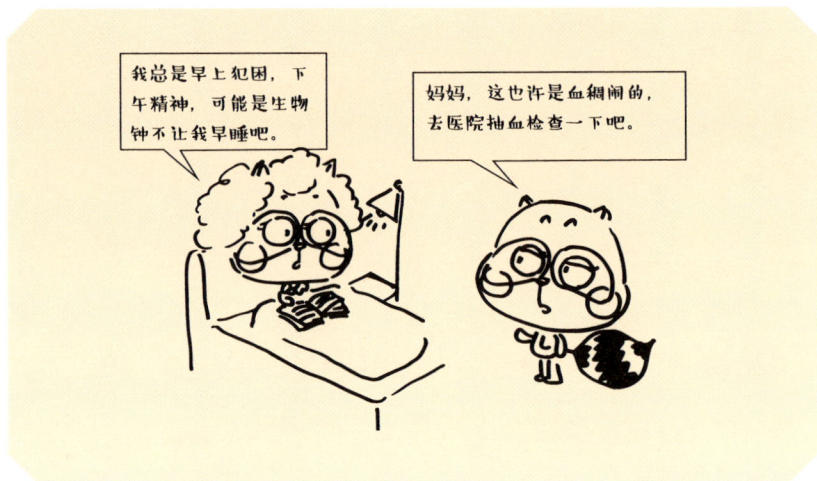

信号2：午饭后犯困

健康成年人午饭后的困倦感，可以忍耐；血黏度高的人午饭后犯困，如果不休息一会儿，就会浑身不适，整个下午都无精打采。这是由于血液黏稠导致的大脑供血不足，只有小睡片刻，精神状态才会明显好转。

信号3：下蹲时胸闷

血稠的人中肥胖者较多，这些人很难蹲着做事，或蹲着干活时胸闷气短。这是因为人下蹲时，回流到心脏的血液会减少，如果血液过于黏稠，就会使肺、脑等重要脏器缺血，导致呼吸困难、憋气。

信号4：劳动后嘴唇发紫，容易气短

有些人的嘴唇是青紫色的，并且稍微进行体力劳动，就会出现气短等症状。这类人除了当心血液黏稠，还应注意排查是否同时伴有心血管和肺脏的病变。

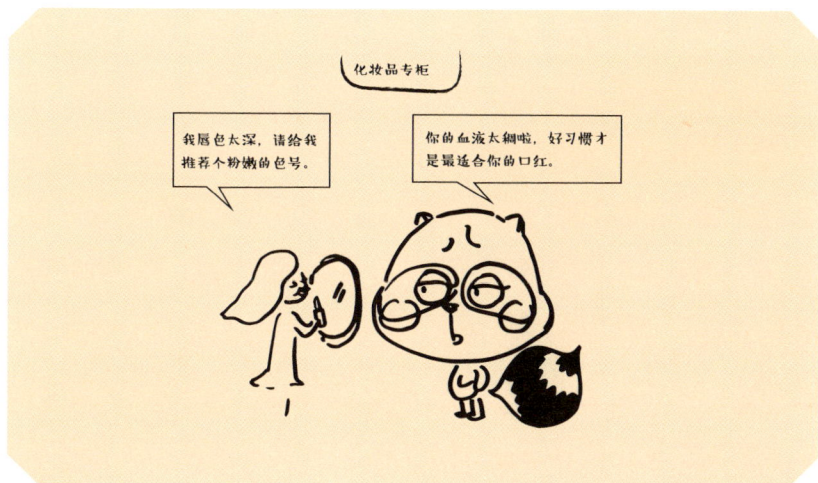

中老年人出现上述症状，又没有明确的心脑血管病史，应及时就医。通过血液流变学检查和血小板聚集试验等，检测血液黏度指标。

需要注意的是，有些情况下，血黏度变高可能没有任何症状。因此下面几类高危人群，最好定期体检。

- ❋ 高血压患者。
- ❋ 高血脂患者。
- ❋ 长期吸烟者（包括二手烟）。
- ❋ 45岁以上的男性。

血液太黏稠，5招能"稀释"

血稠程度受多种因素影响，诸如进食、饮水、运动、机体代谢状况，以及外界环境、气候等。

对一个人来说，血稠程度不是一成不变的，而是处于时高时低的动态变化中。一旦发现血稠，应从以下几点调整生活方式。

第一招：补足水分

很多人血稠是由于喝水少、出汗多、血液浓缩所致，夏天这种情况尤为明显。

喝水可使血液变稀，但要掌握好时机。一般来说，清晨起床、三餐前1小时、晚间就寝前可喝大约200毫升温开水。果汁、碳酸饮料或者浓茶水"稀释"效果不如白开水。

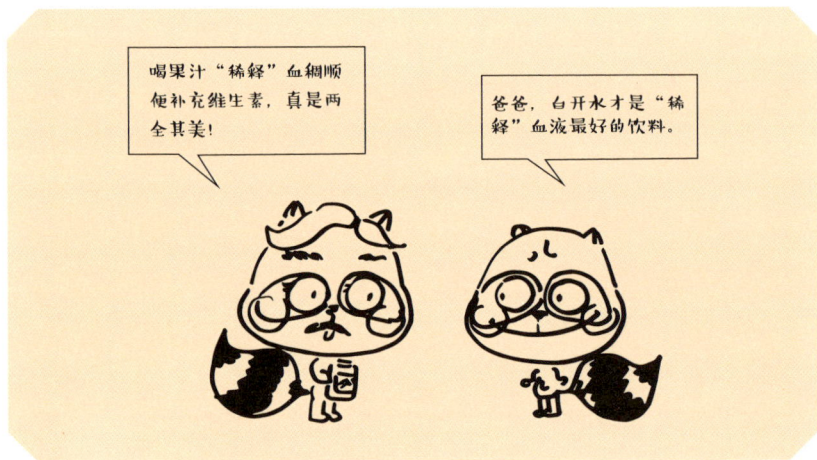

第二招：学会减压

中青年血稠往往与情绪紧张焦虑、压力过大、经常熬夜、睡眠质量差有关。建议放松心情、疏解压力、规律作息、保证睡眠。

第三招：戒烟限酒

香烟中的各种毒性物质能破坏血管内皮功能，增加血小板聚集，加速红细胞凋亡；大量饮酒也会加重心脑血管缺血缺氧症状，熊小知希望大家做到戒烟限酒。

《中国居民膳食指南》建议：

❋ 成年男性一天饮用酒精的量不超过25克，相当于啤酒750毫升，或葡萄酒250毫升，或52度白酒50克，或38度白酒75克。

❋ 而成年女性一天饮用酒精的量不超过15克，相当于啤酒450毫升，或葡萄酒150毫升，或52度白酒30克，或38度白酒50克。

第四招：多吃素食

动物内脏含有大量胆固醇，可增加血液中的有形成分，促使动脉硬化。甜食中糖分多，能升高血中的甘油三酯，也可提升血液的黏稠度。故三餐宜清淡一些，以素为主，粗细粮搭配。

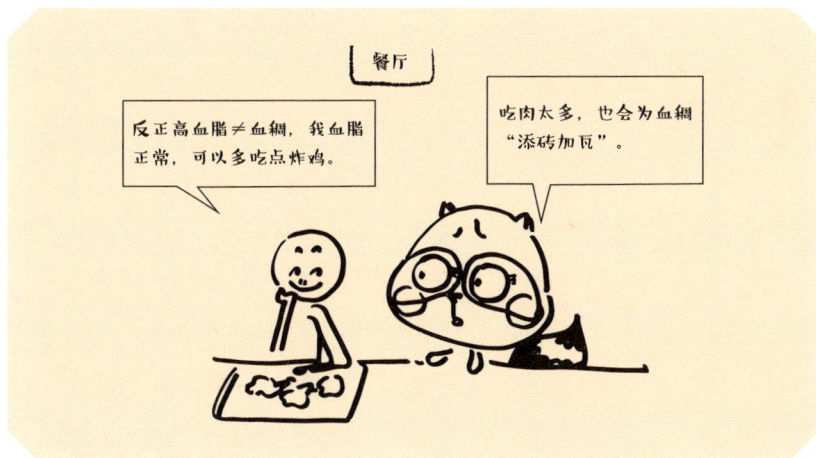

第五招：多运动

血液黏稠的人应该多运动，有时间就多走走，动一下，可以使血液的流动速度变快，加快身体代谢，防止血液黏稠。

熊小知推荐散步、慢跑、太极拳、游泳等轻中度有氧运动，每周3~5次，每次半小时到一小时，当然运动之后不要忘记补充水分。

最后，熊小知想提醒大家，定期输"活血药"并不能达到"冲洗血管"的目的，也不能避免心梗、脑梗的发生。其实，如果没有明确的输液指征，乱用此类药物反而可能带来危害。

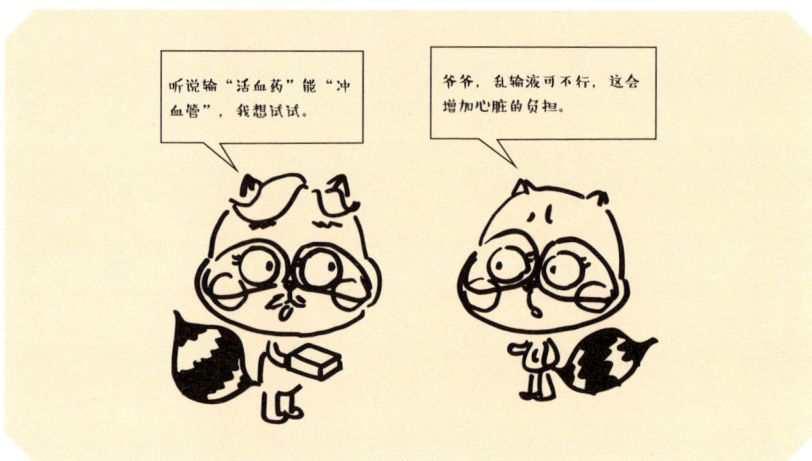

如果检查显示血液黏稠度增高，可采取积极的应对措施。由于绝大部分血稠都与不健康的生活方式有关，只要健康生活、规律饮食，多可"逆转"。必要时可在医生指导下寻找血液黏稠的原因，遵医嘱用药。

总之，好的生活习惯才是打开健康之门的钥匙。

❽ 你的血管正在悄悄变"脆"，你敢握拳30秒测一测吗？

血管从20岁就开始变硬了

血管硬化是老年病?

错。

对多数人来说，血管从20岁就开始变硬了，胖孩子血管硬化开始得更早。我国6~17岁的未成年人中，接近1/3体重超标，他们的血管更容易"早衰"。

血管硬化虽然深藏不露，但其危险性不容小觑，冠心病、中风都与它有关。熊小知教你一招自测血管弹性。

测试方法:

双手握拳30秒，打开后看看手掌变白的现象，是否会马上消失。

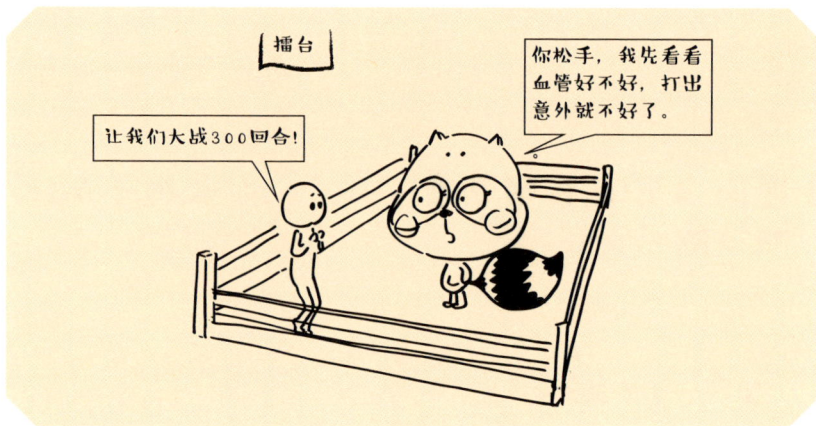

测试结果

很快复原，说明血管健康

握紧拳头时，手掌的血管会受到压迫，血液流通被阻断，手掌会因此变成白色。手掌松开后，血流恢复，如果变白部位很快恢复原来的肤色，表示血管健康、弹性好，血液循环正常、末梢神经比较灵敏。

30秒以上复原，警惕动脉硬化

如果需要30秒以上，手掌肤色才能恢复，就要当心是动脉硬化。

动脉硬化就是动脉管壁增厚、变硬、失去弹性，进而出现血管内的"管道"变窄，影响供血。其形成过程相当缓慢，不同部位的血管硬化，表现也不同。

6个元凶加速血管硬化

血管硬化虽然从20岁左右就开始了，但到了中老年才会加重、发病。

随着年龄增长，这是个自然发生的过程。但下面这些坏习惯，会让血管加速"老化"，提前变硬。

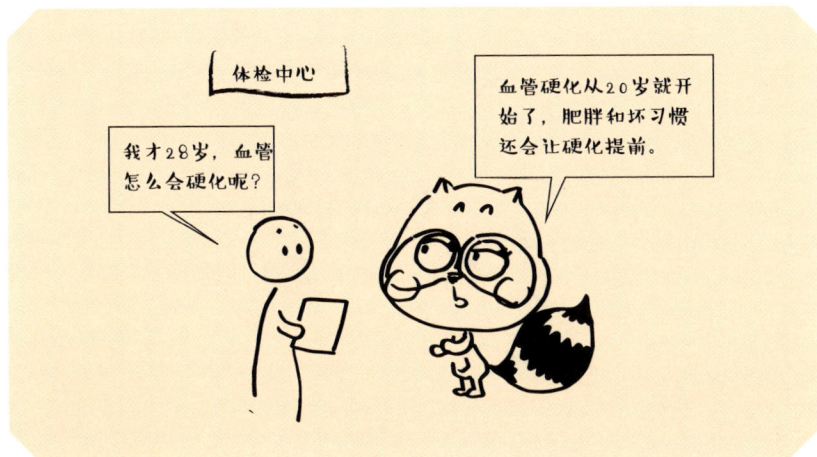

1. 吸烟、饮酒

主动吸烟和吸二手烟，都会损伤血管，增加血管硬化的风险；大量饮酒会升高血压，引起心肌梗死和脑卒中，诱发动脉粥样硬化。因此，及时戒烟并远离二手烟，限制饮酒量也十分重要。

2. 高血压

高血压病人患动脉粥样硬化的概率更高，血压过高又会损伤血管。所以，不能根据头晕、恶心等症状来判断是否需要控制血压，而应该在医生的指导下规范用药。

3. 生活不规律

生活规律是指每天作息定时定点，所以不是睡够7～8小时就能称为生活规律、不缺觉。经常熬夜会扰乱生物钟，使交感神经和迷走神经受损，影响血管及全身健康。

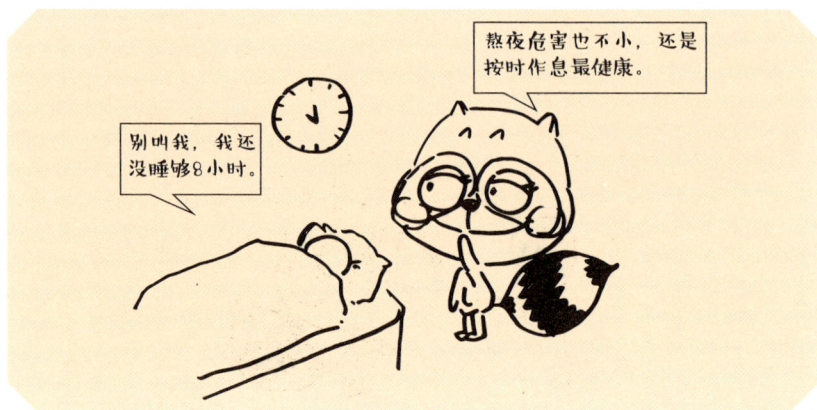

4. 肥胖

肥胖者多伴有内分泌紊乱，且血液中的坏胆固醇（低密度脂蛋白胆固醇）和甘油三酯含量增高，好胆固醇（高密度脂蛋白胆固醇）降低，容易发生脑动脉硬化。因此控制体重对保护血管很重要。

5. 高盐饮食

食盐摄入量增加是导致高血压发生特别重要的一个原因，降低动脉粥样硬化的发病风险，必须从日常饮食着手，降低每餐盐的摄入量，每人每天不超过6克。

6. 胆固醇高

低密度脂蛋白胆固醇水平过高，会损伤血管，使血管壁上形成动脉粥样硬化斑块。健康人群的"坏胆固醇"应该低于3.4毫摩尔/升，有心血管疾病的患者要控制在1.8～2.6毫摩尔/升。

血管变"脆弱"，后果很严重

如果测试结果显示血管硬化了，你就更需要留意以下器官的情况。

1．心脏冠状动脉硬化，让心脏缺氧

心脏"御用"的血管——冠状动脉一旦硬化，就会引起冠心病，导致心脏缺血、缺氧，表现为胸闷、心绞痛，严重时可危及生命。

2．脑动脉硬化，可能脑出血

脑动脉硬化，会出现大脑供血不足的症状，如头晕、头痛、失眠等。遇上情绪激动、剧烈运动造成的血压骤然升高，还可能导致血管破裂，引起脑出血，它和脑血栓都属于中风（脑卒中）。

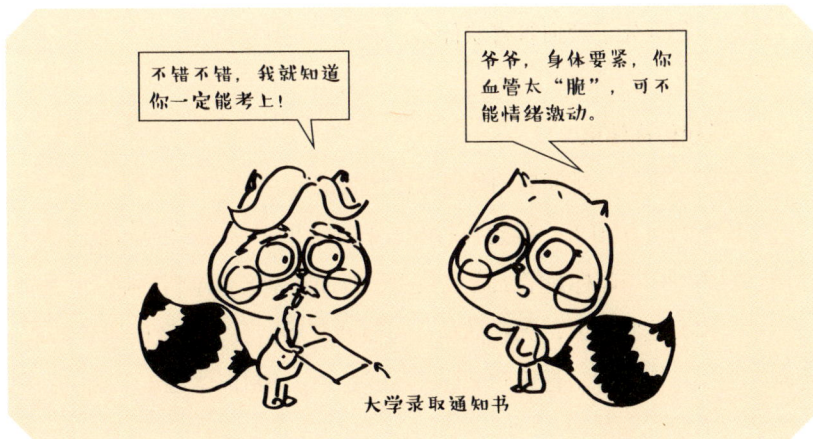

3. 颈动脉硬化，容易脑梗

颈动脉硬化易造成脑组织缺血缺氧，会让人经常感到头晕、目眩、记忆力差、失眠或嗜睡等症状。

若硬化了的颈动脉斑块脱落，随血流阻塞动脉血管，就会造成脑血栓，出现失明、言语不清、瘫痪等表现，甚至威胁生命。

"三高"人群，尤其应警惕此类疾病的发生。

4. 肾动脉硬化，出现蛋白尿

肾动脉硬化多见于60岁以上的老年人，一般无明显症状，少数病人会有微量蛋白尿，表现为尿液中有泡沫，此时应及时到医院做相关检查。

护血管，也要"投其所好"

年轻时出现的血管硬化，血管壁只有少量的脂质沉积。此时开始养成健康的生活方式，血管的硬化是可以"逆转"的。

不过，你要先了解血管喜欢什么，才能"投其所好"。

1. 晨起称称体重

每天早上排尿、排便后的体重数值比较准确。

体质指数（BMI）一般建议控制在18.5～24，大于24为超重，大于28属于肥胖。BMI超标会增加心脏负担，对血管壁产生不利影响。

建议体型偏胖的人每天称体重，早察觉肥胖苗头，并及时改善饮食、运动等生活习惯，预防超重和肥胖，保护血管。BMI=体重（千克）÷身高的平方（米^2）。

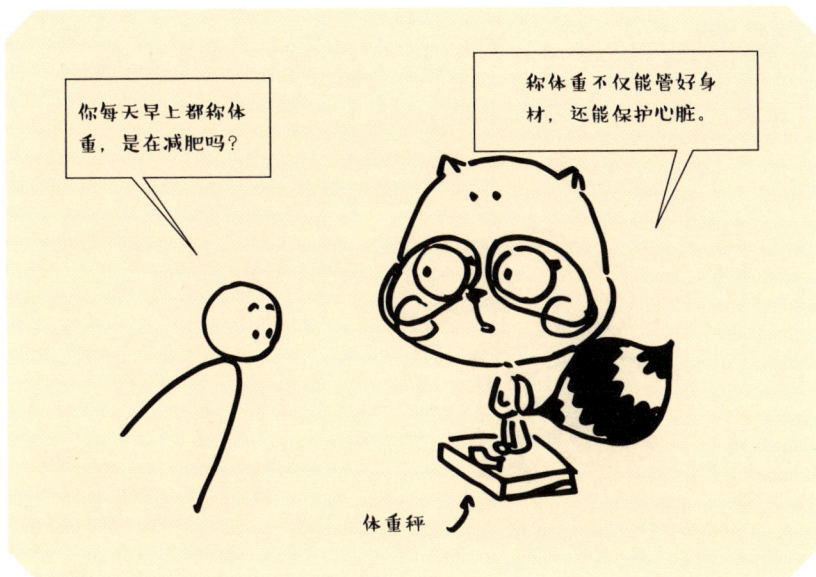

你每天早上都称体重，是在减肥吗？

称体重不仅能管好身材，还能保护心脏。

体重秤

2. 早餐喝杯豆浆

豆浆不仅美味，还富含植物蛋白、大豆异黄酮等营养成分，有益血管健康。

打豆浆时最好多加几种食材，除了常用的黄豆，还可以加入黑豆、红豆、绿豆、花生、芝麻等，喝豆浆时最好别加糖。

3. 每坐1小时，活动10分钟

久坐会减缓机体新陈代谢速度，一些物质消耗不掉，便会在血管壁沉积下来。久坐者大部分是脑力劳动者，精神高度紧张，容易导致血管长期收缩并由此带来伤害。

如果可以的话，尽可能每坐1小时起来活动10分钟、眺望远方、拉伸四肢、散步等舒缓运动均可。

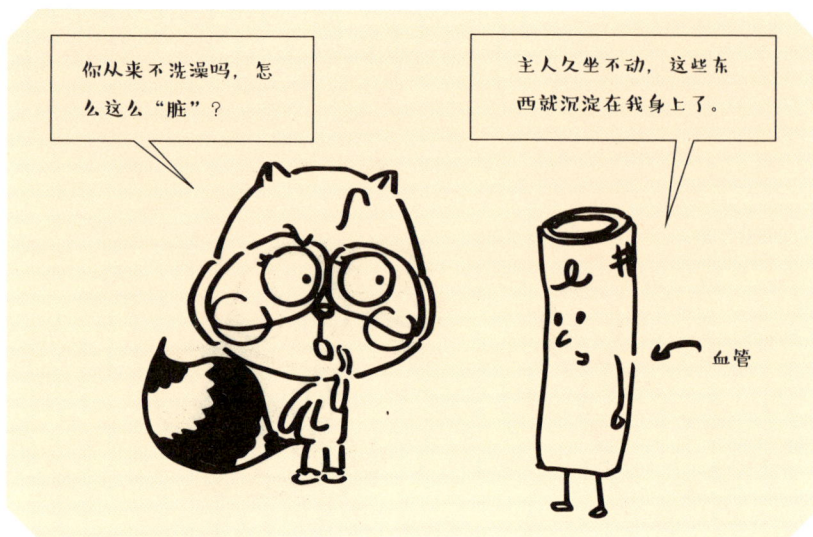

4. 午餐吃点蒸鱼

鱼肉脂肪含量较少，却含有丰富的不饱和脂肪酸，不仅能改善脑细胞、神经系统功能，还能延缓动脉硬化进程，保持血管弹性。

烹调鱼类时最好不要煎烤油炸，清蒸鱼清淡少油，最能体现鱼肉的优点。

5. 多做有氧运动

运动能促进机体新陈代谢，不断更新细胞，有助于增粗血管并维护弹性，使小血管的数量增加。

少开车、尽量搭乘公共交通工具出行；下班时间比较宽松时，可提前两站下车，步行回家，都是增加锻炼量不错的方法。

此外，如果每周能做到3~4次，每次30分钟左右的运动，如快步走、游泳、慢跑等，护心效果会更好。

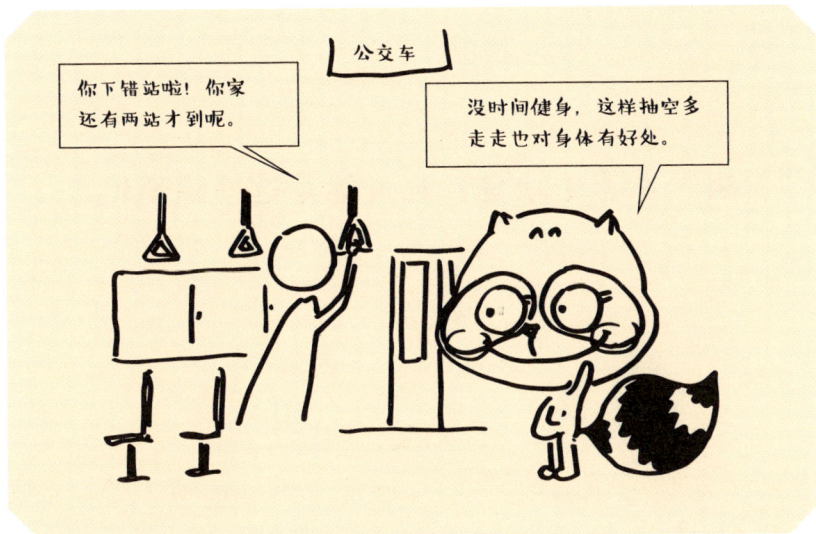

6. 晚餐喝碗杂粮粥

五谷杂粮中含有较多的膳食纤维、多种维生素和抗氧化物质，有利于控制餐后血糖和胆固醇水平，从而预防心脑血管疾病。

因此晚餐时建议喝一碗杂粮粥，搭配木耳、海带、芹菜、香菇等，保健血管效果更佳。

最后，熊小知想提醒大家的是，因为血管可能从儿童期就开始硬化，所以最好从小养成健康的生活方式，亡羊补牢不如防患于未然。

⑨ "犯困"不等于缺觉，也可能是这些病悄悄来了

近六成人起床后还是困

这个年代，很多人不缺吃，不缺喝，但是缺觉。

一项超过2万人的调查结果显示，对照"入睡轻松、睡中香甜、睡后清醒"的标准，七成（73.6%）人认为自己存在睡眠问题，只有26.4%的人表示自己作息规律，不存在任何睡眠问题。

在20岁以下的受访者中，有57.9%的人表示起床后疲倦、困顿；在20～29岁的受访者中，40%的人睡不踏实、半夜时常惊醒。

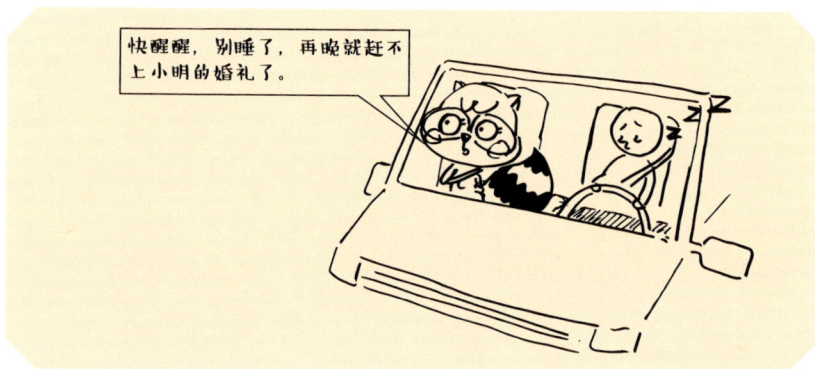

> 快醒醒，别睡了，再晚就赶不上小明的婚礼了。

虽然有"春乏秋困夏打盹，冬日正好眠"的说法，但熊小知要告诉你，如果不缺觉也总犯困，可能是疾病信号，有时甚至危及生命。

一张表自测你是缺觉族吗？

不同年龄段的最佳睡眠时间是不同的。

年龄	最佳睡眠时间
60岁以上	每天睡5.5～7小时左右
30～60岁	每天睡7小时左右
13～29岁	每天睡8小时左右
4～12岁	每天睡10～12小时左右
1～3岁	每晚睡12小时左右，白天睡2～3小时左右
1岁以下	每天睡16小时左右

除了犯困，睡眠不足还会让人情绪不稳定、注意力不集中。当睡眠债积累到一定程度后，还可能会对身体造成严重伤害，包括皮肤干燥、晦暗无光；听力减退、耳聋耳鸣等。

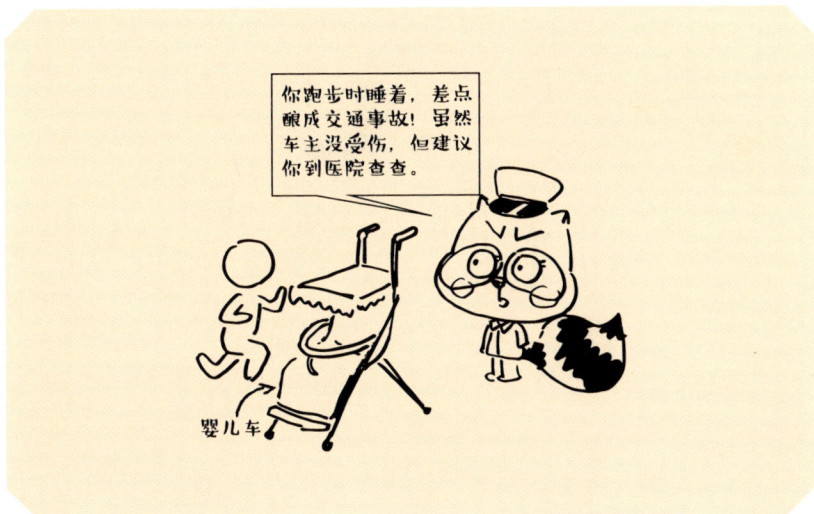

因为睡眠时间不足、睡眠质量不好造成犯困，主要靠"睡"来解决。但如果你每天睡眠时间足够，却还是不停犯困，就要警惕下面这几种疾病了。

总犯困，也可能是这几种病闹的

1. 心脏病

每天睡眠充足，但白天依然犯困严重的人，发生心脏病的风险高。

美国一项研究发现，白天爱犯困的老人，特别是老年女性，与白天精力充沛者相比，心脏病风险增加66%，而且心源性猝死的风险增高。

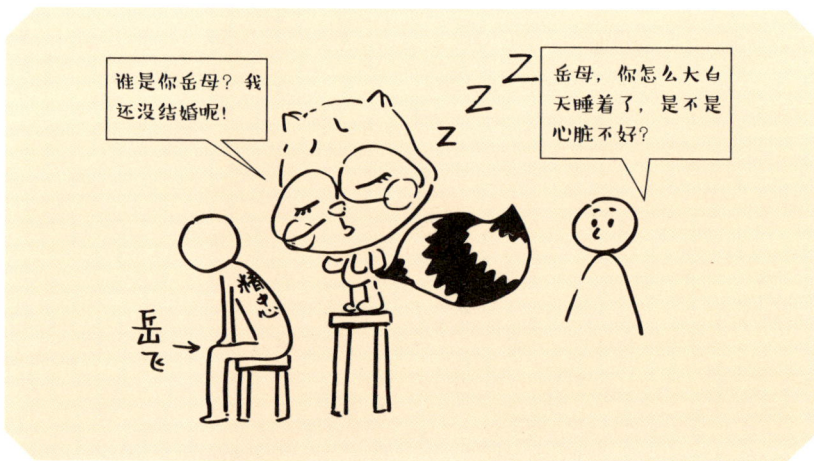

心功能减弱时，血液循环受到影响，血液中氧气减少，大脑对此最为敏感，会使人昏昏欲睡，精力不济。

冠心病、肺心病等可能导致心脏功能障碍，使血液循环不畅，乳酸等代谢产物积聚，使人产生疲劳感。

如果同时有心悸、气短、胸闷、头昏等症状，特别是在活动后症状加重、休息后减轻，最好查查心脏，如做心电图、心脏彩超等。

2. 中风前兆

睡眠不足引起的困倦，只要劳逸结合、生活规律，一般可以改善。但中风（脑卒中）患者在发病前5~10天，也常会频繁打哈欠，尤其是老人。

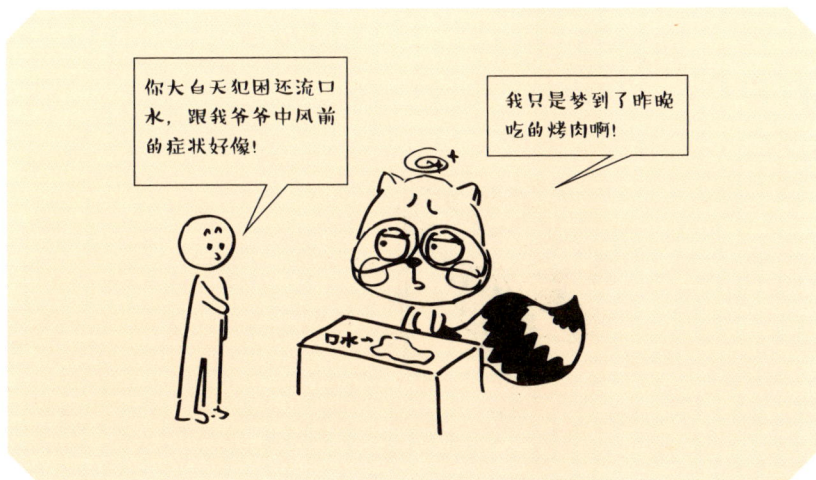

需要注意的是，中风前的犯困除了哈欠不断外，还可能出现血压骤然升高，收缩压可接近200毫米汞柱；走路不稳，并伴有四肢麻木无力；早上起床突发眩晕、持续头痛。

不自觉流口水、嘴歪、说话不清楚、记忆力下降、反应迟钝等症状也常在老人中风前出现。

在高血压、冠心病、吸烟、血脂高、糖尿病、肥胖、运动少、有中风家族史这些指标中，具备3项或3项以上的老人，突然连续犯困，并伴有相关症状时，应高度怀疑是中风前兆，要尽快到医院做相关检查，包括血压、血糖、血脂、心电图、颅脑CT检查等。

3. 打鼾严重

如果发现自己打鼾、睡觉时呼吸不规律，同时白天困倦，最好去查查是否有阻塞性睡眠呼吸暂停低通气综合征。

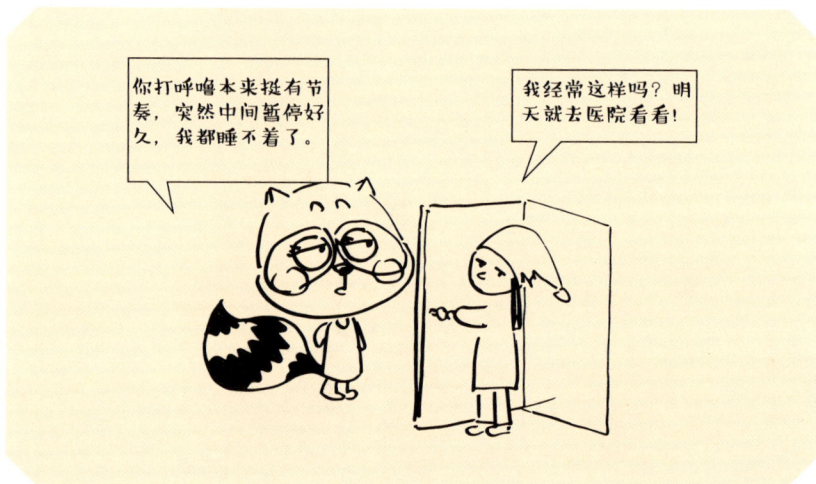

患这种病的人，睡觉打呼噜只是表面现象，他们发生了呼吸暂停，就像被人掐住脖子无法呼吸，导致身体缺氧和代谢废物二氧化碳不能排出，憋得时间越长，对身体的伤害就越重。

如果睡觉时平均每分钟发生1次以上的呼吸暂停，整夜的睡眠质量就非常差，会引起白天困倦甚至嗜睡、注意力不集中、认知功能受损、反应能力和判断力下降、情绪不稳。

发现自己有打鼾、睡觉时呼吸不规律，伴有白天困倦等症状时，应尽早到医院就诊，必要时进行睡眠检测。一旦发现潜在的睡眠呼吸暂停，应积极接受治疗。特别是一开车就犯困的司机朋友，更应及时到医院检查，以防发生严重后果。

4. 贫血

贫血最常见的早期症状就是疲乏、困倦，此外还可能伴有头晕、头痛、耳鸣、眼花、注意力不集中、面色苍白等。

如果贪睡同时伴有面色苍白等症状，最好到医院检查一下血常规。

5. 甲状腺功能减退

甲状腺功能减退的表现比较隐蔽，多数患者并不知道自己生病了。其主要表现为面部表情迟钝、讲话节奏慢、对很多事情都提不起兴趣、经常犯困等。

如在感觉慵懒疲倦的同时，伴有健忘、情绪不稳定等症状，要怀疑是否有甲减。

高血脂患者也常表现为爱犯困，有家族史、长期大量饮酒、摄入高脂和高糖饮食的人尤其要注意。如果犯困同时伴有这些症状，最好到医院排查相关疾病。

提神，试试这些招

不是这些疾病导致的犯困，可以试试下面几个方法。

1. 早点睡

"早点睡"可能比"睡得多"更有效。一般来说，晚上10点到凌晨的睡眠质量较好；深夜2点以后，睡眠开始变浅。因此，早睡早起的习惯优于晚睡晚起的习惯。

如果睡得太晚，就算第二天晚点起床，身体也没休息好，白天还会犯困。

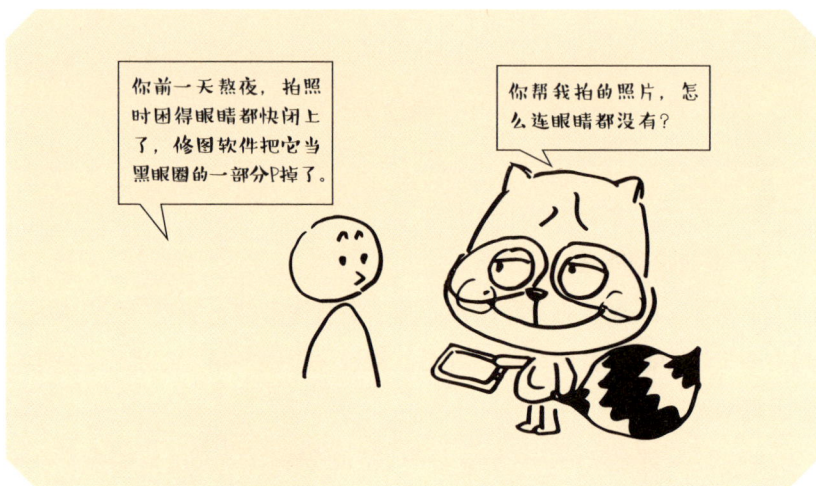

2．补点维生素D

美国《临床睡眠医学杂志》2012年刊登的一项研究发现，白天经常犯困与体内维生素D水平偏低关系密切。

除了适当晒太阳，还可以通过饮食补充维生素D，如多喝牛奶和酸奶，吃点三文鱼、干香菇等。

3．选对食物

饭后是很多人犯困的高峰期，其实调整饮食方法就能改善。

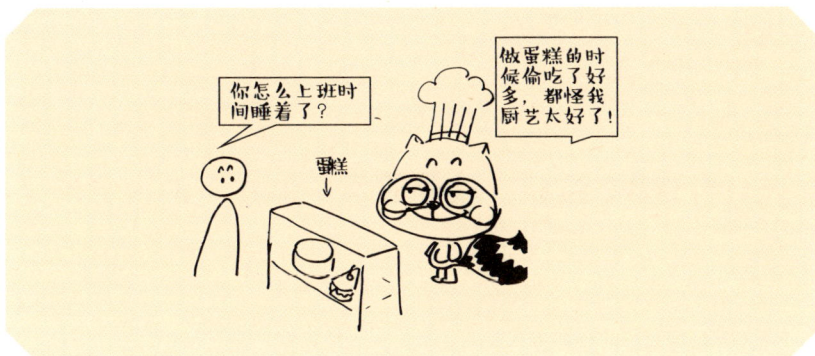

🌼 少吃甜点心，多吃绿叶蔬菜。

🌼 适当减少米、面等淀粉类主食的总量，可以把部分精、白、细、软的主食换成粗粮、豆类和薯类。

🌼 餐后1小时左右，可适当活动。如果一直坐着不动，餐后更容易犯困。

4. 按太阳穴

常按太阳穴，也可以提神醒脑。太阳穴位于耳郭之前，两侧外眼角的后方。按摩时，先将四指并拢按摩上下眼睑，然后将手指从外眼角向太阳穴处移动，按摩5分钟。常按摩太阳穴可以促进大脑的血液循环，缓解疲劳。

此外，耳朵布满了经络穴位，用大拇指和食指捏揉耳郭数十秒，也有提神效果。

如果用了这些方法还是睡不好，甚至长期失眠，导致白天犯困，最好及时咨询医生，明确病因后治疗。

你身边有人正在不停打瞌睡吗？快让TA也对照看看，别在犯困中错过了发现疾病的时机！

⑩ 一旦有这8个症状，该管管你"调皮"的内分泌了

影响全身的内分泌

"内分泌紊乱"是我们常挂在嘴边的词，很多人长痘了怪它，脾气不好也怪它。可是，看不见摸不着的内分泌紊乱到底是啥？

想搞清楚这个问题，熊小知必须先带你认识"内分泌"。

人体内有一个生产激素的部门，叫作内分泌系统。其中负责生产激素的器官，我们称为内分泌腺，包括甲状腺、胰腺、性腺、甲状旁腺、肾上腺、垂体、松果体等。

内分泌腺生产激素并送入血液（或体液）中，然后对身体产生多种调节作用的过程，就是我们常说的内分泌。

内分泌紊乱是指腺体分泌激素的量异常，导致体内激素失衡，让身体出现某些功能紊乱。

例如，甲状腺分泌过多的甲状腺激素（甲亢），会让人出现心慌、脾气差、出汗、进食增多和体重减少等症状；胰腺功能异常，分泌胰岛素减少，就会让血糖升高。

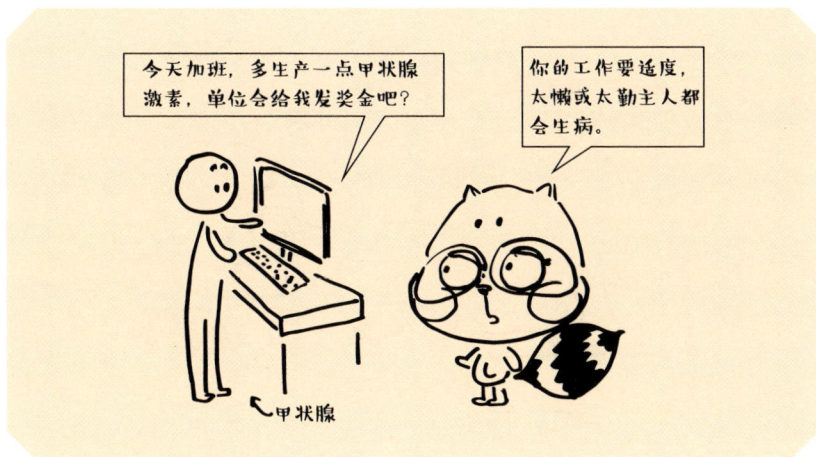

4个坏习惯扰乱内分泌

内分泌紊乱大多是由不良生活习惯引起的，熊小知这就带你去"捉拿"扰乱内分泌的罪魁祸首。

1. 睡前玩手机

人体在睡眠时能分泌大量的褪黑素，褪黑素是控制人体内分泌的"总司令"，经常失眠必然导致内分泌失调。

睡前2小时使用手机、平板电脑等电子产品，会抑制褪黑素分泌，长此以往会引起内分泌紊乱。

2. 熬夜

人体存在天然的生理节律，即生物钟。人体内激素的含量、生物酶

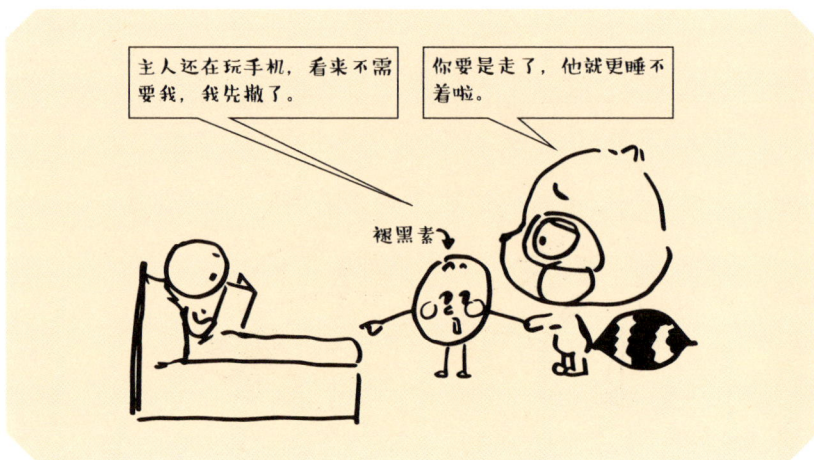

的活性，在一昼夜、一星期、一个月乃至一年四季中会有规律的增减，从而使人的生理活动准点运行。

当你不遵循生理规律，总是晚睡、熬夜，就有可能导致内分泌失调。因此每天最好12点之前入睡，保证7~8小时的睡眠时间。

3. 过于紧张、劳累

我们每个人都承受着来自各方面的压力，特别是女性，要兼顾事业和家庭，精神总是难以彻底放松。

当这种紧张状态和情绪变化持续存在，不能缓解时，就会影响神经系统，造成激素分泌紊乱。

4. 滥用保健品或雌激素

有些女性为了保养，会服用含雌激素的保健品，殊不知其中的雌激素含量很难做到"刚刚好"。即使是从天然食品中提纯的植物雌激素，随便乱补也会带来健康隐患。

只有在医院做过雌激素水平检测，结果显示体内雌激素水平偏低，才需要在医生指导下适当补充。

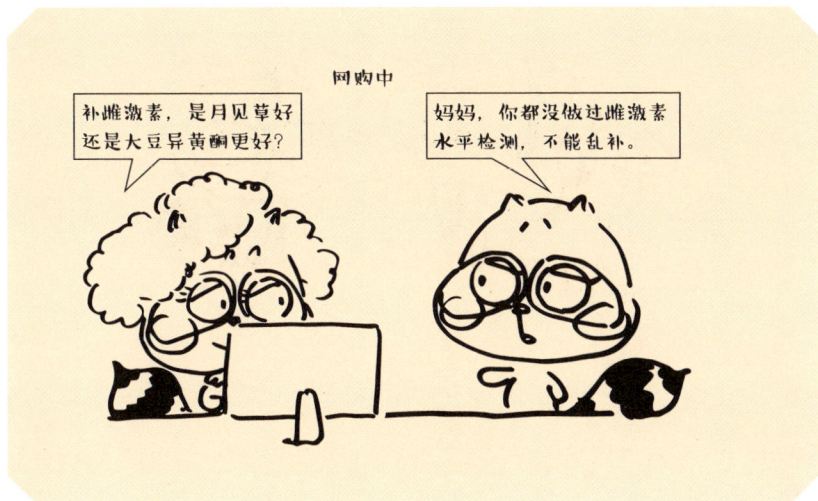

内分泌紊乱的8大表现

我们虽然看不见内分泌的过程，但可以通过一些症状发现内分泌紊乱。

肥胖

"喝凉水都会长肉"，可能跟长期进食高热量、高脂肪食物导致的内分泌失调有关。

2型糖尿病、心血管疾病、脂肪肝、脂代谢紊乱、睡眠呼吸暂停综合征等与脂肪过剩相关的代谢紊乱综合征，也会出现超重或肥胖。肥胖反过来还会导致内分泌系统紊乱，诱发各类代谢性疾病。

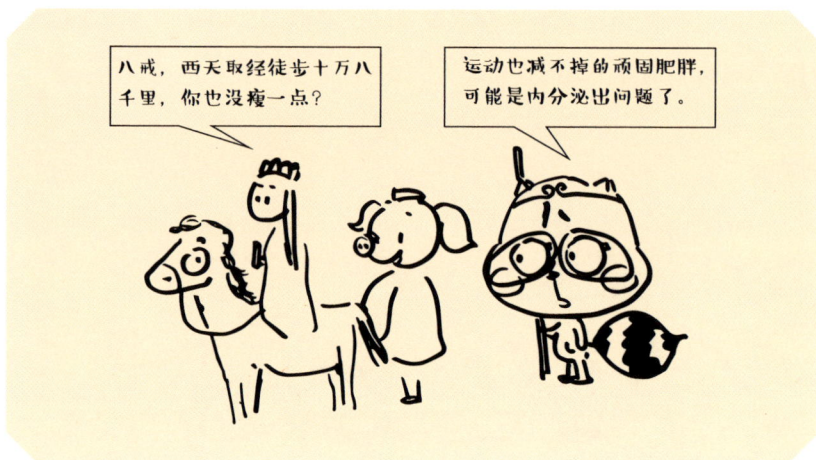

一般来说，BMI超过24，可通过饮食和运动控制体重。当饮食和运动控制体重无效合并糖尿病、BMI大于28时，可咨询医生是否需要通过手术减肥。

经常疲劳

经常出现不明原因的疲劳，伴随体重增加、食欲波动、排便不正常，很可能是甲状腺功能减退的表现。

❋ 部分女性在月经期间萎靡不振，也与激素分泌异常有关。经期女性体内褪黑素分泌减少，以致难以入睡，白天精神不振。

❋ 40岁以上的男性也会因睾酮分泌减少而感到疲劳，长期精神不佳。

适度运动和规律作息，能在一定程度上缓解疲劳。如果单靠休息和锻炼已经不能改善，应到医院就诊。

月经不规律

月经是否规律，是判断女性内分泌情况的一个重要指标。

月经与女性的卵巢功能、雌激素水平有关。不管是压力、多囊卵巢综合征，还是肿瘤等疾病对女性内分泌的影响，最终都会反映到月经的周期上。长期月经不规律，就要当心卵巢出现问题。

长痘、色斑

除了青春期，男性雄激素水平过高，女性月经周期前后或经常熬夜时，脸上都可能长痘痘（痤疮）。这是内分泌失调促使皮脂分泌过盛，无法排出而堵塞毛囊的结果。

有些女性，皮肤上突然出现很多色斑，面色发暗，也可能与内分泌失调有关。

不严重的痘痘不用治，做好脸部清洁、保证充足的睡眠就够了。比较严重的痤疮，需要到医院接受治疗。

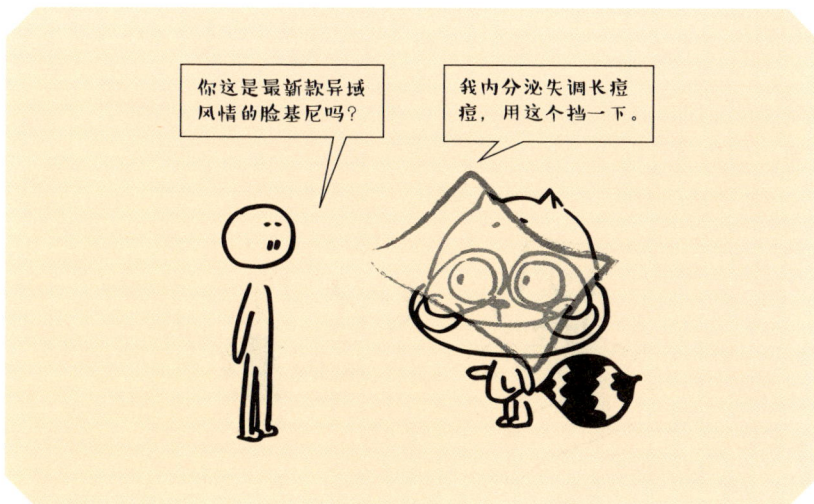

脾气急躁

性格突然变得很暴躁，遇到一点小事就大发雷霆，很可能是甲状腺功能亢进。

女性更年期的内分泌功能紊乱，也会造成脾气急躁，同时还会出现夜间盗汗、月经异常等。

不在更年期却出现脾气急躁，可到医院检查甲状腺功能。更年期女性可在医生指导下用药缓解症状。

脱发

经常熬夜、饮食油腻、精神压力大等因素，会导致内分泌紊乱。

� 男性雄激素分泌过于旺盛，导致双氢睾酮浓度平衡遭到破坏，影响毛囊。

✿ 女性产后、更年期、口服避孕药等造成雌激素分泌失调，都可能导致头发稀疏、斑秃以及脂溢性脱发等。

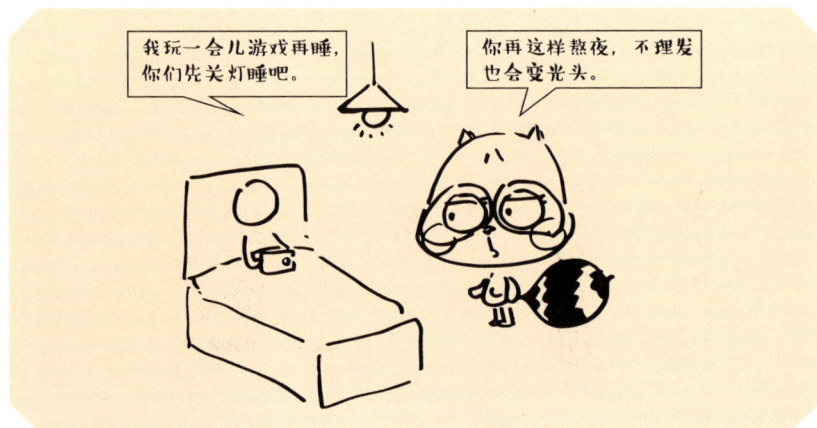

如果出现发际线后移、前额明显秃发、头顶部位稀疏等，就需要去医院内分泌科就诊了。

性欲减退

雄性激素下降，会让男性有性欲减退、性活动减少、勃起硬度下降等表现。

出现这种情况，可以到医院进行生殖激素检查，排除相关疾病。

不孕

正常的月经周期，跟下丘脑分泌、垂体、卵巢分泌的激素有关。其中任何一种激素的量异常，都可能妨碍正常排卵周期建立，进而导致不孕。

备孕女性出现月经周期紊乱或排卵异常，不光要检查卵巢，可能还要查查垂体相关的激素。

调理内分泌，试试这几招

内分泌紊乱的原因复杂，除了改掉上述扰乱内分泌的坏习惯，还可以从以下几个方面进行调整和预防。

1. 多泡澡

泡热水澡能促进血管收缩、扩张，也能促进老旧角质更新，保持肌肤光滑细致。

心脏不好的人不适合常泡热水澡，可以试试传统的保健良方——热水泡脚，这也能使脚部微血管扩张，促进全身血液循环，同时达到保健的目的。水温以42℃左右为宜，泡10分钟即可。

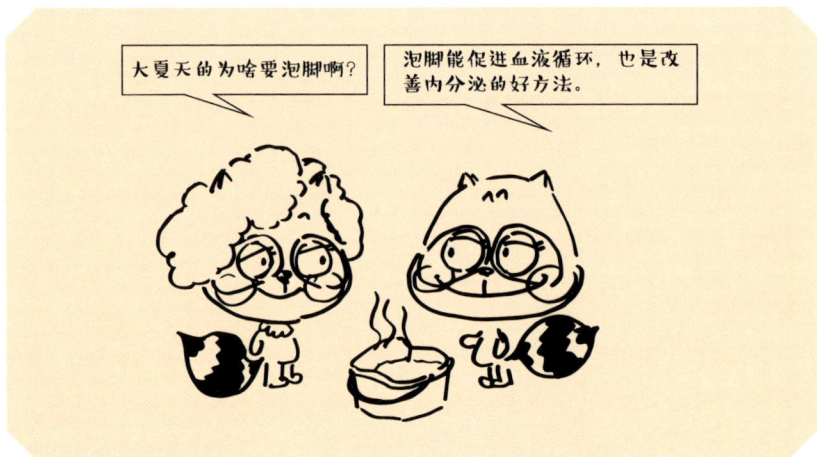

2. 常按摩

正确的按摩手法，能维持血液循环的顺畅，加速代谢，顺利处理体内废物。每天看电视的时候顺便拍打四肢、揉揉腰背，轻轻松松就能改善内分泌。

3. 做运动

有氧运动可以帮助人体消耗热量、减轻体重，还能将氧气带到全身各个部位，提升新陈代谢率、有效燃烧脂肪，效果会持续数小时。想改善内分泌，至少每周运动3次，每次30分钟。

4. 减少环境激素的影响

环境激素，是周围环境中能干扰人体内分泌的化学物质。数据显示，极其微量的环境激素都能导致内分泌失调，影响甲状腺、睾丸、卵巢等器官的正常功能。

为了减少接触环境激素，生活中我们需要注意下面3点。

> ❋ 尽量选择应季果蔬、少吃反季节的果蔬。
> ❋ 尽可能不用含有激素的化妆品，虽然它能在短时间内迅速祛痘、嫩白肌肤，但容易让皮肤产生依赖，且可能引起肾上腺皮质功能减退。
> ❋ 少购买塑料用品，不用聚氯乙烯包装材料在微波炉中加热食物等，来减少环境激素的释放。

最后，熊小知想提醒大家的是，内分泌紊乱虽然看不见摸不着，但长期不重视，也可能导致严重疾病。因此，当你的身体通过各种异常表现向你发出警报时，你要及时改正自己的坏习惯。

总之，保证内分泌正常，你才能做一个身材好、皮肤好、脾气好、夫妻生活也和谐的人。

⑪ 中国1.2亿人患上"第四高"，这些城市的人要小心了

被忽视的"第四高"悄悄来了

提起伤害健康的"酸"，大多数人首先会想到的是硫酸、盐酸等强酸。其实，人体内也有各种"酸"，害人最多的恐怕要数尿酸了。

据估计，中国目前有1.2亿高尿酸血症患者，高尿酸已成为继高血压、高血糖、高血脂之后的"第四高"。

有人知道尿酸高会引起痛风性关节炎，但你或许不了解，尿酸高可能"腐蚀"全身健康，引起关节炎、结石、肾功能不全等疾病。

尿酸出问题，不全是吃的错

看到尿酸高有这么多危害，很多人第一个想到的是要管住嘴。实际上，饮食只是让尿酸升高、沉积，诱发痛风和相关疾病的原因之一。下面这些"升尿酸"的因素，每一个都应该注意。

炎热

天气炎热时，人体大量出汗，如果水分补充不足或不及时，血液会"浓缩"，其中的尿酸容易沉积并析出，易发生痛风。痛风易在夜间发作，其中一大原因就是由于睡眠时体内水分减少，尿酸浓度增高所致。

因此，天气炎热时一定要注意喝水，痛风病人每天至少应该喝2升以上的水，约9～10杯。出汗后应及时补充水分，睡前可适当饮水。

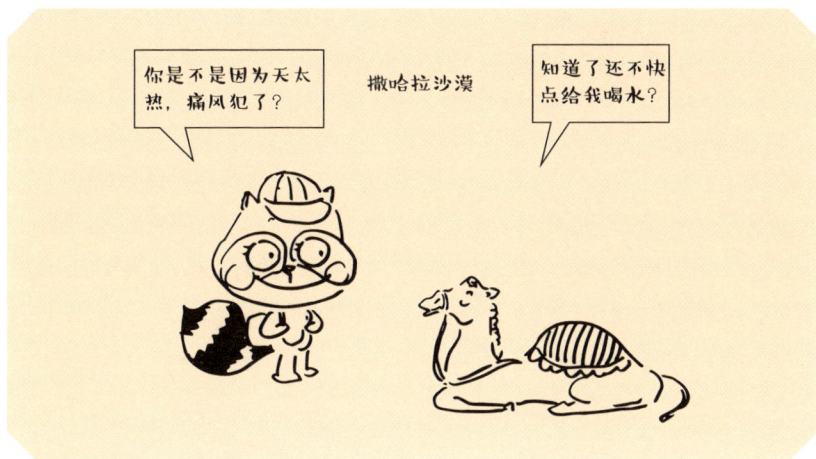

寒冷

寒冷的冬季，一些痛风患者也容易出现急性发作。这是因为寒冷时血管容易收缩，如果不注意保暖，人的体表温度低，尤其在四肢末端关节，尿酸盐结晶很容易沉积。加上冬季大家喜欢吃火锅、喝酒，发生痛风的风险随之升高。

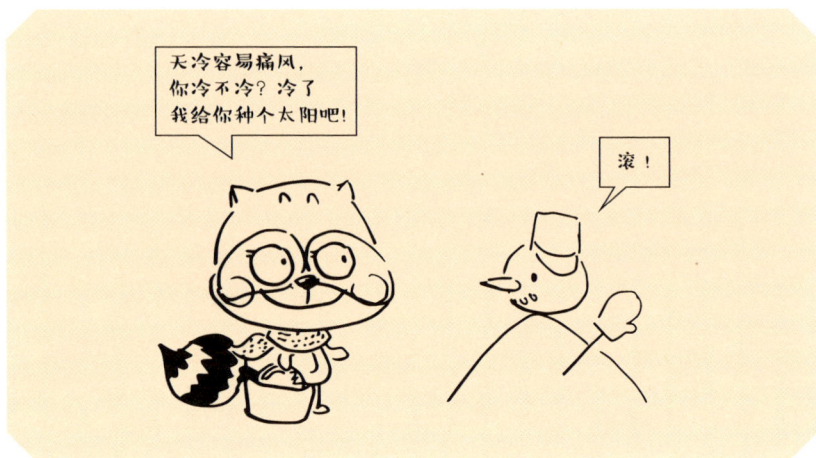

啤酒

约一半的痛风患者，在急性痛风发作前有诱因存在，其中以啤酒最常见，其次为海产品、内脏食物。酒精会使体内乳酸增加，抑制尿酸的排泄；它还能提供嘌呤，而嘌呤是尿酸形成的"原料"，特别是啤酒内含大量嘌呤成分，易使尿酸升高。

剧烈运动、过度劳累

这两种情况也可能使人体大量出汗，体表及内脏血管收缩，包括肾血管收缩，从而引起尿酸排泄减少。尿酸高的人，这些因素应尽量避免。

此外，服用氢氯噻嗪（利尿药）、水杨酸类、吡嗪酰胺等药物，可造成尿酸排泄减少，引起痛风。如果需要长期服这些药，建议定期复查，必要时遵医嘱调整用药方案。

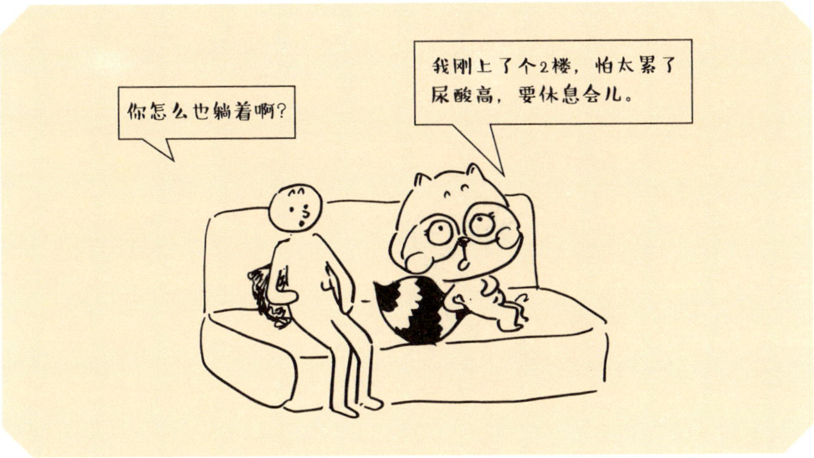

尿酸沉积在哪儿，哪儿就生病

一般来说，血液中尿酸含量达到420微摩尔/升（女性超过360微摩尔/升）就是上限了。超过这个值，尿酸就会在许多器官组织中沉积，引发各种疾病。

- 沉积在软骨、关节：痛风性关节炎。
- 沉积在肾脏：痛风性肾病，严重时可能出现肾功能不全。
- 沉积在尿路：引起尿路结石。

50%以上的痛风发生在大脚趾，反复发作后，也可能出现在足部、踝部、膝关节等其他关节。主要表现为休息状态下突然发生关节剧痛，多为单侧关节及周围组织有明显发热、红肿和疼痛。

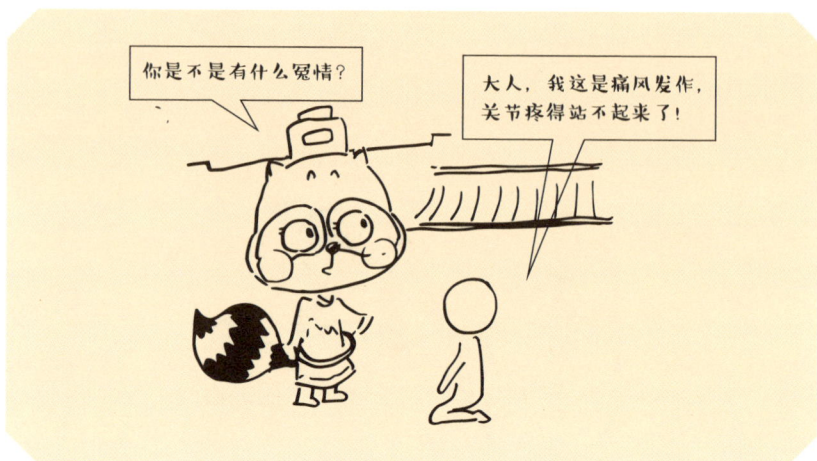

痛风与遗传有关，40岁以上男性是高发人群。其中，青岛是全国痛风发病的"冠军城市"。青岛大学医学院附属医院成立了国内首个痛风病实验室，其研究发现，喜欢"海鲜配啤酒"这一饮食习惯的青岛和烟台，痛风发病率接近。

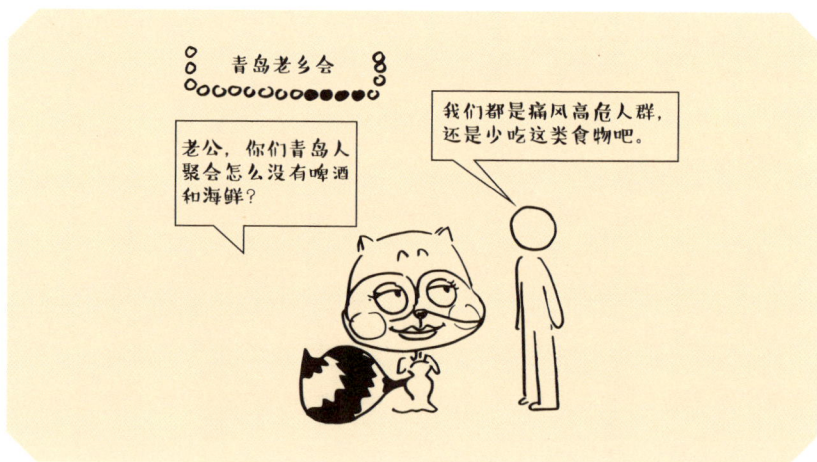

当然，如果你也有类似的饮食习惯，痛风很可能会盯上你……

一般来讲，高尿酸血症的人中，约有10%会发生痛风。其他人虽然没有明显症状，却也是痛风的高危人群，发生心脑血管疾病的风险也会增大。研究发现，高尿酸血症患者与正常人相比，患心脏病和脑卒中的比例至少高出3倍。

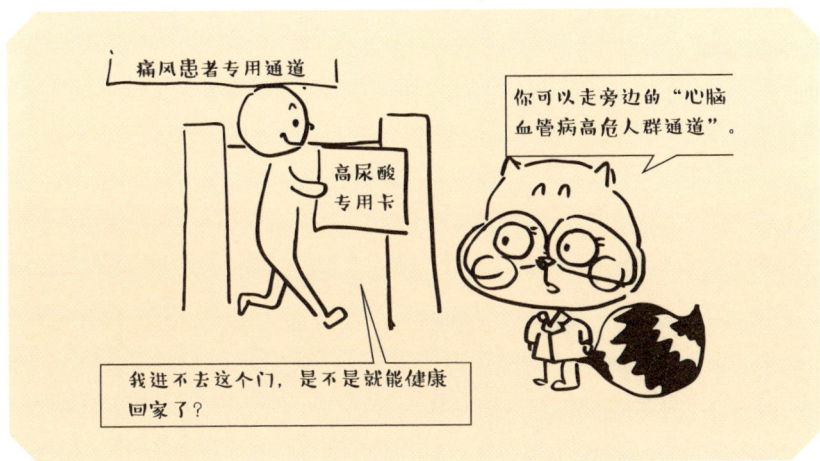

多余的尿酸：少吃进去，多排出来

预防高尿酸，需要控制尿酸的"进"和"出"。

控制"进"，就是尽量少吃尿酸高的食物，减少尿酸的来源。如果给中国人列一个"诱发痛风食物排行榜"，内脏应排在第一位，之后是高汤、海鲜。

1. 内脏

与海鲜相比，动物内脏所含的嘌呤更多一些。由于平均每餐食用内脏的量不大，它造成的影响反而没有海鲜大。

痛风发作期的患者最好禁食动物内脏；健康人如果喜欢吃动物肝脏和肾脏，建议每月吃一两次，用它替代其他肉类，每次不超过100克。

2. 高汤

肉被熬成高汤后，汤内的脂肪含量会大幅增加，这种酸性环境不利于尿酸的排出。

3. 海鲜

嘌呤含量较高的海鲜包括凤尾鱼、沙丁鱼、带鱼、鲱鱼、鲭鱼、牡蛎、蛤蜊、干贝等。

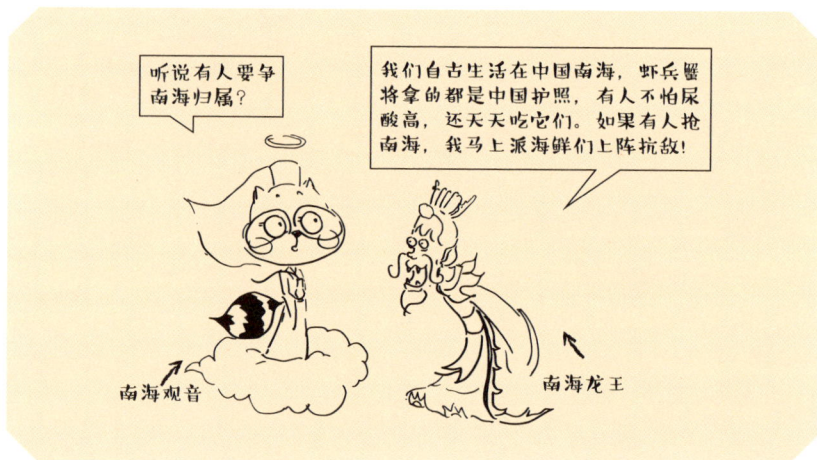

此外，啤酒、高蛋白食物（鸡蛋、牛奶除外）、高脂食物（如油炸食品、肥肉）、高糖食物等，也在这个榜单上，火锅等也易导致嘌呤摄入过量，痛风患者和高尿酸人群应慎吃，最好咨询医生、营养师后选择。其

他人也应合理搭配，以免尿酸超标。

　　控制"出"，就是用正确方法把多余的尿酸排出去。这部分需要饮食和锻炼相互配合。

　　❊ 多喝水。建议每天保证2000毫升以上的饮水量，最好是白开水，淡茶水也可以，能促进排尿，帮助尿酸排出。

　　❊ 多吃新鲜蔬菜。蔬菜中含有大量钾、钙、镁等元素，每天吃750克蔬菜，有利于提高尿液碱性，促进尿酸排出。

　　❊ 积极锻炼，降低体脂。适度运动可减少体内脂肪堆积，改善人体代谢功能，有利于尿酸的排泄和控制病程。但要注意不可过量，剧烈运动可能导致一过性高尿酸血症，可选择健走、慢跑等中等强度运动。

　　不知道你的生活中，是否已经有了高尿酸的影子？如果发现它在潜伏，一定要先一步行动，别等到它在全身"流窜作案"的那天。

⑫ "发福"也是一把杀猪刀，9种慢性病因它而起

看起来不胖，也可能发福了

美食太多，运动太少，让很多人不知不觉变成了大圆脸，身材也逐渐"圆润"……虽然发胖也被称作"发福"，但这并不算是种福气，可能会带来多种健康问题。

不过，判断是否发福，光靠肉眼观察是不准确的，因为有一种危险的肥胖往往先从内脏开始，肉眼根本看不出来。

熊小知教你用两个数值，揪出"隐形发福"：体质指数（BMI）和腰臀比。

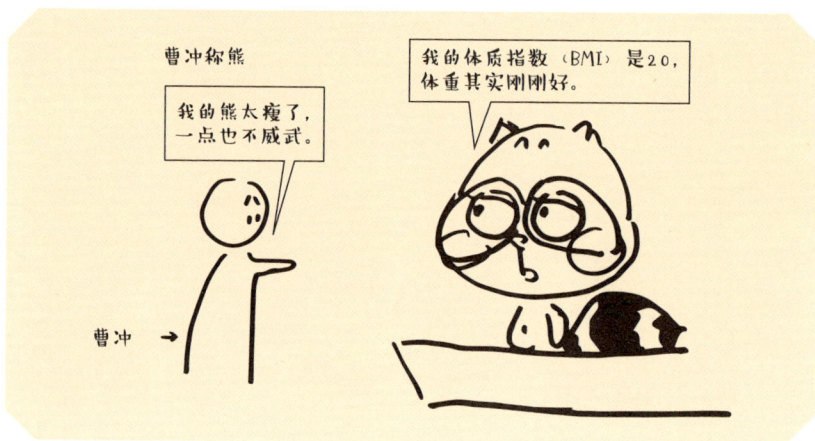

体质指数（BMI）

BMI=体重（千克）÷身高的平方（米²）。BMI最好控制在18.5～24，大于24为超重，需要改变生活方式控制体重；大于28则属于肥胖，需要减肥。

腰臀比

腰臀比能反应人的内脏脂肪是否超标。腰臀比是腰围和臀围（臀部最隆起的部位测得的身体周径）的比值，男性>0.9、女性>0.8，则说明你存在"隐形肥胖"，内脏脂肪已超标。

此外，男性腰围≥85厘米，女性腰围≥80厘米，可初步判断为腹型肥胖。

为啥人到中年易发福？

工作后，尤其是人到中年，活动量大大减少，新陈代谢减缓，消耗的热量随之减少，但饭量却没有太大变化，加上饮食质量提高、应酬多，摄入的总热量大于消耗的热量。多余的热量会转化成脂肪储存起来，造成体重增加。

此外，更年期女性卵巢功能减退，雌激素分泌减少，易出现糖代谢失常、食欲亢进，使腹部脂肪囤积。

厚厚的脂肪贴在腹部、腰臀、大腿以及内脏上面，表现为啤酒肚、麒麟臂、大象腿、水桶腰、大饼脸。

女性最容易发胖的年龄是38岁，35～40岁是发胖的高峰期；男性在40～45岁最容易发胖，44岁是关键的一年。

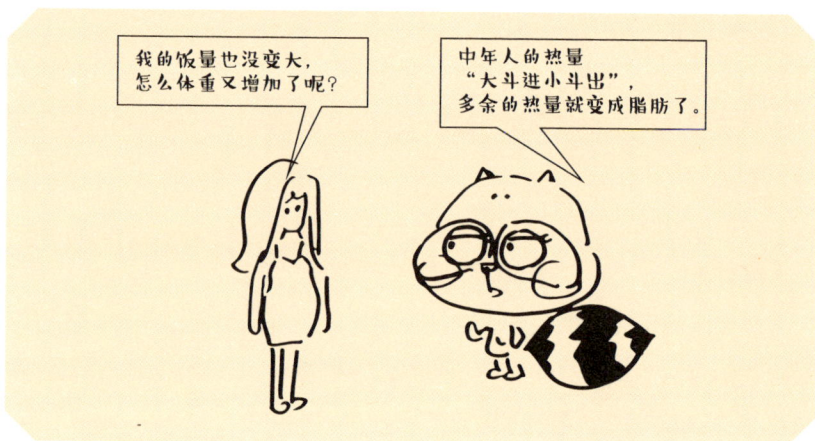

中国人发福更危险

2016年著名医学杂志《柳叶刀》发表的全球成年人体重调查报告显示，中国已经超越美国，成为全球肥胖人口最多的国家。

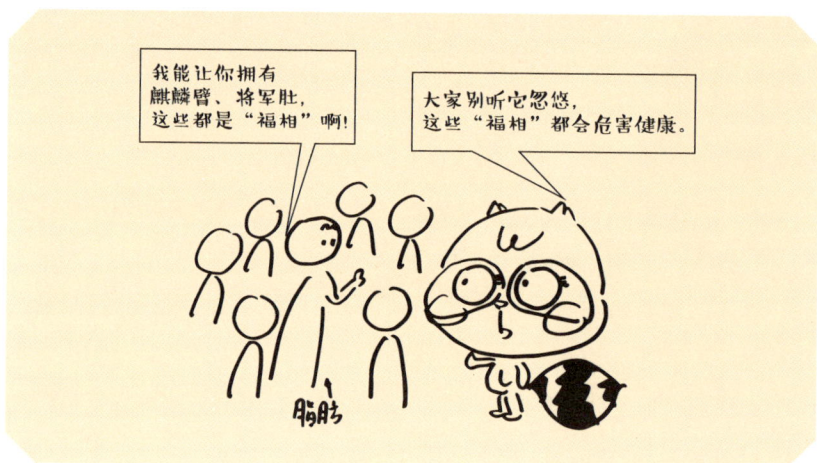

我国的肥胖情况还呈现出两大特色：一是增幅迅猛，二是中国人以腹型肥胖为主，不少人年纪轻轻就挺起了"将军肚"。

受基因影响，中国人的脂肪更倾向于堆积在深皮下组织和内脏组织中，这种隐形的"胖"比欧美人看得见的"胖"更危险。因为器官周围如果被厚厚的脂肪包围，可能会引发一系列疾病。

糖尿病

中国人胰岛素敏感性不是很高，肥胖会让本就不"灵敏"的胰岛素雪上加霜，极易受糖尿病侵袭，这也是目前中国糖尿病患者人数居全球首位的重要原因。

不孕

相比欧美女性，中国女性体内胰岛素水平较低，而胰岛素水平受肥胖影响，会引发女性月经紊乱、多囊卵巢综合征等，容易导致不孕。

关节病

中国人骨骼厚度和宽度相对较小，体重增加容易引发关节炎、肌肉

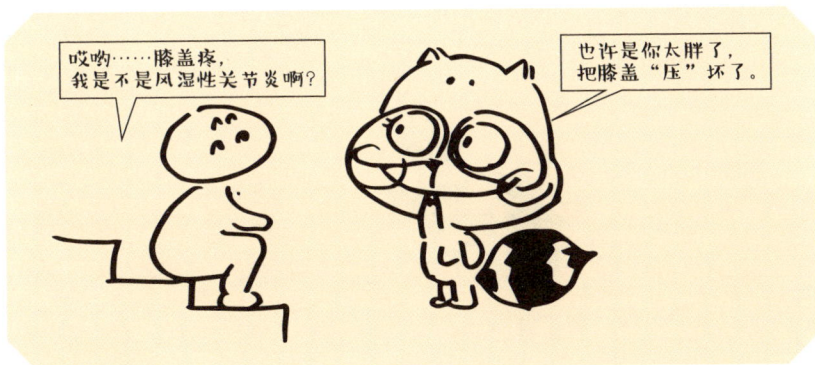

劳损等问题。此外，中国人奶制品摄入量不足，骨骼质量相对较差，一旦胖了，对骨骼和关节都是额外负担。

代谢综合征

中国人肥胖并发症流行程度要高于白人，其中血脂异常风险30%，高血压风险28%，代谢综合征风险38%，高尿酸症风险高达48%，这些都是诱发心脑血管疾病的关键指标。

心脑血管疾病

肥胖是导致冠心病的独立危险因素之一，超过标准体重，每增加5公斤体重，患冠心病的概率就升高14%，中风危险率提高4%。

标准体重简便算法：
男子标准体重（公斤）=身高（厘米）－105
女子标准体重（公斤）=身高（厘米）－100

睡眠呼吸暂停综合征

大量脂肪堆积容易导致睡眠时打鼾、水肿甚至呼吸困难，严重者可能出现睡眠呼吸暂停综合征。

脂肪肝

正常人的肝内总脂肪量，约占肝脏重量的5%，超过5%为轻度脂肪肝，超过10%为中度脂肪肝，超过25%为重度脂肪肝。如果不治疗，脂肪肝可能发展为肝硬化甚至肝癌。

值得庆幸的是，脂肪肝是可逆的，只要积极调整饮食和生活习惯，是可以治愈的。

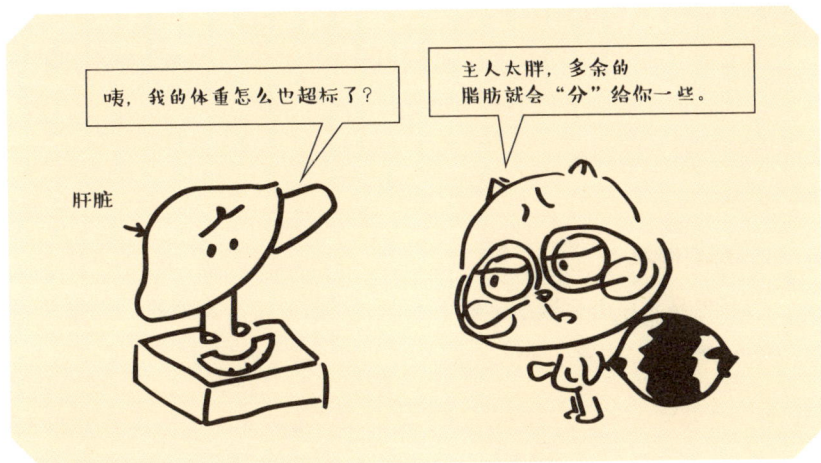

癌症

杂志《柳叶刀》上的一项研究称，体质指数（BMI）每增加5，胆囊癌、肾癌、宫颈癌、甲状腺癌以及淋巴瘤的发病率就会明显上升。

抑郁症

肥胖会引发焦虑、恐惧、抑郁等不良情绪。肥胖可使女性患抑郁症的风险提高三成。

管好体重，才是最大的"福气"

不想被肥胖毁掉身体，平时一定要控制好体重，尤其是中年人。熊小知这就传授你一套控制体重的方法。

1. 找个伴儿相互监督

和朋友一起管理体重，能起到互相监督的作用。比如，你今天不想动了，朋友说一句"我这个月减了3公斤了，你怎么样"，也许会刺激你走出家门，增加运动量。

2. 细嚼慢咽

吃饭时要注意进食顺序，饭前喝汤，接着吃菜，再吃饭，尽量用热量较低的食物填饱肚子，就不会摄入过多高热量食物。

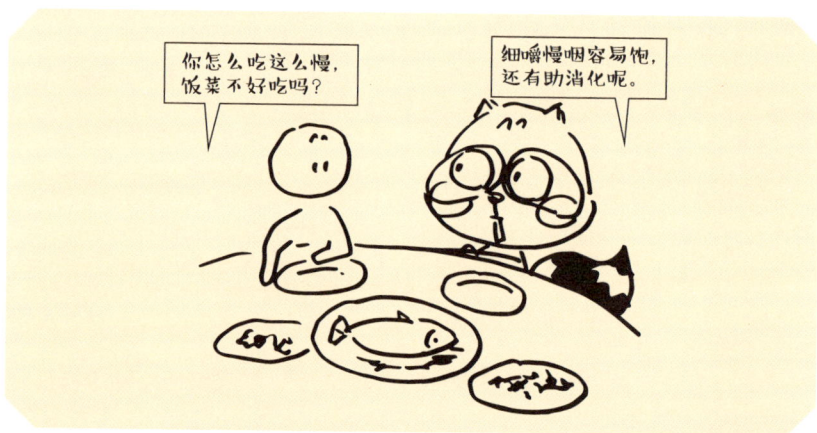

此外，细嚼慢咽不但能帮助肠胃消化，还能产生饱腹感，让人更容易感觉到饱，建议吃饭时每口嚼15～20下。

3. 吃饭只吃七分饱

七分饱是一种感觉：胃里还没觉得满，但对食物的热情已有所下降，主动进食的速度也明显变慢，但习惯性地还想多吃，可如果把食物撤走，换个话题，很快就会忘记吃东西。

大家可在吃饭时，经常练习，慢慢掌握这种感觉。

4．少吃主食和甜食

与年轻时相比，中年人每日应减少摄入300～500大卡热量。主要方法是控制碳水化合物和脂肪的摄入，少吃精米、精面和甜食，不吃零食，多吃粗粮、蔬菜、瓜果、豆类等，增加优质蛋白质，如鱼肉、鸡肉、蛋奶、豆制品等。

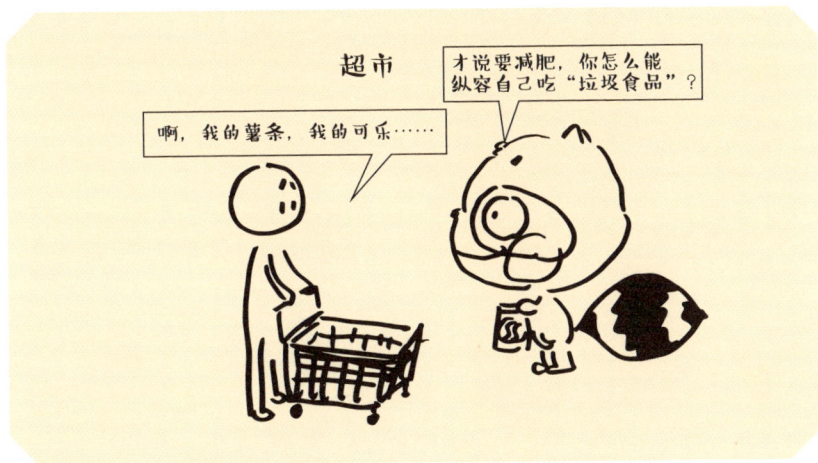

5．增加运动量

避免久坐也是控制体重的好方法，平时应积极动起来。最好能做到一周3次，每次半小时左右的中等强度运动量。

快步走、游泳、慢跑、羽毛球、乒乓球等运动，都是不错的选择。

体重过重的人，建议一次持续运动别超过1小时，为了减轻膝关节负担，可以选坐着或躺着能做的运动。

由于代谢减缓，中年人要适度增加力量训练，增加肌肉比例，降低体脂率。平时工作间隙可以练习下蹲、深蹲、侧抬腿、侧卧压腿等动作。

最后，熊小知有个好消息要告诉你，虽说超重有害健康，但微胖却能在一定程度上帮助中老年人增加抵抗力，因此年龄大的人体质指数（BMI）可适当放宽，控制在22.6～26即可。

控制好体重，你才能在多年以后，依然有精力听熊小知跟你唠健康。

⑬ 这5种"脚相"隐藏全身疾病，赶快脱鞋看看

双脚就像人的"地基"

谈论一个人的美丑时，我们常会看其五官、胖瘦、身材比例；大家也格外关注自己这些"看得见"的地方，甚至一掷千金去减肥、做保养。

然而，"默默无闻"的双脚总被忽视。

其实，我们每走一步路，双脚就要承受3～5倍的体重。如果不能及早发现和处理双脚的问题，可能会对身体其他部位（如膝关节、髋关节、腰椎、颈椎等）带来损伤。

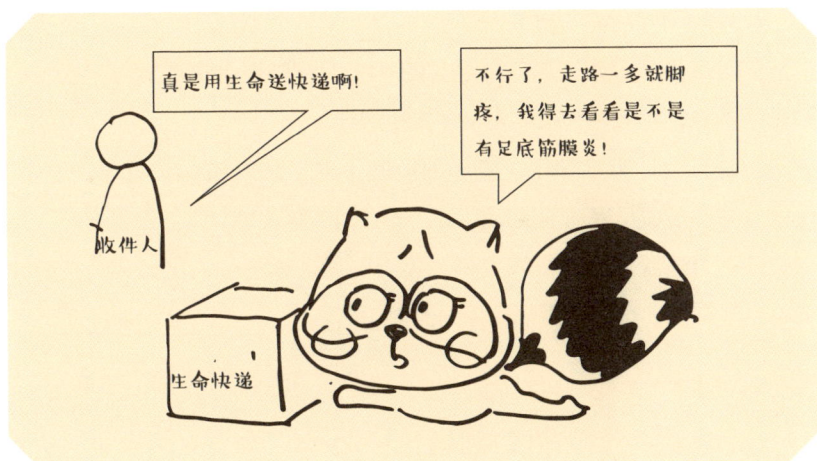

如果把脚比作地基，那么踝部就是1楼，膝盖是2楼，髋部是3楼，腰部是4楼……地基不稳，人体这座大厦就会摇摆不定，作为"钢筋"的各处骨骼就会纷纷出问题。例如，高弓足引起走路姿势不当，就可能诱发颈椎、腰椎问题。

可见，脚部的"颜值"和感受，反映了全身的健康状况，是一个健康"放大镜"。

生活中的伤脚排行榜

1. 爱光脚走路

正常人的脚掌都有一定的弧度，在柔软、稍有起伏的地面上行走，可帮助减小冲力。而光脚在地板上走路时，脚底弧度无法与地面相切合，因此得不到足够的支撑，易导致脚后跟、足弓和脚趾疼痛。

2. 鞋子不合适

平底鞋虽然看起来柔软舒适，却不能为双脚提供拱形支撑，容易导致足弓下陷，尤其是平底"人"字拖和松糕鞋。

高跟鞋会让脚在狭小、变形的空间中得不到放松，从而导致足癣、过敏、高弓足、足底筋膜炎等疾病，还会损伤膝关节。

鞋不合适除了会导致脚变形，还会刺激人体内脏，比如大拇指因穿鞋不当受挤压，可能会影响人体的头部功能。

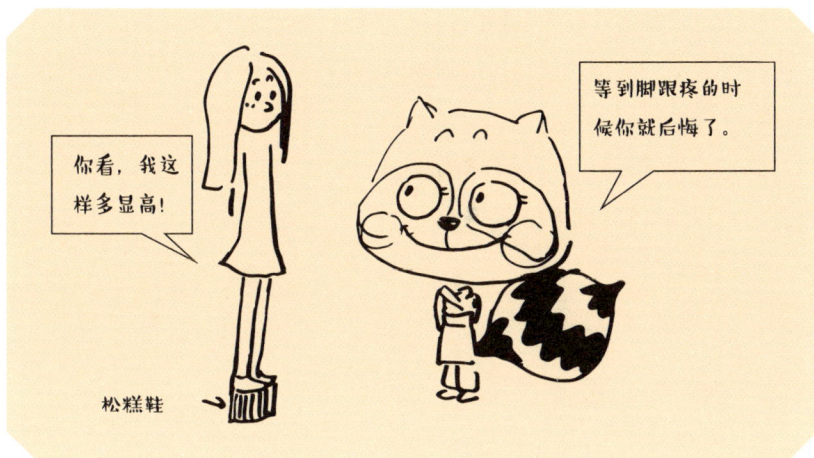

3. 动作过猛

刚开始运动或者增加运动难度时，应该循序渐进，先热身，再运动。确保运动鞋合脚舒适，方便完成跑跳动作，否则极易崴脚、拉伤。

4. 体重超标

即便体重超出标准一点点，也会增加双脚压力以及患跟腱炎、骨关节炎的危险。体重超标的人最好选择冲击力较小的游泳、瑜伽等运动，这些运动对双脚的压力都不大，可防止脚部意外受伤。

5种"脚相"隐藏全身疾病

大脚趾突然变"胖"：警惕痛风

如果这种症状突然发作，一段时间后又好转，很可能是痛风。

痛风是一种尿酸过多引起的关节疾病，首次发作多侵犯单关节，50%以上发生在第一跖趾关节（大脚趾），在以后的病程中，90%患者累及该部位。

若老人出现此症状，并伴有脚趾外翻，并且症状持续，则可能是拇外翻（大脚趾根部形成的骨骼凸起）。

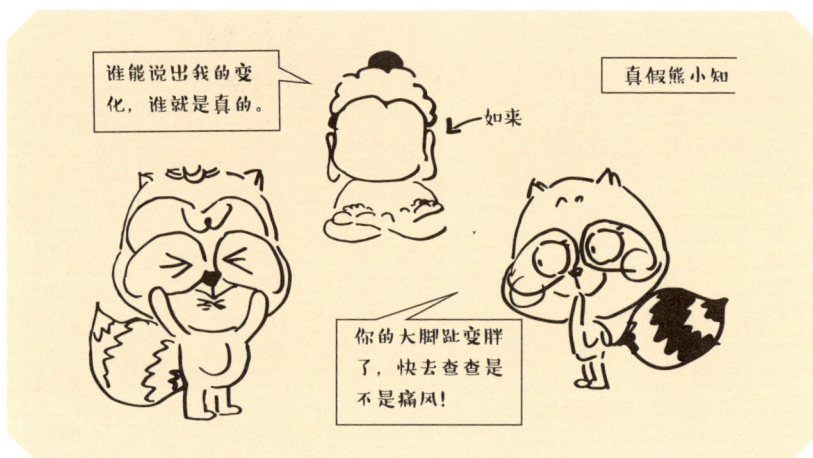

趾甲发黄：当心真菌感染

真菌感染引起的甲癣可能出现大脚趾趾甲厚重、发黄，并可波及全部的脚趾甲甚至手指甲，发出难闻的气味，颜色变深。

糖尿病患者、循环系统障碍者和免疫功能低下者容易感染此病。

脚发麻：查查血糖

除了过度行走、骨质减少、营养不良、维生素D缺失等会导致脚痛，它还可能是2型糖尿病的表现。

神经系统对高血糖很敏感，过高的血糖使神经系统代谢异常，导致神经纤维肿胀、变性，引起周围神经病变，出现脚痛、脚麻等症状。

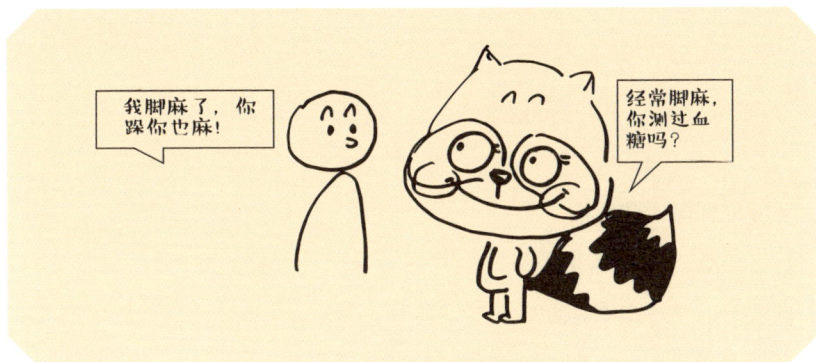

疼痛多为烧灼痛，麻木感好像穿着袜子的感觉，最好及时前往内分泌科查明病因。

脚底发冷：查甲状腺

一般来说，女性的基础体温略低于男性，肢体末端也会常觉发冷。许多下肢血管病变和神经病变也会导致脚发冷。

此外，甲状腺是调节新陈代谢和体温的器官，出现甲状腺功能减退时会导致肢体末端感觉冷。

40岁以上女性若有长期脚冷现象，可能是甲状腺功能不足所致，需及时就医。

脚跟疼：可能是足踝病

足踝疾病既有先天发育问题，比如高弓足、扁平足、拇外翻等，也有慢性劳损引起的症状，以足跟痛和足底筋膜炎最为常见。

可以说，90%以上的中老年人和很多年轻人都有这两种足部问题，年轻人出现足跟痛的情况也越来越多。

4个法宝助你护好双脚

脚部保暖，防胃痛

中医认为"寒从足下生，病从寒中来"。双脚离心脏远，血流量小，脚面的温度比身上低，一旦受凉、寒凝，就会影响气血的运行。

血液循环差，不但皮肤受损，还会出现胃痛、腰腿痛、痛经等病症，这就是"养树护根，养人护脚"的道理所在。

建议注意脚部保暖，避免脚部被冷风直吹，下雨时最好穿雨鞋。即便是夏天，老年人也应尽量穿双薄点的棉袜或透气性好的丝袜，在皮肤和鞋之间建成一道"屏障"，避免脚部受凉。

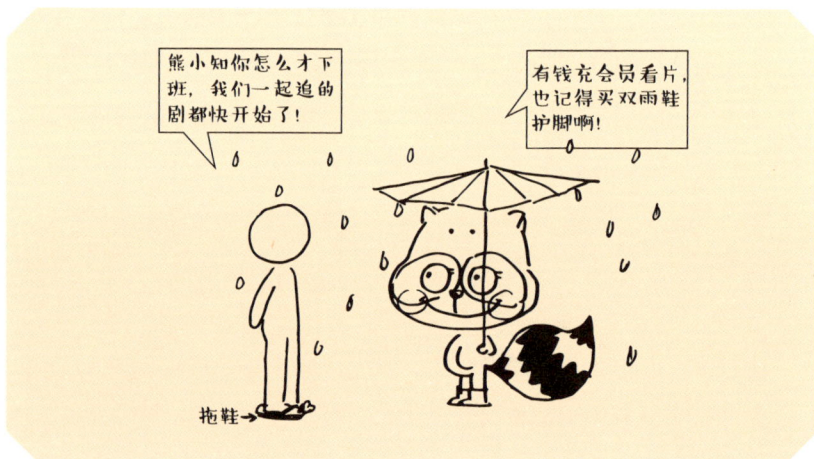

穿对鞋子，护脊椎

平时多穿柔软、舒适、透气性好的运动鞋、软底鞋，或者在办公室备一双软底拖鞋。

女性平时应选择不同高度的高跟鞋，以免脚踝同一处经常受到挤压；最好选择鞋头较宽和后跟高度不超过5厘米的高跟鞋，以免大脚趾夹在狭小的空间里出现拇外翻。

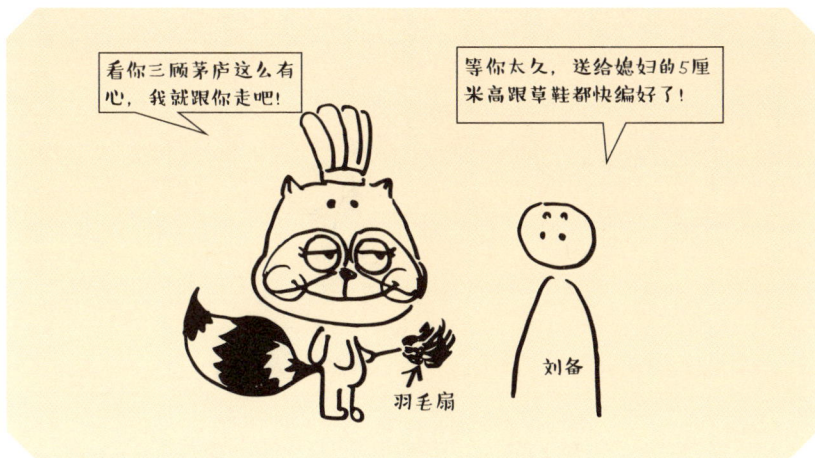

调整姿势，缓解足踝问题

"低头族"每工作45分钟就要站起来休息10分钟，伸个懒腰，做做颈部被动后仰，都能缓解因姿势不良导致的足踝问题，如双手抱头，头部后仰的同时手往前用力，保持几秒钟，10个一组，每天5组。良好的坐姿是坐在椅子的1/3处，挺胸，腰背肌用力。

此外，调整身体姿势也能保护足踝。推荐采用"贴墙站训练"：头部、臀部、脚后跟3点贴墙（能做到肩胛骨5点贴墙更好），眼睛平视前方，肩膀和手臂放松，对着镜子看肩膀是否水平。

每天从几分钟开始练习，逐渐增加至20～30分钟，有条件时早晚各一次，坚持做下去，让大脑找回正确的"平衡姿势"。最好光脚站，也可以穿低跟平底鞋或者厚袜子。

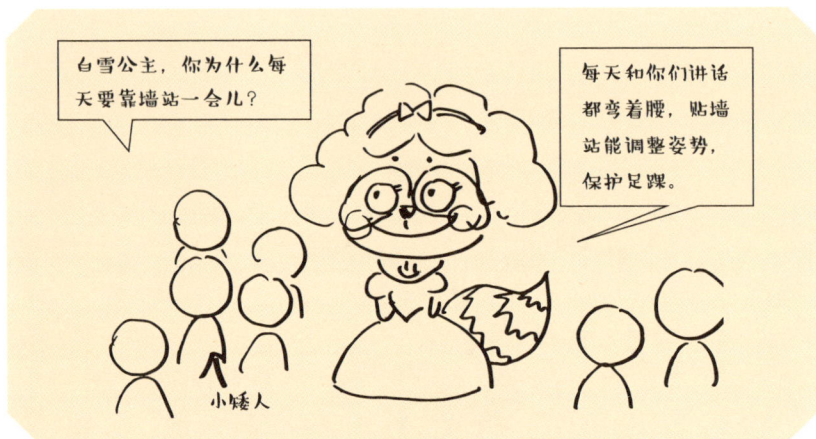

3个足疗方法，解决"脚病"

✤ 腿脚怕凉，经常抽筋的人，可以把花椒、干姜、肉桂、八角，加2000～3000毫升水熬成汤药后，凉至40℃泡脚，这样可以温阳通络，散寒止痛，此汤药可反复加热使用。

✤ 有脚部红肿、热痛、甲沟炎等症状的人，可以用金银花、菊花、绿茶、黄连、黄芩、黄檗熬成汤药泡脚，以便清热解毒，消肿燥湿。

✤ 有脚汗、脚臭的人，可以试试用淘米水加食盐，或用高粱、薏仁熬成米汤泡脚。

读完这篇文章，你今后会不会对自己的脚好一点？感觉一大波脱鞋看脚的人就要来了，我已经捏住鼻子，在这儿等你们的自测结果了！

第二章
五官科不得不说的事

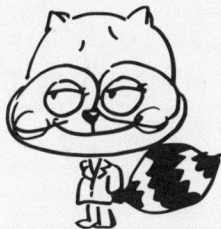

熊小知 说健康

❶ 为什么我眼里常含泪水？因为会哭的人长寿啊

别找理由了，成人哭泣不是罪

不肯承认自己在哭，你用过哪些理由？我朋友给出的理由有点美。

聊起学生时代的前男友，她不禁开始流泪。但她说："我没哭，只是讲起陈年往事，抖起太多灰尘，有些迷眼睛罢了。"

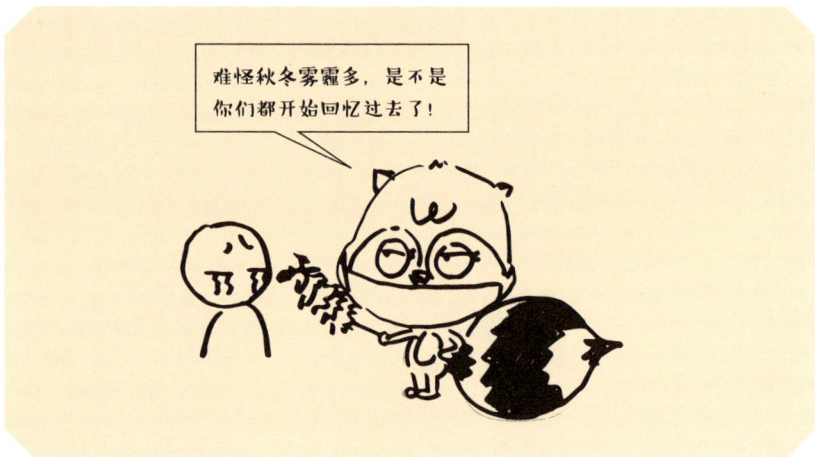

> 难怪秋冬雾霾多，是不是你们都开始回忆过去了！

俗话说"女人都是水做的"，女人确实比男人更爱哭。

❀ 荷兰蒂尔堡大学对37个国家的5000多人进行调查研究，发现女性每年平均哭30～64次；而男性平均每年哭6～17次。

❀ 英国一项调查发现，女人一生中有16个月的时间在哭泣，成年女性最常见的哭泣原因是疲倦。

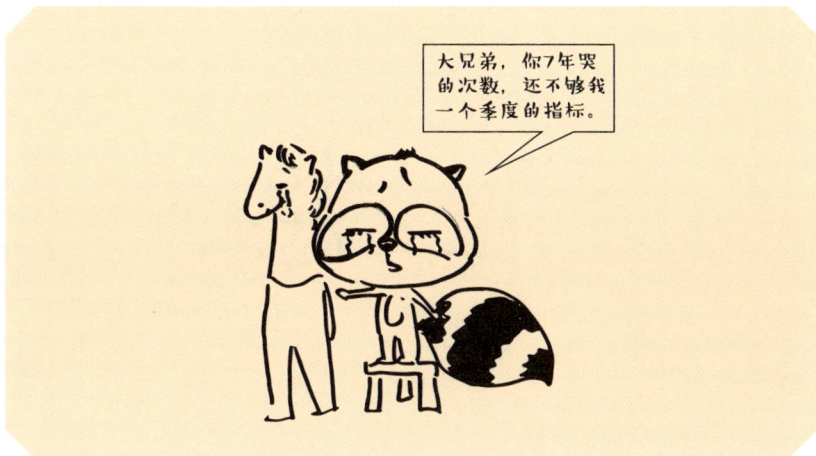

有人觉得哭哭啼啼显得自己懦弱，即使想哭也憋着。其实，适当哭泣并不丢人，甚至有利健康。

适当哭泣有5个好处

1. 让孩子更快乐

许多家长从小就教育孩子"不哭不闹才是乖宝宝"，其实这样的孩子内心容易压抑，可能形成交际障碍，严重时会因心理压力过大导致感情爆发（如暴力行为）。

孩子哭是在宣泄负面情绪，不宜随意干涉。如果他哭起来很压抑，甚至伴随咳嗽、呕吐等现象，应适当安抚，并寻找原因。

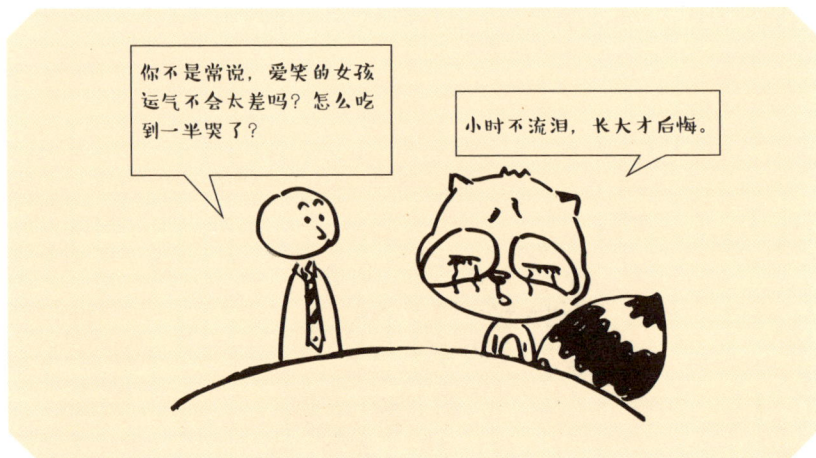

2. 帮心脑血管"排毒"

因感动等情绪留下的"情感眼泪"中含儿茶酚胺，这是大脑在情绪压力下释放的一种化学物质，如果在体内积聚太多，会增加心脑血管风险。

因此，适时哭泣，流出"情感眼泪"是给身体和心理"排毒"，想哭时没必要克制。

3. 除菌护眼

与呼气、出汗和排尿等生理过程类似，由压力引起的眼泪有助于排出人体毒素，让精神得到松弛。此外，眼泪中含有的溶菌酶，能在5～10分钟内杀灭90%～95%的细菌。

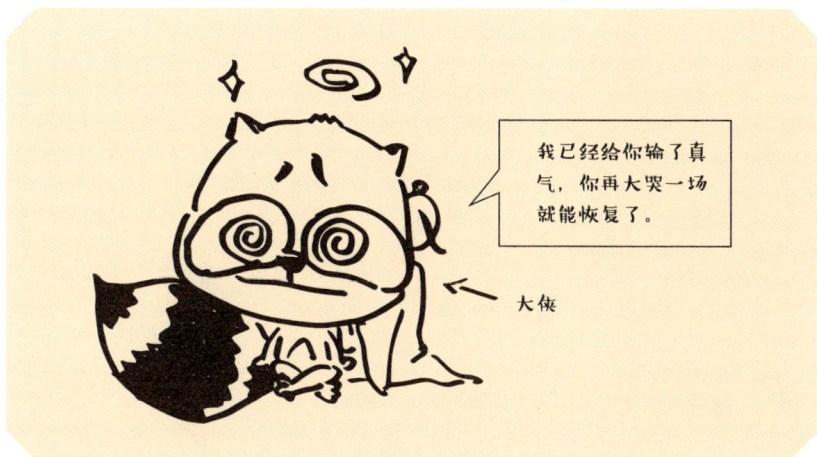

4. 哭是一种自我保护信号

以色列特拉维夫大学研究发现，眼泪可以发送自我保护的信号，它会模糊人们的视线，防止自己对别人做出攻击性行为；同时，又能显示自己的脆弱，让对方降低戒心和敌意，不会随便做出伤害行为。

5. 改善视力

泪水能清洗眼睛的表面，保持它的湿润，并洗去灰尘，并通过润滑眼球和眼睑来提高视觉功能。

不哭时，眼泪也在保护你

平时即使不哭，我们的眼球表面也有一层起润滑保护作用的泪膜，如果泪液分泌过少，或者蒸发过快，都可能出现干眼症，表现为眼睛干涩等症状。

老人泪腺功能降低、长期戴隐形眼镜影响泪液分泌、维生素A摄入不足、长时间看电视和电脑导致眨眼次数少、长期在空调和暖气房、乱滴眼药水等，都是眼干的常见原因。

多数眼药水和部分人工泪液（用于治疗干眼症）含防腐剂，如果长期使用，容易降低泪膜的稳定性，引起结膜干燥症等。感觉如果眼药水滴太多，可能哭都哭不出来了。

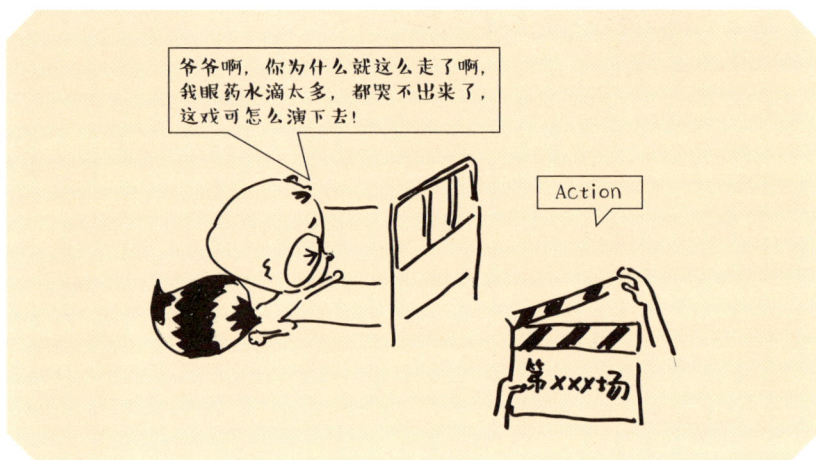

但眼药水的说明书上不会写"防腐剂"几个字，而是写三氯叔丁醇、苯扎氯铵、苯扎溴铵……

估计很多人读都不会读。

其实，区分眼药水是否含防腐剂，简单的方法是看规格。

普通眼药水：开封后超4周别用

常见规格的眼药水（如4毫升、13毫升）一般都含防腐剂，长期使用可能伤眼，造成眼干等症状。这类眼药水遵医嘱使用3天到一周后，如果症状明显好转，应立即停用；如果症状没有好转，应及时到医院复查。

这类眼药水的防腐剂为了达到安全浓度，抑菌效果有限，开封超过4周后，就可能变质或被细菌污染，不建议再用。

小规格的眼药水（或人工泪液）：最好当天用完

不含防腐剂的眼药水多为小支装，常见规格为0.4毫升。这类眼药水开封后，如果当天没用完，第二天不建议再用。

知道哭泣和眼泪的好处，并不代表你"会哭"了。中医认为"悲伤肺"，人在强烈悲伤时，会出现呼吸频率改变、干咳、气短、音哑等症状。如何在哭泣的同时不伤身？

想哭对，你得学会3个技巧

怎么做才叫"会哭"？我传授你几个技巧。

每次哭泣不超过15分钟

美国南佛罗里达大学和荷兰蒂尔堡大学心理学家进行的研究发现，1/3的人痛哭过后情绪没有缓解，1/10的人痛哭之后反而情绪更加恶劣。

如果哭泣时间过长，则患上焦虑、躁狂、抑郁和其他心境障碍的风险相对较高，也易让心理进入疲劳期。因此，哭泣的时间不要太长，一般在15分钟以内为好。

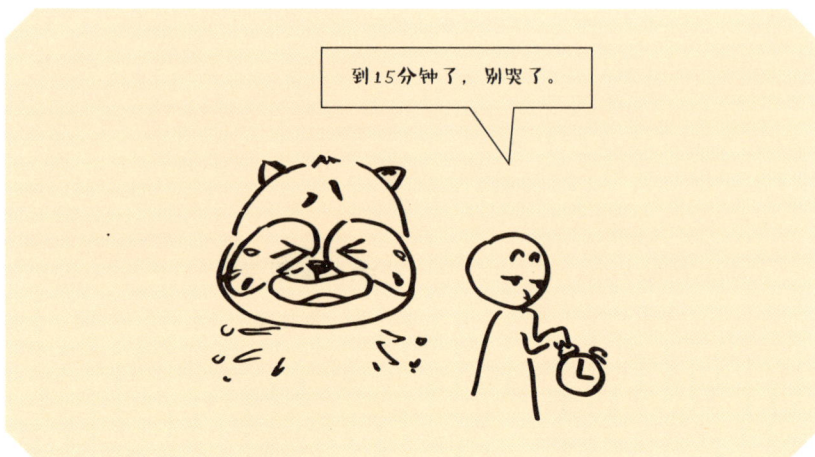

号啕大哭胜过默默流泪

哭泣能让人甩掉不快，是因为抽噎时通过调整呼吸，会使情绪随身体平静下来。因此，很多人号啕大哭一场后，情绪反而能平静。

有些抑郁症患者也经常哭泣，但通常是默默流泪。如果发现有人情

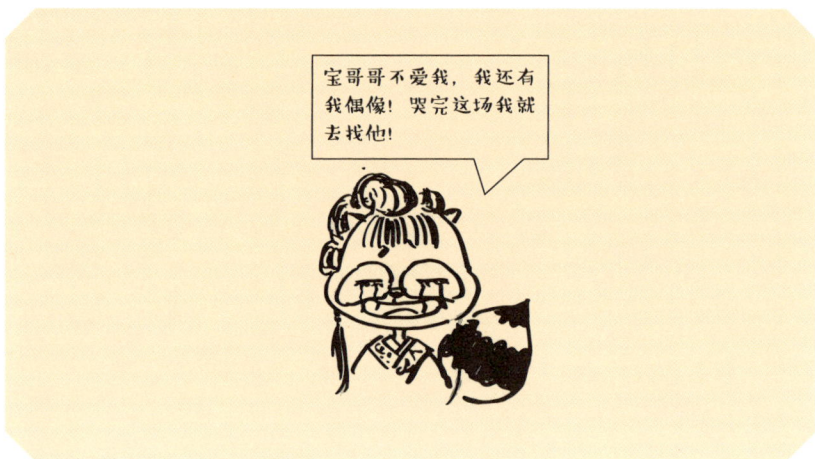

绪持续两周沮丧低迷，常暗自垂泪，就要提高警惕，这种哭泣可能是抑郁症引发的病态表现，应及时就医。

如果林黛玉没有长期过度悲伤又默默哭泣，或许结局就不一样了。

哭泣后，尽早解开心结

研究者发现，"哭"对有焦虑问题的人、有抑郁或躁狂心境障碍的人不会有太大调节作用；另外，对那些情感麻木、不能表述情感的"述情障碍者"，越哭则会越伤心。对他们来说，哭泣后尽快解开心结，才能真正平复心情。

人世间总有许多的悲伤，就像刚买的冰激凌掉在地上，下载的压缩包密码被忘记，独自在陌生的城市流浪。偶尔的泪水能帮你泄洪，顷刻冲走心底的尘埃。

如果泪水不能，就让我来，我一直在这里融化你的悲伤。

② 我的黑眼圈是天生的，但你们的还有救……

一场黑眼圈引起的风波

婚礼上新娘被认错，是一种怎样的体验？

这种酸爽我算是体验到了。为了筹备婚礼，朋友很多天没睡好，黑眼圈重得像被揍了两拳。婚礼当天，她说太困，让我在化妆间陪她聊天提神。

很不巧，我那天感冒吃了药，自己也迷迷糊糊的。等我反应过来，发现已经被穿上了婚纱，而朋友被穿上了伴娘装。

我惊醒，对化妆师说："你们搞错了，她才是新娘！"

化妆师愣了，说："这个熊猫眼是新娘？"

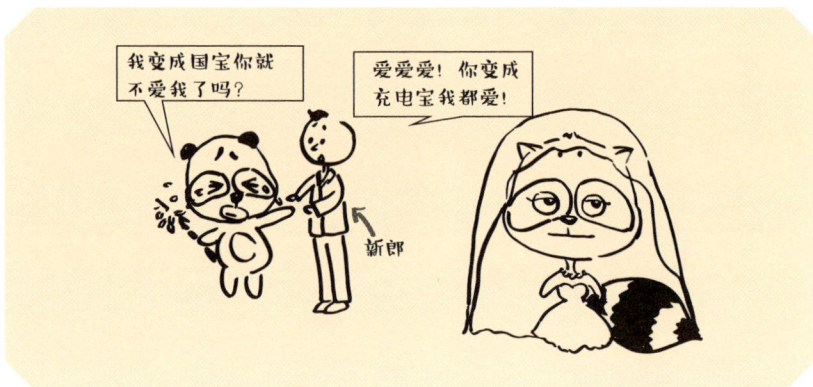

好在发现及时，才没有闹出更大的"乌龙"。

黑眼圈，皮肤衰老的表现

黑眼圈一直困扰着很多人。它不仅有损你们的美貌，还可能是健康警报。

眼睛周围的皮肤很薄，这里的血管也更容易被看到。黑眼圈就是血管或血液透过皮肤的表现。随着年龄增长，皮肤失去弹性、变薄，以及有眼袋，都可能让黑眼圈明显。

还有个雪上加霜的消息：研究发现，冬季会让女性的眼睛衰老4年零8个月，更容易遭受黑眼圈和眼袋困扰，看起来更显老。

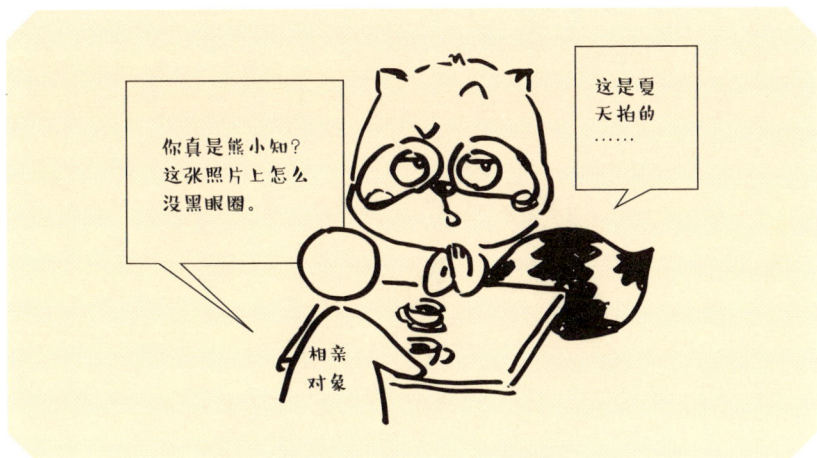

6个原因"描"出黑眼圈

1. 不良生活习惯

长期熬夜、咖啡或酒精摄入过量、经常吸烟、不注意眼部保健、过度用眼、性生活过度等均可造成眼眶周围发黑。

2. 精神压力

工作压力过大、精神紧张也可出现黑眼圈。

3. 妇科疾病

中医认为，月经不调、寒湿所致的带下病（表现为白带量多，无明显臭味，可伴有四肢乏力）可造成黑眼圈。

4. 胃炎等慢性病

消化、吸收功能不良的慢性胃炎患者，或肝功能长期不正常的患者往往存在黑眼圈。此外，冠心病、干燥综合征等也可能引起黑眼圈。

中医认为，这些因素大多可以归结为肾虚，可咨询医生后调养。

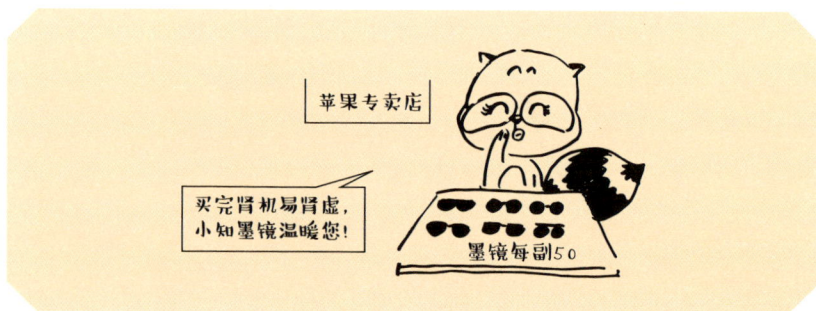

苹果专卖店

买完肾机易肾虚，
小知墨镜温暖您！

墨镜每副50

5. 经常生闷气

如果眼周皮肤看上去发青，或者青黑，很可能与情绪有关。中医认为，经常生闷气，很可能造成肝气郁结，影响眼周颜色；眼周发青还可能是因为体内有瘀血。这种情况最主要是做好生活调节，多积极乐观地处事。

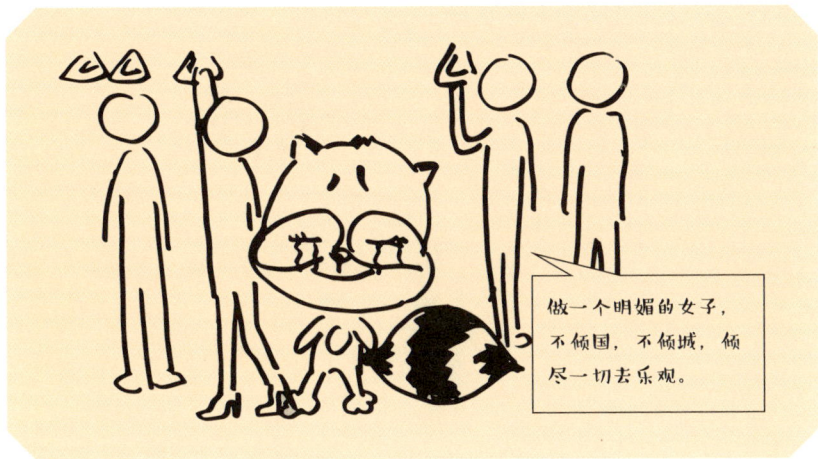

做一个明媚的女子，不倾国，不倾城，倾尽一切去乐观。

6. 用眼过度

西医认为，多数人的黑眼圈和眼袋的出现与过度用眼，尤其是低头看手机有密切联系。

眼袋是因眼眶周围脂肪肌肉及筋膜松弛，脂肪下坠、凸出而形成的。低头族手机不离身，且经常熬夜上网，会因用眼过度造成周围肌肉疲劳、血液循环不良，加速眼袋和黑眼圈的产生，提早呈现老态。

生活中还有一种"熊猫眼"，伴有鼻出血、嗅觉减退或丧失、眼前发黑等症状，一般由外伤造成，必须马上到医院救治。所以，打人别打脸，伤啥别伤眼。

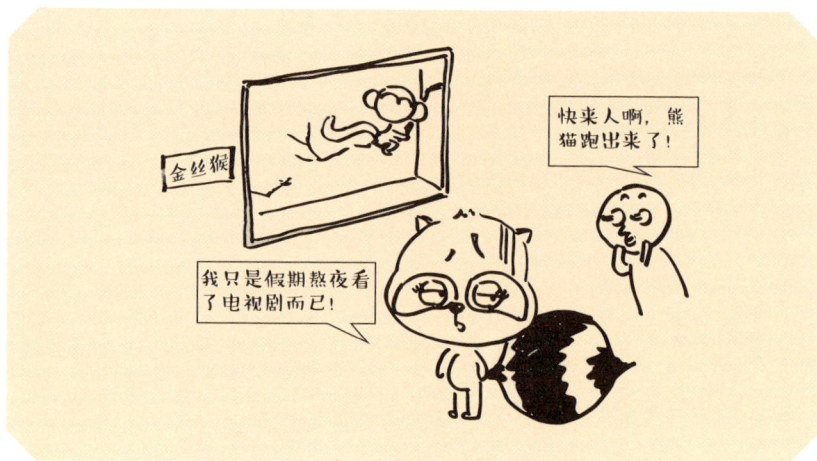

告别熊猫眼，关键在预防

预防黑眼圈和眼袋、保护眼睛，关键在平时。下面我说点实际的，下面的简单方法就能保护眼睛。

睡眠要充足

睡眠不足是导致黑眼圈的头号原因，因此充足的睡眠是防治黑眼圈最重要的措施。晚上应尽量在11点之前入睡，保证每晚7~8小时的优质睡眠。睡前半小时关掉所有电子设备，包括手机、电视、电脑等，放松身体，做好入睡准备。

每天眨眼300下

正常情况下，20~40岁的人每分钟眨眼约20次，但看电脑或开车等注意力高度集中时，眨眼次数会减少到每分钟4～5次。

每眨眼一次，就会在眼表形成一个新的泪膜。眨眼次数少了，泪膜自然分泌不足，让眼睛干燥酸涩。一般来说，每天眨眼最少300次。打开加湿器或在桌上放一杯水，也会让眼睛很舒服。

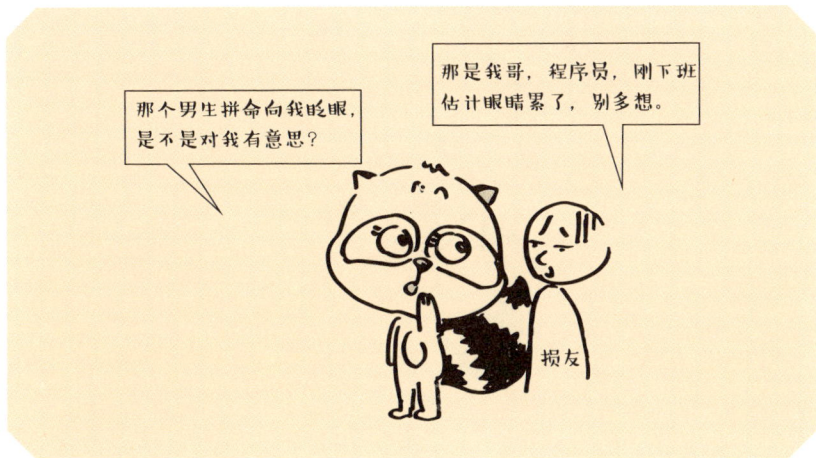

帮眼睛按摩

"熨目转睛"的按摩方法不但可以缓解眼疲劳，还能促进眼部周围的血液循环，改善眼皮松弛、眼袋隆起、黑眼圈等症状。操作方法如下。

两手搓热后，用两掌心轻捂眼睛，掌心自然的凹陷正好覆盖在微突的眼睛上，不要按压。

两眼在掌心内自然闭合，眼球按照顺时针的方向转动数周，再反方向转动数周，稍停片刻后，再从上转到下，从左转到右（眼球转动要慢，幅度要大，感觉眼球内有伸拉感）。

如此反复进行10分钟后，可用拇指或食指关节，沿眉毛边际，由内向外，依次按揉眉头、眉腰及眉梢；然后以食指或中指指腹，由内向外，轻轻按压眼下部位。

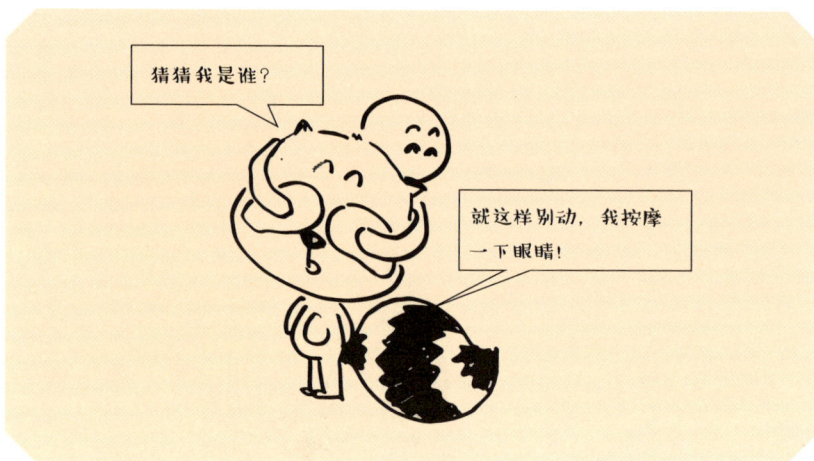

需要注意的是，眼部皮肤薄，手法宜轻；还要注意眼部清洁，操作前洗净双手，建议女性卸妆后操作。

让眼睛休息

有研究表明，小孩的视觉疲劳极限是35分钟；中学生为40分钟；大学生和成人为45分钟。所以看手机、电脑到了这些时间，就应该休息10分钟左右。此外，多吃白萝卜和胡萝卜也能保护眼睛，预防和改善黑眼圈。

好了，看了这么久的书，你的眼睛也需要休息了，赶快眨眨眼，给眼睛放个小假吧。

❸ 鼻炎这个杀手不怕冷，教你如何"逮捕"它

鼻炎和感冒，傻傻分不清楚

零下16℃的天气在户外等人，多久能被冻成雕像？反正我差点成为小区的"新地标"。

和邻居妹子约好在车站见，结果一直联系不上她，差点冻成冰的我冲到了她家。

还没敲门，她老公刚好开门要出去，面色沉重地对我说："拜托你了。"

我充满疑惑地走进卧室，感觉进入了卫生纸的海洋。

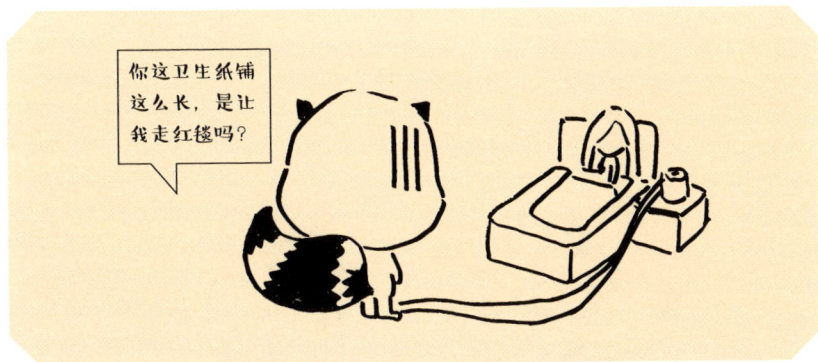

你这卫生纸铺这么长，是让我走红毯吗？

她说："熊小知……阿嚏！我还以为是感冒，后来才反应过来是过敏性鼻炎。这次特别严重，隔一会儿就连续打喷嚏，头都晕了。"

干冷天气，就要防鼻炎

帮邻居妹子清理房间的纸巾山时，她问我："鼻炎不是春天容易犯吗？为什么冬天也这么严重？"

估计很多人和她一样，以为鼻炎是"春季病"。其实，鼻炎比我们想象的要勤快得多，除了过敏源满天飞的春季，在空气干冷的冬季，以及"冷气"充足的夏季，它都很容易发作。

冬季天气变冷，空气又冷又干，这时鼻子必须加倍工作，才能使吸入的空气变得温暖、潮湿，以免被冷空气伤害。于是，鼻黏膜的血液加速流动、增加分泌，因此天气寒冷时，原本敏感体质的患者特别容易发作鼻炎。

同样的道理，夏天空调吹出的冷空气也会刺激鼻腔，再加上未经清洗的空调过滤网可能附着大量尘螨，随冷气飘散到室内，非常容易诱发鼻炎。

说到这里我才想起，文章开头我差点被冻成雕塑，估计晚一步鼻炎也要犯了。

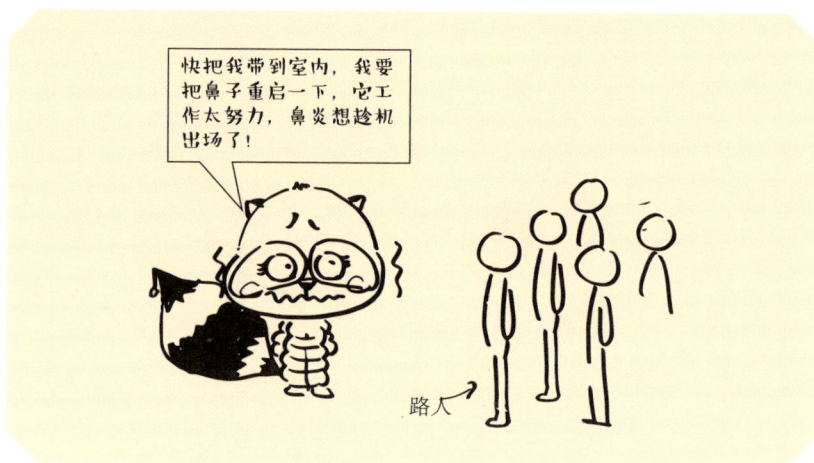

4个特点帮你揪出鼻炎

据统计，我国有超过1亿的变应性鼻炎（俗称过敏性鼻炎）患者，这些人中有七成被当成感冒治疗。

感冒简直是一个大写的冤，不知为过敏性鼻炎背了多少次黑锅。其实，下面这几个区别，就能简单认出它们。

1. 不发烧

过敏性鼻炎的症状集中在鼻部，如鼻痒、鼻塞、打喷嚏、流鼻涕，而普通感冒除了上述症状，还会表现出咽干、咽痛、咳嗽、发热等。

流行性感冒的发热、肌肉酸痛、四肢无力等全身症状更明显。如果发热明显，基本不会是过敏性鼻炎。

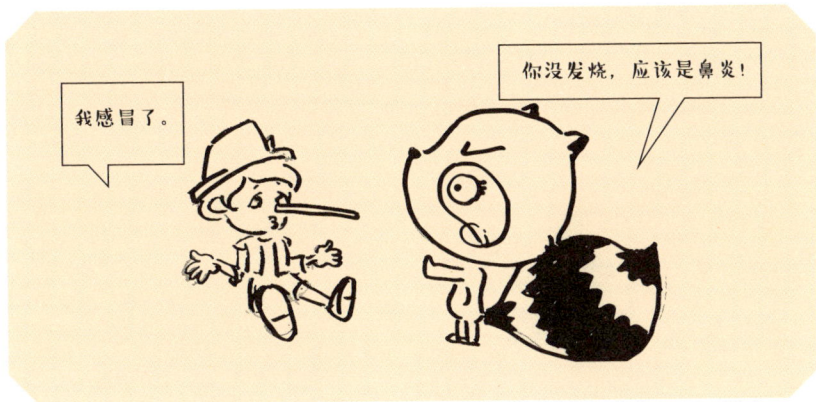

2. 不传染

流行性感冒具有较强的传染性，多为群发，如家庭、学校、单位等。过敏性鼻炎不传染，但有血缘关系的亲人患过敏性疾病，包括过敏性鼻炎、哮喘、皮肤过敏、药物过敏等过敏史，患过敏性鼻炎的可能性更大。

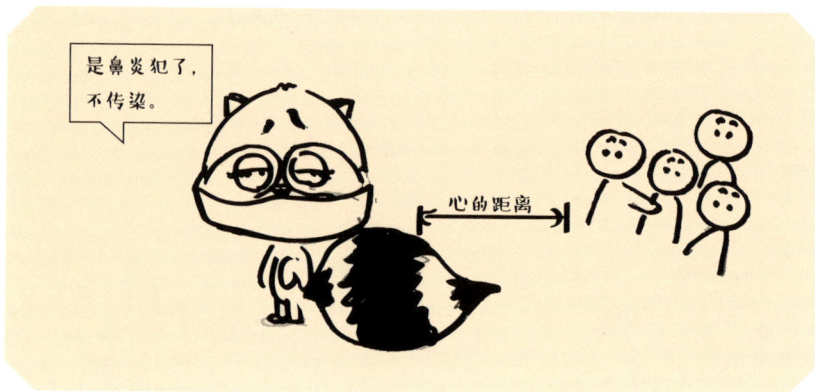

3. 连续打喷嚏

感冒的打喷嚏、流鼻涕等鼻部症状往往是持续性的，会连续几天，随着对感冒病情的控制，症状逐步减轻，最后缓解。

而过敏性鼻炎发作呈阵发性，一天中可能仅发作一次或数次，以清

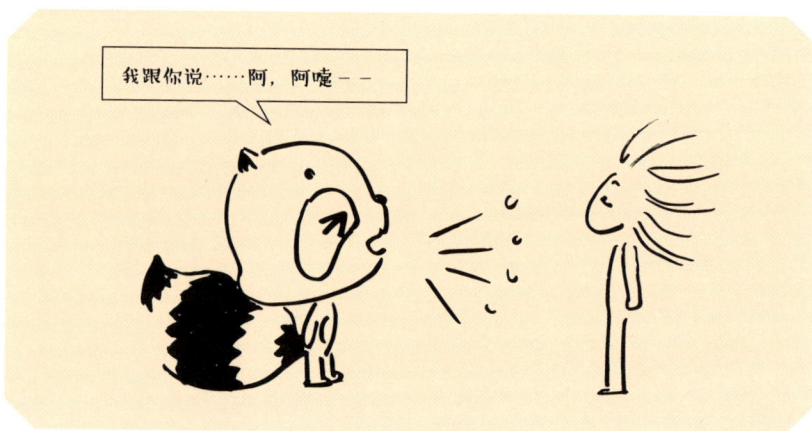

晨或受异味等刺激后更为明显，发作时可以连打好几个甚至十几个喷嚏，威力惊人，但是发作后和常人无异。

我也是一名资深的过敏性鼻炎患者。有次我跟别人吵架，突然连打了七八个喷嚏，由于内力深厚，把对方的脸都吹歪了。而且打完喷嚏马上恢复，趁对方没反应过来，一举吵赢了。

4. 反复发作

感冒病程较短，通常1~2周就能痊愈。而过敏性鼻炎则病程较长，常年反复发作。

如果通过这些症状仍不能区分，最好到医院就诊，请医生结合具体情况判断。

4个妙招，缓解鼻塞流涕

想要减轻鼻炎带来的鼻塞、流涕、喷嚏等症状，不妨试试下面这些方法。

1. 盐水洗鼻

冲洗鼻腔应选用生理盐水（浓度为0.9%），建议采用专门的鼻腔清洗器和配套的清洗盐。

具体做法是：清洗双手，将适量煮沸过的自来水、蒸馏水或无菌水加入洗鼻器，再按照比例加入盐；盖好瓶盖后，将瓶盖上的鼻塞器堵住一侧鼻孔，身体略向前倾；用嘴呼吸，挤压洗瓶即可。

清洗时注意：（1）清洗前先擤鼻涕；（2）水温要与体温相当，不要直接用自来水；（3）冲洗鼻腔时，水不要从嘴里吐出来，一次用一整瓶盐水，每个鼻孔半瓶。

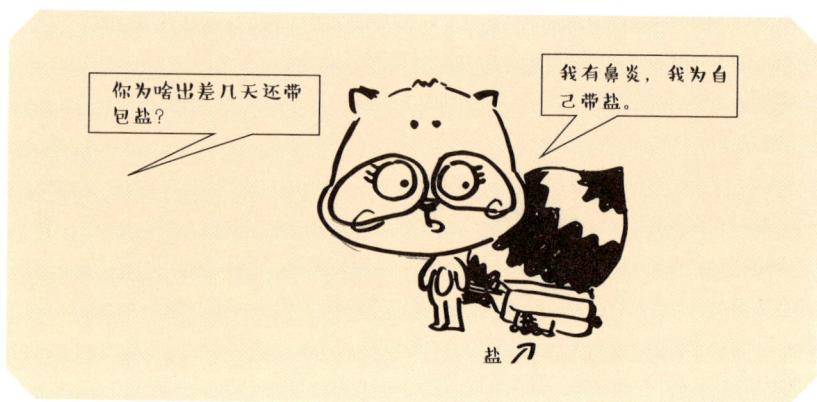

2. 搓迎香穴

防治过敏性鼻炎，中医也有好方法。

先搓热两手背，然后空心握拳，拳心相对，再用拇指中部弯凸处自

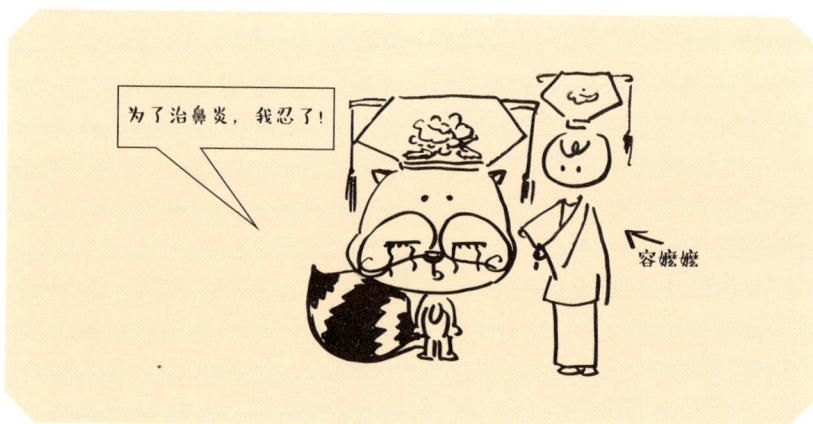

眉间顺着鼻梁两侧往下刮，刮至鼻孔口处，每次100下。然后，再用食指在迎香穴（鼻孔两侧凹陷处）旋转按压100下，早中晚各一次。

此外，还可在耳鼻喉科确定鼻炎类型后，到医院进行针灸疗法改善症状。

3．冷水洗脸

对付冷空气导致的鼻炎，可坚持每天用冷水洗脸、洗鼻子、擦身体等，借助这些对身体的冷刺激进行脱敏，增强对冷空气的耐受力，减少鼻炎发作。

4．辛夷花熏蒸

辛夷，即玉兰花的花苞。我国古代经典医学著作《本草纲目》中指出，辛夷花可治"鼻渊、鼻疮及痘后鼻疮"，现代可用它来治疗鼻炎。

方法：中药辛夷3克，用纱布或专用的茶包装好后，放入开水冲泡5～10分钟，先用其热气熏蒸鼻子数分钟，然后饮用。

如果是儿童使用，应当在医生的指导下减量。需注意的是，辛夷表面绒毛较多，如果不用纱布包起来，冲服容易引起嗓子痒的症状。

此外，合理饮食和锻炼，注意休息也是预防过敏性鼻炎必不可少的。

平时用缓解鼻塞的滴鼻剂的病友们，一定要遵医嘱调整使用频次和时间，不要随意停药，一般每天3次，疗程不超过1周，否则乱用滴鼻剂可能引起药物性鼻炎。

希望你们被鼻炎折磨得"痛哭流涕"时，会想起我和这篇文章。更希望你们的鼻炎能快快好转，不要再把喷嚏打到书里我的脸上了。

④ 每个人，都有一颗可能"致命"的坏牙

治牙周炎还能控制血糖?

看牙能治糖尿病，你信吗?

医院还真有这样的例子。

武汉大学口腔医院的医生，接诊过一位50多岁的患者。这位患者不仅有严重的牙周炎，还是位"老糖友"，用尽各种方法，血糖一直降不下来。

医生认为他血糖控制不住，很可能与牙周炎有关，治疗结果证实了这个观点：治疗后，该患者的牙周炎症状得到了控制，血糖也随之降了下来。

你或许认为，和心、脑、肾等重要器官比，牙齿健康似乎"无足轻重"，很多人甚至不知道自己的牙齿健康状况。

世界卫生组织（WHO）发布的数据显示：在中国，达到口腔卫生良好指标的成人只有0.22%，儿童乳牙龋齿率为76%，成年人牙周不健康者高达97%。

与此同时，我国60%以上的人从未看过牙医，仅有不到2%的居民有定期进行口腔检查和清洁的习惯。

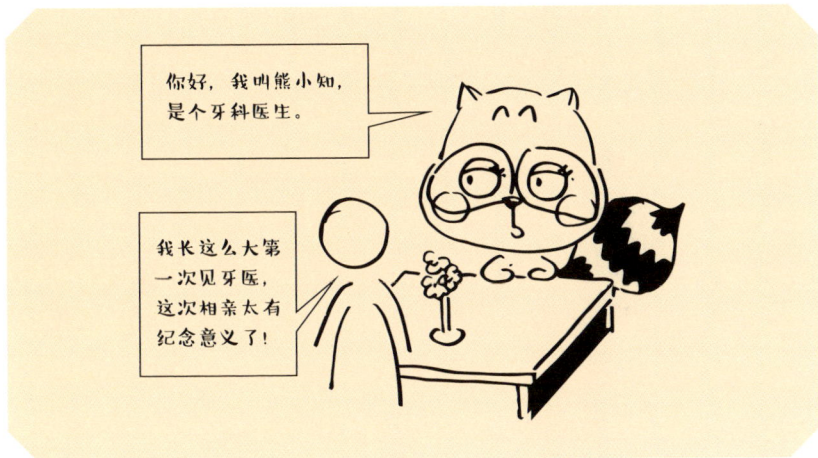

实际上，和案例中的患者类似，很多人的健康问题都和牙有密切关系。

4步给牙齿做个"体检"

你的牙齿健康吗，不妨参照下面4个步骤测一测。

第一步，对着镜子，闭上嘴唇，牙齿不能外露；下巴、下唇不能比上唇凸；脸部左右两边对称。

第二步，咧开嘴发"一"（yi）音，上下牙齿的中缝应该对齐；上下牙咬合应前后错开，留有一点空隙；牙齿不能长歪或叠压在另一颗上面。

第三步，拿一支笔或一根筷子，竖着贴放在鼻头、嘴唇和下巴上，三者都应接触到笔或筷子，并且不受到压迫。

以上三步自测后，若发现不符合要求，应及时看牙医。同时还要注意，放松时不要张着嘴，尤其是睡觉的时候，张嘴容易造成牙齿外凸、变形等；平时舌尖要抵住上颌。

第四步，对照下列情况并打分，查看自己是否有牙周疾病危险。

1. 早起后嘴里发黏（1分）。

2. 被人说有口臭（1分）。

3. 牙缝常有食物残渣（2分）。

4. 易牙龈出血（3分）。

5. 易牙龈肿胀（4分）。

6. 牙齿松动（5分）。

7. 很少刷牙（1分）。

8. 经常吸烟（1分）。

9. 牙痛难忍才去看病（1分）。

10. 经常感觉疲劳（1分）。

11. 有糖尿病（1分）。

12. 骨密度偏低（1分）。

若得分为0，说明现在没有牙周病。

若得分为1~4分，说明即将得牙周病，或已具备得牙周病的条件，务必每天认真刷牙，如果出现口臭、牙龈不适应及时到牙科检查。

得分为5~9分，说明很可能已经罹患牙周病，需要去医院确诊。

若得分10分以上，说明牙周患病程度不轻，必须马上诊治，饭后要认真刷牙。

上述检查项目中，7~12项是牙周病的重要诱因，而4~6项是牙周病加重的标志，若符合其中任意一项，都要尽快去做牙科检查。

一颗牙坏了伤害全身

世界卫生组织（WHO）将"牙齿清洁、无龋洞、无痛感、牙龈颜色正常、无出血现象"作为健康的十大标准之一，并将龋病（即俗称的龋齿、虫牙）列为癌症、心脑血管疾病之后的全球第三大疾病。

牙的健康不仅要看牙齿，还要看牙周。想象一下，满口牙周炎形成的牙周袋溃疡，加起来大概有一个手掌那么大的面积。

这么大的创面暴露在口腔众多细菌，尤其是牙周炎特定的细菌环境中，时刻都有大量的细菌、毒素通过血流进入人体，进入消化道和血液循环，引发一系列问题。

伤心脑

牙周致病微生物及其带来的机体免疫反应引起的血栓、血管内皮损伤、菌血症等，会诱发风湿性心脏病、心梗等。

牙周病患者，出现冠心病的概率是牙周健康者的1.4倍，发生中风的

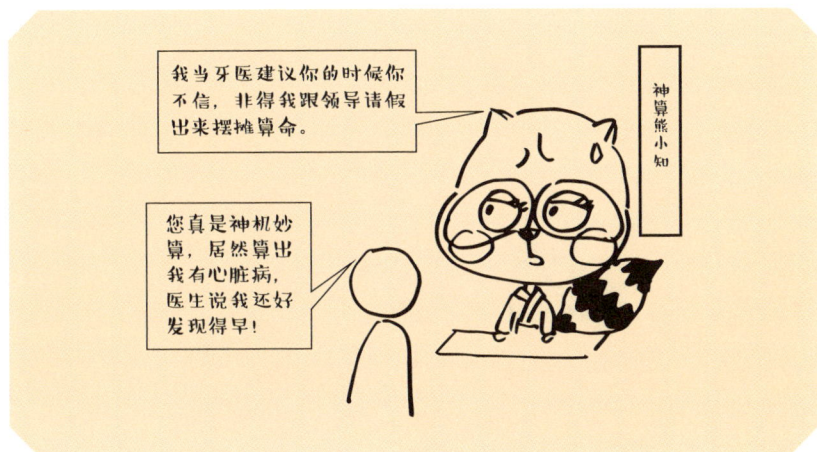

概率是后者的2.1倍。所以，如果口腔科大夫提示你有心脑风险，绝不是危言耸听。

引起肾病

口腔卫生差、牙周感染者，出现肾小球、肾炎等肾病的风险更高。

升高血糖，加重糖尿病

开头案例中的"糖友"就是因为牙周细菌的毒素刺激机体，产生炎症因子，血糖一直降不下来。由于血糖控制不住，又反过来导致牙周病进一步加重，从而陷入恶性循环。

影响消化功能

口腔卫生差，会导致异常繁殖的致病微生物（如幽门螺杆菌）等大量进入消化道，引起胃溃疡、胃炎等消化道疾病的发生或反复发作。因龋病或牙周病造成牙齿缺失后，由于咀嚼功能下降，也会直接引起消化不良。

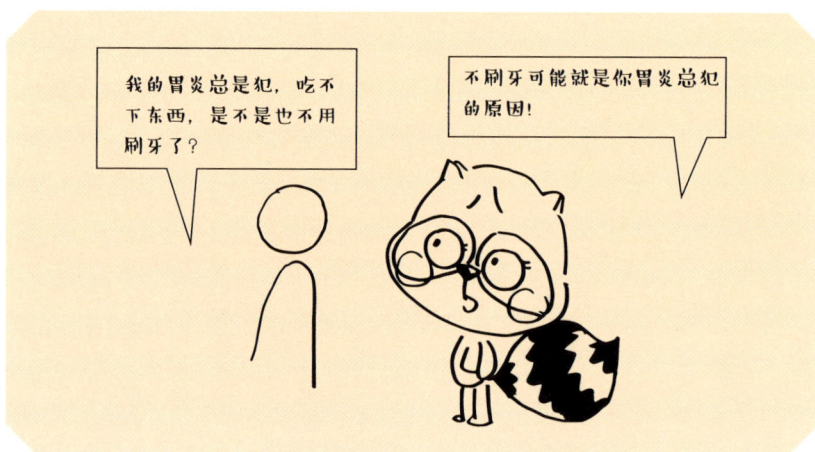

损害肺功能

口腔卫生差的人，患慢性呼吸道疾病的概率较高，口腔内的细菌进入气管后，还可能引起肺功能降低，发生肺炎等。

引起早产

有重度牙周病的孕妇，发生早产和低出生体重儿的危险率是正常人的7.5倍。建议备孕前先看牙医。

看到这里，你应该不会"看轻"牙齿健康了，但可能会问：我该怎么护牙才算到位呢？

护牙，每个年龄段都有重点

在美国，60岁以上老人的牙齿保有率平均为26颗，而中国60岁以上老人牙齿保有率平均仅为8颗。

世界卫生组织倡导的"8020"运动中，希望人到80岁时，仍然保留20颗牙齿。

为了达到这个目标，每个年龄段的人需要完成不同的护牙重点。

幼儿期

儿童6岁左右除了前牙替换外，在乳牙磨牙的后面会长出新的恒磨牙，即"六龄齿"。由于其位置隐蔽，往往被忽视，容易龋坏。

家长要重视孩子换牙期，每3~6个月进行必要的口腔检查。最好到指定医疗机构给孩子做"六龄齿"的窝沟封闭，就是在它的表面窝沟点隙涂一层树脂材料，使残渣和菌斑不易堆积，以减少它的龋坏发病概率。

青春期

青春期恒牙发育尚不完全，且易发生青春期牙龈炎。此时需养成早晚刷牙、饭后漱口的习惯，学习使用牙线等清洁产品。青春期应及时治疗龋齿和牙周病，定期的医院检查有利于筛查疾病，早期治疗。

中青年人

牙周病是我国成年人牙齿缺失的首要原因。除了日常口腔健康维护外，定期（半年）洗牙是保持口腔卫生、预防牙周病的有效办法。有牙周病的人应及时就诊，使症状得到有效控制。

怀孕前

建议在备孕前，做一次全面的口腔检查和保健，包括及时治疗有病变的牙齿；做一次全口洁牙，以去除牙石、牙菌斑及色素等；治疗牙周疾病；拔除不能保留的牙齿等。所以，孕前除了看妇产科，也别忘了看口腔科。

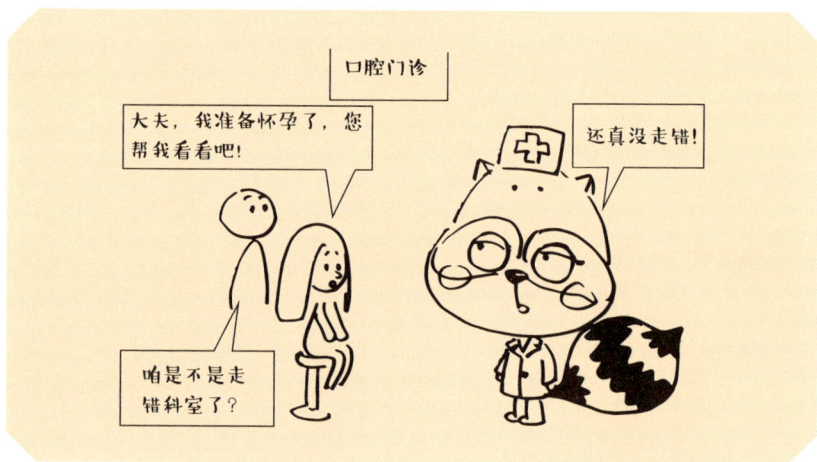

　　另外，准妈妈应多吃富含钙质的食物，少吃甜食、酸食，每天要早晚刷牙、使用牙线，牙缝大的话还要用牙缝刷。假如孕妇出现了口腔问题，要及时就诊，孕期4～6个月是口腔治疗相对安全的时期。

老人

　　为防止"老掉牙"，老年人应当及时修复缺失的牙齿，并更加注重日常的口腔卫生保健，除此之外，须注重定期的牙周病和龋病的检查和治疗。

　　有糖尿病、心血管疾病的老年人，需要重视口腔疾病和全身疾病之间的关系。有严重疾病的中老年人，如阿尔茨海默病、中风后行动不便者等，应由专人定期进行特殊口腔护理。

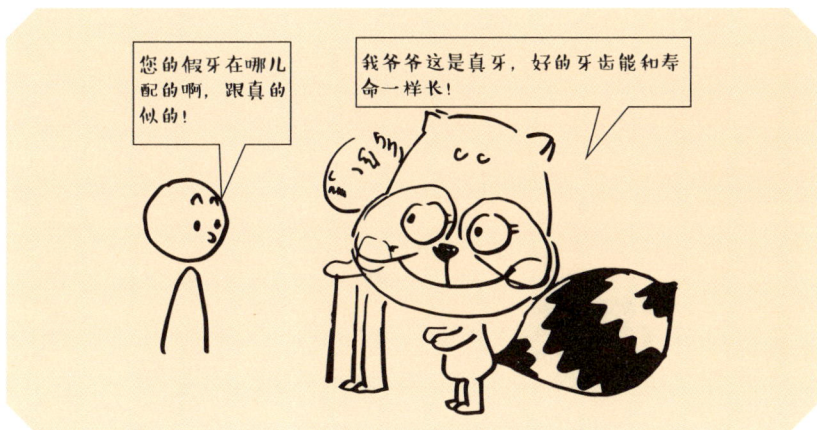

　　最后，熊小知再送你几个日常护牙小贴士。

1. 练好洁牙基本功

　　最好选用刷头小、刷毛较软且顶端磨圆钝的保健牙刷，并做到每3个月一换，牙膏最好是能防龋齿的含氟牙膏，每次刷牙时间要保证2～3分钟。

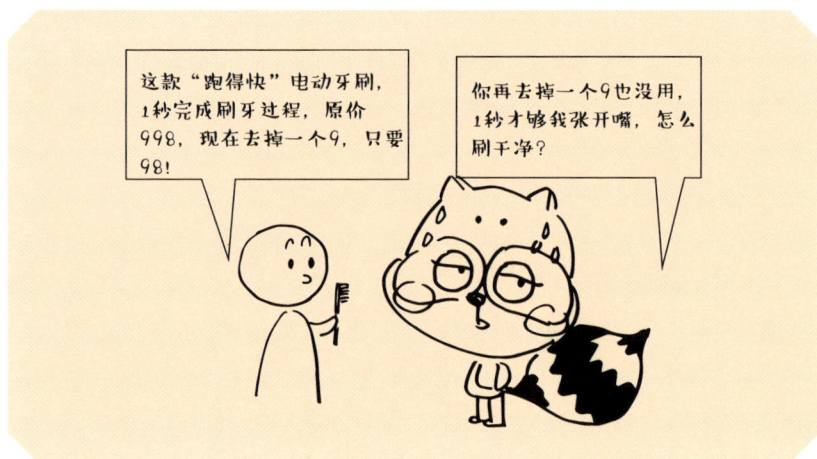

2. 半年洗一次牙

洗牙可以彻底清除牙齿上的菌斑和结石，预防牙周病。可很多人不仅不知道洗牙有多重要，还误以为洗完牙后牙缝"变"大了，是"洗牙洗出了问题"。

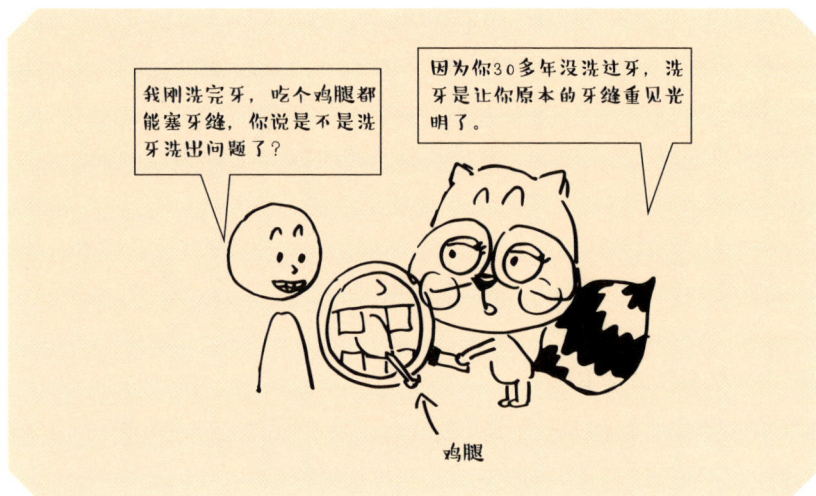

其实，这些问题牙齿本身就有，只不过此前被厚厚的牙石、烟垢、茶渍等包裹住了。如果你的牙缝本来不大，洗牙是绝不会使它变大的。

3. 每年做1～2次口腔检查

每年定期进行1～2次口腔检查，及早发现问题并解决，以免发展成严重的口腔问题，甚至引起全身疾病。

不知道你现在有多少颗健康的牙齿？你目前的护牙重点做好了吗？希望大家把护牙细节做好，让牙齿和其他器官一起陪你长寿！

❺ 我哭着对你说，口腔溃疡也有"恶性"的

口腔溃疡不是"病"

从出生到现在，你一共长过多少个口腔溃疡？

估计没几个人能准确说出来，但要问对付它的方法，很多人都有自己的"绝招"：补维C、用溃疡贴、吃抗生素……

口腔溃疡俗称"口疮""烂嘴"，严格来说，它不是一种"病"，而是一种"病症"，超过100种疾病都有口腔溃疡的症状。

由于引起口腔溃疡的原因很多，如果不能做到"对症治疗"，那前面说的几种治疗方法可就"失灵"了。如果长了"恶性"的口腔溃疡，还可能有生命危险。

口腔溃疡，跟这些病有关

了解口腔溃疡的病因，是找到正确治疗方法的第一步。

复发性阿弗他溃疡
特点：偶尔出现，7～14天愈合。

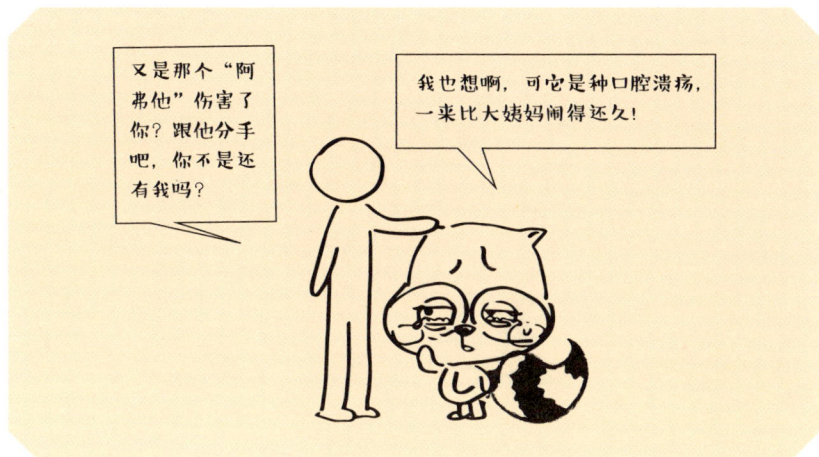

多数人都经历过的反复发作的口腔溃疡，有个略绕口的学名："复发性阿弗他溃疡"。它疼痛明显，溃疡周围黏膜充血、呈现红晕状，中心凹陷，上面覆以灰黄色或浅黄色的纤维素性假膜。

这类溃疡与免疫功能、遗传、生活作息、饮食、社会心理因素等有关。虽然是"复发性"的，但很多人出现的是直径在5毫米内的轻度口腔溃疡，这类溃疡通过调整饮食、注意休息，一般经过7～14天就可愈合。

胃肠道疾病

特点：反复发作，消化不好。

常见疾病如慢性胃炎、胃溃疡、便秘、痔疮等影响人体对营养物质的吸收，也可能引起口腔溃疡反复发作。对这类人而言，有效治疗胃肠道疾病，就能有效减少口腔溃疡的发生。

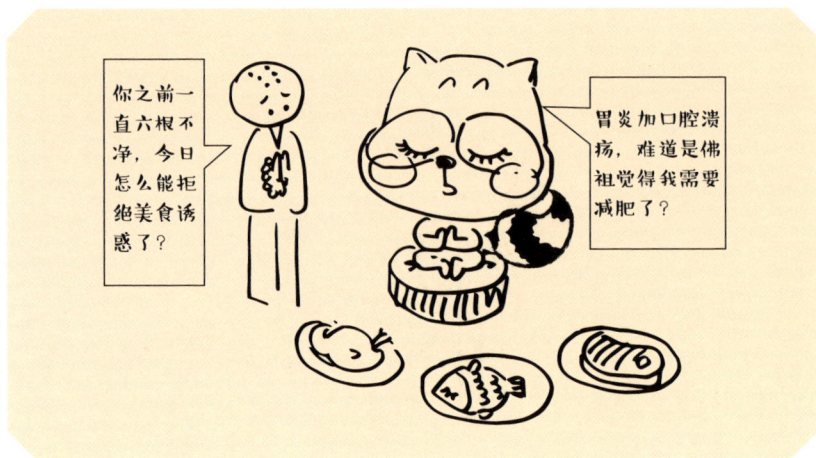

免疫功能异常

特点：伴有关节疼痛、发热等症状。

免疫功能异常，也可能引起口腔溃疡。如果口腔溃疡前后伴有脱发、颜面部有紫红斑、关节疼痛等症状时，可能是红斑狼疮所致；口腔溃疡伴有持续发热、频繁感染，应考虑血液系统疾病的可能。

此外，糖尿病患者免疫力下降，也为口腔感染"开了绿灯"，易出现口腔溃疡和口腔感染。

肿瘤

特点：溃疡面积大，有不明肿块。

年龄较大且口腔溃疡病史较长的患者，如出现溃疡面较深、较大，口腔不明原因的肿块应及时就诊，并警惕口腔黏膜癌变的可能。也就是说，这类口腔溃疡，有可能是"恶性"的，严重时甚至威胁生命。尤其是出现颈部淋巴结异常肿大、张口困难、说不清话等症状时，需警惕口腔肿瘤的发生。

可见，口腔溃疡可以是小问题，也可能是大病。及时发现不好的口腔溃疡，找准去看医生的时机，不仅能省下时间和金钱，还能早期发现疾病。

有这些表现的口疮，必须看医生

有些口腔溃疡，一般的"家庭疗法"可能起不到作用。如果你的口腔溃疡具备以下任何一个特点，最好到正规医院口腔黏膜科（或口腔科）就诊。

✿ **面积大**：溃疡最大直径超过5毫米。

✿ **时间长**：普通口腔溃疡多在1～2周愈合，如果长了3周了还不愈合，就要当心了。

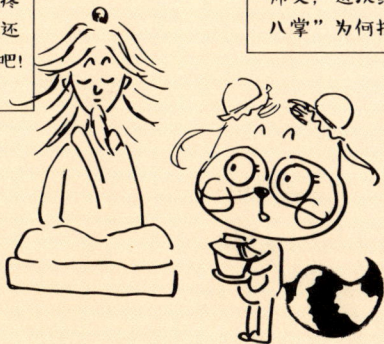

✿ 外形不规则：溃疡凹凸不平、边界不清。

✿ 有伴发症状：长口腔溃疡的同时有其他症状，如发热、长皮疹、
  拉肚子等。

✿ 其他部位疼痛：多数口腔溃疡只是溃疡局部疼痛，但如果舌头、
  牙齿，甚至关节也疼，最好去看医生。

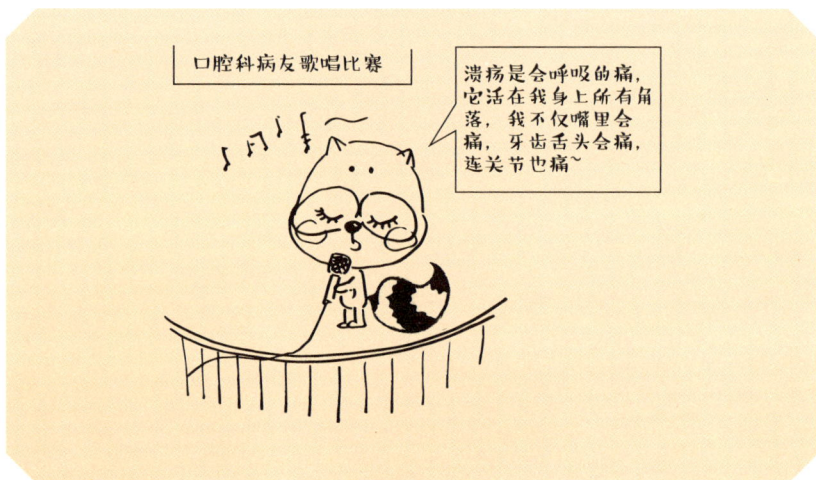

✿ 长在特殊位置：不好的溃疡，常长在舌尖或舌根的两侧，或者长
  在两侧颊部。

治溃疡，你的方法有效吗？

困扰多数人的，还是最开始提到的"复发性阿弗他溃疡"。但是，大

家在生活中都曾想过各种方法对付它，但遗憾的是，这其中很多都是"无效"的。

果蔬和维C，没那么有效

2012年发表于《美国牙科学会杂志》上的一项研究发现，口服复合维生素片在减少新发溃疡次数、缓解疼痛程度等指标上，与对照组没有统计学差异。

也就是说，如果不是明确因维生素缺乏引起的口腔溃疡，补维生素很可能达不到很多人预期的效果。

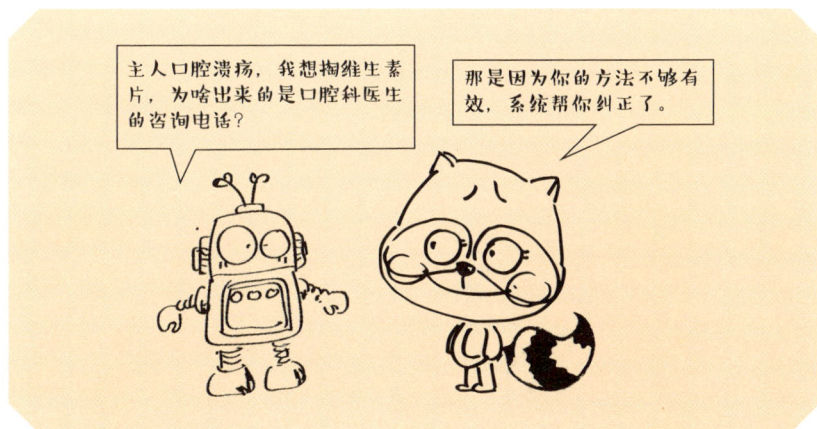

主人口腔溃疡，我想掏维生素片，为啥出来的是口腔科医生的咨询电话？

那是因为你的方法不够有效，系统帮你纠正了。

不过，经常缺乏B族维生素（特别是维生素B2）、维生素C、锌等，确实可能增大口腔溃疡的风险。进食状态差、肠道手术后，患胃溃疡、萎缩性胃炎的人群，更可能因营养物质缺乏出现口腔溃疡。建议平时注意饮食均衡，保证鱼、肉、蛋、奶、大豆制品、蔬菜、水果、粗粮等种类全面，必要时服用复合维生素等膳食补充剂。

明确因维生素缺乏引起的口腔溃疡，可在医生指导下适当补充相应的维生素。

溃疡贴能止痛，但不建议常用

口腔溃疡贴中的主要药物成分是激素，贴片与黏膜紧密贴合，使药物被充分吸收。但连续使用激素反而会对溃疡的愈合不利，甚至导致溃疡的反复发作，不推荐经常使用。

不过，如果是因为偶尔不慎咬破口腔黏膜、急性炎症等创伤性或症状严重的口腔溃疡，可在医生指导下适量使用溃疡贴。

抗生素"消炎"，反而帮倒忙

很多人认为"抗生素在手，什么病都赶走"。然而真相是残酷的，大家心中的"万能药"抗生素，多数情况下还真"治"不了口腔溃疡，如果随意用其"消炎"，还可能造成口腔菌群失调。

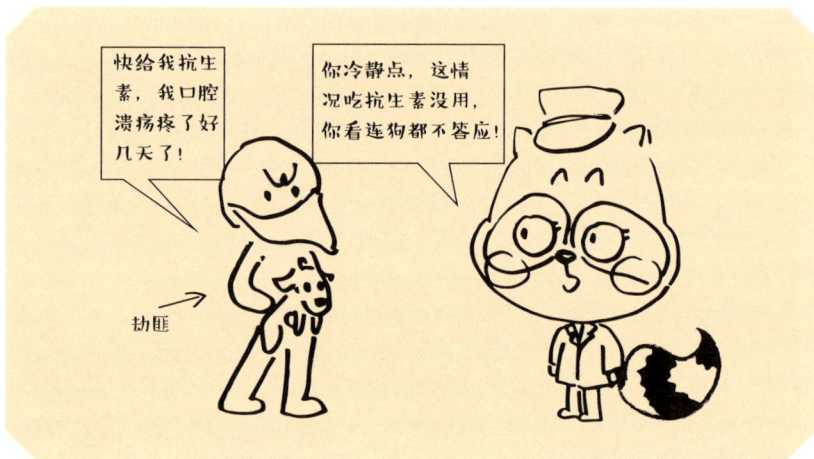

用对药，溃疡愈合快一点

普通口腔溃疡是一种自限性的疾病，经过7～14天，即使不用药也能够恢复。但越早遵医嘱用对药物，溃疡愈合速度就越快。

复发性溃疡，可用漱口水。市面上常见的漱口水中含有一定的抗菌成分，如果出现了口腔溃疡，可以每天使用漱口水2～3次，注意保持口腔卫生，就能起到不错的效果。

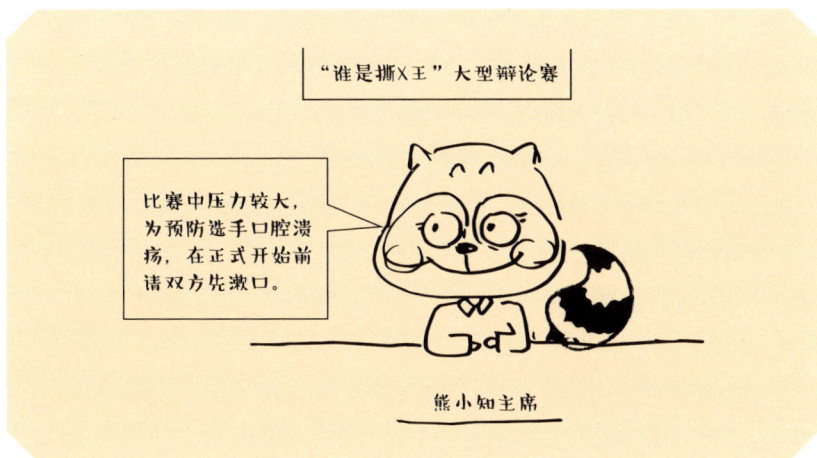

疼得厉害，含西地碘含片。口腔溃疡疼得厉害，可选择西地碘含片（华素片）等药，调理口腔的环境，减轻溃疡造成的疼痛感。

需要注意的是，西地碘含片（华素片）对口腔黏膜组织的刺激性很大，每天服用最好不超过5片，连用3～5天症状没缓解应当就医。

同一位置反复溃疡，需要增强免疫。如果每次溃疡都发生在固定的位置，甚至一两周都不愈合，就需要考虑全身治疗，以减少复发并促进愈合。例如，细胞免疫功能低下者，可在医生的指导下，用免疫增强剂（如转移因子、胸腺肽、丙种球蛋白等）治疗能提高疗效。

需要提醒的是，如果口腔溃疡较为严重，1～2周没有好转，最好及时就诊。针对重度的口腔溃疡患者，医生会根据具体情况，选用毫米波、微波、激光、紫外线和超声雾化等方法治疗。

平时加强运动，增强免疫力；少熬夜，保证充足的睡眠；多喝水，勤刷牙，保持口腔卫生；调整心态，有压力及时调整；注意预防因牙刷过硬、咬破等口腔创伤，都是能起到预防口腔溃疡的作用。

如果你或者你身边的人经常有口腔溃疡，一定要记得关注溃疡的"长相"和特点，并用正确的方法应对。希望从今天起，你们能少受口腔溃疡的折磨，这样，你笑起来才更美。

第三章

健康指标，你自己也能测

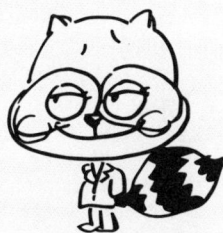

熊小知 说健康

❶ 完美乳房长什么样？乳腺专家的标准答案是……

完美的乳房长这样

完美的乳房是什么样的？

这个关于"美"的标准，艺术家在绘画、雕塑作品中给出了自己的看法，女性和男性心中也有不同的答案。

但在乳腺医生眼中，大小适度、均匀自然、浑圆挺拔的乳房才具有吸引力，而完美的乳房，要满足以下几个标准。

首先，完美的乳房应该是丰满、匀称、柔韧而且富有弹性的。

其次，皮肤应该有光泽、白皙，乳头皮肤粉嫩。

最后，除了上面的基本情况，还有3个因素决定乳房形态是否完美。

1. 外观

一般认为半球型、圆锥形的乳房外形较理想。未婚女性以圆锥形为美，已婚女性则以半球形为美。

2. 乳晕

乳晕大小直径不超过2.5厘米，色泽红润粉嫩，与乳房皮肤有明显的分界线。乳头应突出，不内陷，大小为乳晕直径的1/3。

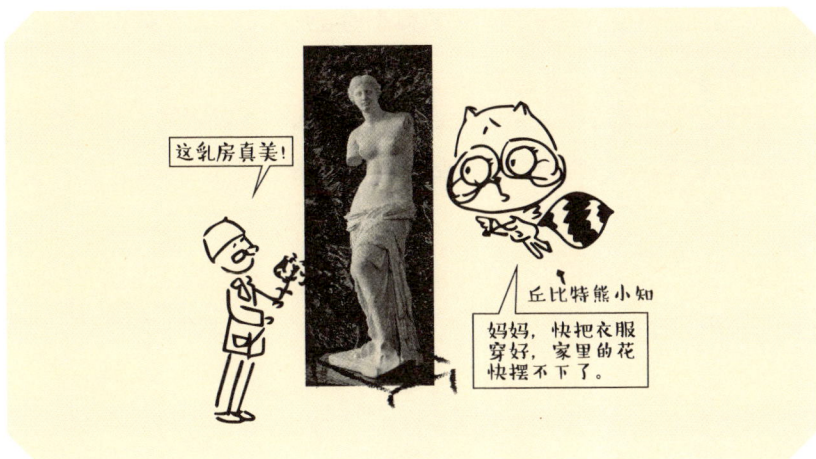

3. 大小

计算公式：胸围（厘米）÷身高（厘米）。若小于或等于0.49为胸围太小，0.5～0.53为标准，大于或等于0.54为美观，大于0.6为胸围过大。

举例来说，一个年轻姑娘身高167厘米，胸围如果是88厘米就比较完

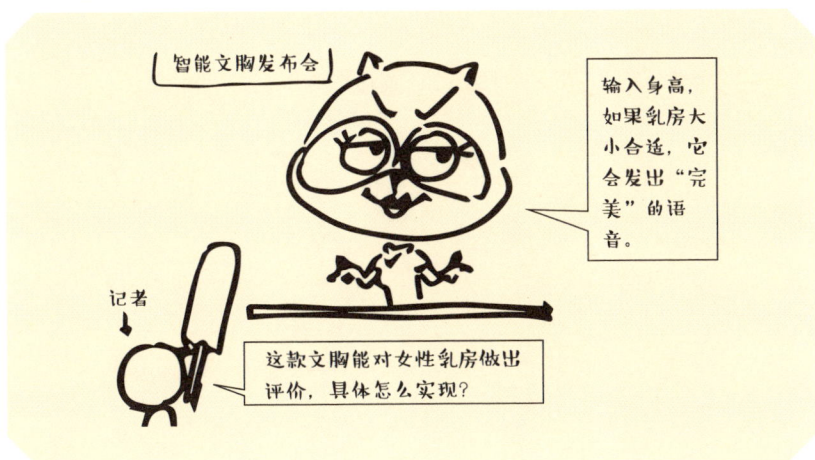

美了。如果是80厘米，就属于比较瘦小的乳房了。当然，前提条件是乳房不下垂。

此外，如果两个乳头之间的距离为20厘米，就更完美了。此处请允许熊小知进更衣室自检一下，捂脸。

自测你的乳房多少分？

给大家提供了一个简单的评分方式，可以自测一下（总分74分以上者达到健美标准）。

胸围=身高（厘米）×0.53

达到为30分；相差1厘米以内为25分；差2厘米以内为20分；相差2厘米以上为10分。

类型

半球形为30分；圆锥形为25分；圆盘形为20分；下垂为10分。

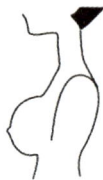 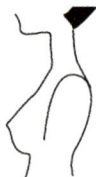 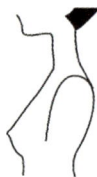 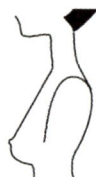

圆锥形　　　　半球形　　　　圆盘形　　　　下垂

位置

正常为10分；过高为8分；一侧高一侧低为5分；过低为2分。

弹性

紧致有弹性为10分；较有弹性为8分；尚有弹性为5分；松弛为2分。

外观

正常为10分；颜色异常为8分；皮肤凹陷、皱褶、有疤痕为5分；凹陷、皱褶、有疤痕、颜色异常为2分。

其实，决定乳房美丽的最关键因素是健康，如果在生活中不注意对乳房的保健，很可能让它变丑、生病，甚至患上癌症。在这方面，男性和女性都存在很多误区。

乳腺健康三大误区

误区：只有女性才会得乳腺病
真相：男性也可能患乳腺病

男性体内也有少量雌激素，通过肝脏代谢。饮酒过多会损伤肝脏，可能引起乳腺肿大、出现硬结等。

睾丸疾病、长期服用含雌激素的药物、内分泌系统疾病等也可能是男性患乳腺病的诱因。

建议这类男性在医生指导下消除诱因，必要时调整用药方案。

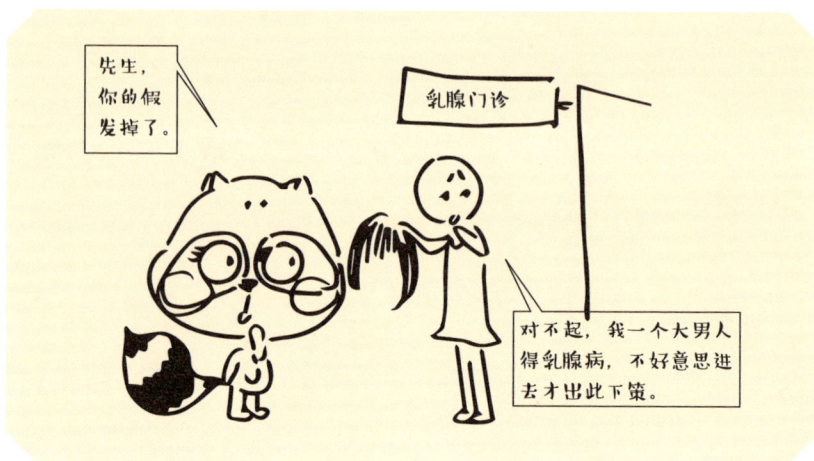

误区：乳腺增生、结节都是病

真相：分情况判断

乳腺增生可分为生理性和病理性两种。

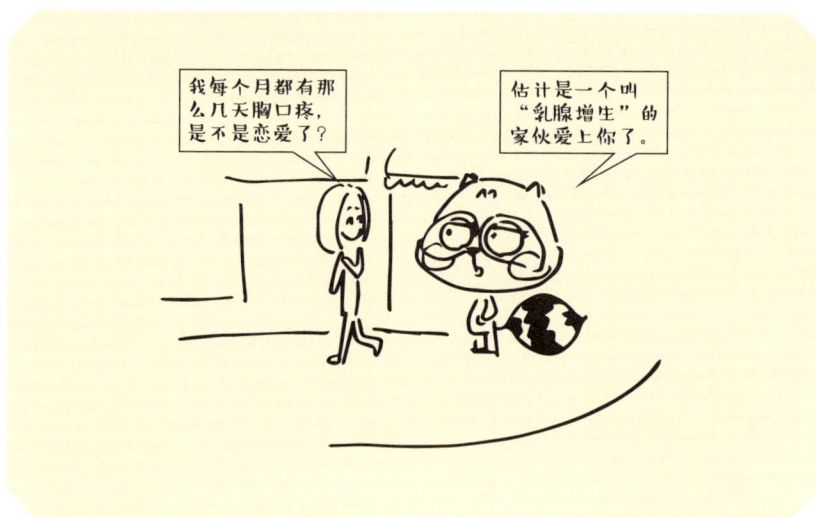

很多女性在每次月经前有一侧或两侧乳房，或轻或重的周期性胀痛，月经过后胀痛又自然消失，没有其他异常，不影响生活，这多是正常生理现象，一般不需要治疗。

这种情况可通过有氧运动、健康饮食、调节压力缓解。如果增生不随经期改变，伴有其他异常，应及时咨询医生，通过相关检查明确是否为病理性增生。

一般来说，如果结节多发（不止一个）、边缘清晰、形状规整、周围没有血液供应，就像树没有养分供应，结节就长得比较慢，大多是良性。

但如果边缘不太规则，歪歪斜斜的，说明肿瘤细胞在里面生长不平衡，再加上周围如果有丰富的血液供应，恶性的可能性大。

此外，单发结节相对来说恶性的可能性更高。

误区：乳腺检查只能到医院做

真相：在家就能简单自测

20岁以上的女性，每月做一次乳房自我检查，有助于早期发现肿块。

月经来潮后第9～11天是乳腺检查的最佳时间，可在家中的大镜子前进行自测。

首先视诊，观察乳房外观，注意看看双侧乳房是否对称，轮廓有无异常，皮肤是否有凹陷、颜色是否异常、有无橘皮样等改变。

然后触诊，站立，手指并拢平摸，上臂伸过头部查乳腺内半部，上臂垂下查乳腺外半部，从乳房上方顺时针逐渐移动检查，按外上、外下、内下、内上、腋下顺序，仔细全面地检查是否有肿块，并压迫乳晕，看是否有液体排出，触摸腋窝和锁骨上窝有无肿大的淋巴结。

需要注意的是，不要用指尖压或挤捏，如果发现肿块或其他异常要及时到医院做检查。

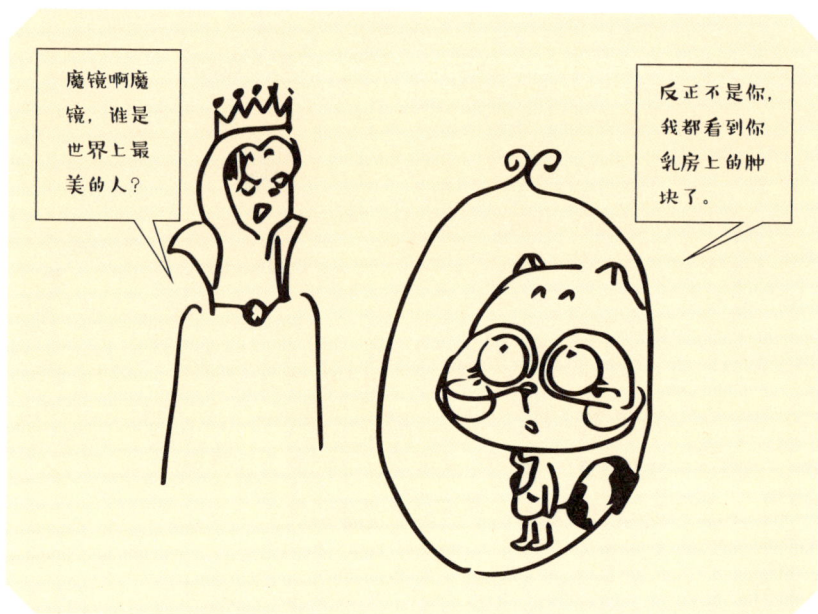

乳房最喜欢的生活方式

在乳腺问题中，最严重的当属乳腺癌了。它已经成为威胁女性健康的"头号杀手"，生活方式与其有密切联系，学会调整，能在一定程度上预防乳腺癌的发生。

1. 饮食

多吃深绿色、橙黄色的蔬菜和水果（如柑橘类）、十字花科蔬菜（如圆白菜、西蓝花等）有助预防乳腺癌。还应少吃煎炸食物、加工肉制品（比如香肠、火腿、腊肉、培根等），少喝酒。

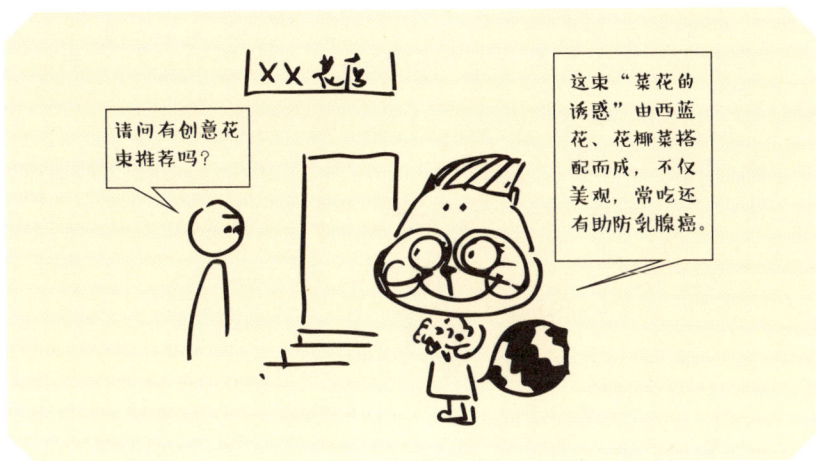

2. 衣着

选择尺寸合适的文胸，乳房与文胸之间的距离，最好能容纳1～2个手指。

平时穿文胸的尺寸应以中间一个钩子扣上为准，因为月经期前后易出现乳腺增生，乳房尺寸可能增大一些，这时可能需要用最外面一个钩子。

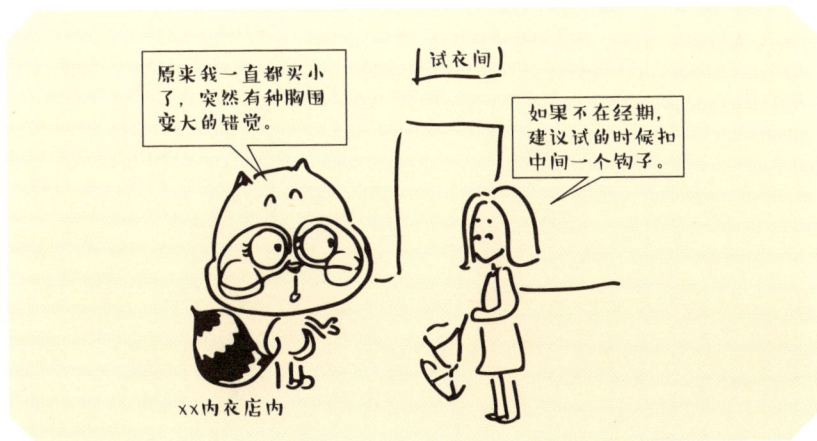

3. 情绪

有专家认为，乳房是情绪的"靶向器官"，即情绪的好坏，会很明确地反映在乳腺上。平时不要过分压抑情感，你快乐了，乳房才健康。

此外，建议40岁前的女性每年做一次乳腺B超检查，如果发现问题，可以进一步做钼靶检查；40岁后的女性，每年做一次乳腺B超检查，每两年做一次钼靶检查。

如果在检查中发现结节，一般需要每3~4个月复查一次，连续观察一年，如果没有发生明显改变，可以按正常人群筛查。

其实，只要破除了误解，学会正确的方法，你也能打造属于自己的"完美乳房"。男性朋友看到这篇文章，也别忘了把这些知识分享给深爱的她。如果已经出现了乳腺问题，也别忘了咨询医生，获得更多专业建议。

❷ A4纸只能测腰围，教你一个黄金标准测"腰龄"

你是"黑山老腰"吗？

想知道身体是否年轻，除了看脸，还有什么简单可行的方法？

我要推荐的方法和腰有关，但测量不是用A4纸，而是用其他指标测出"腰龄"。

"腰龄"指的是腰的年龄。它不是医学名词，而是提醒大家关注腰部健康的一种说法。

腰是一个负重小能手，承载了上半身的体重，是身体中"承上启下"的关键部位，由于久坐、肥胖、运动量不足等原因，人们腰的负担越来越重，常常"未老先衰"。

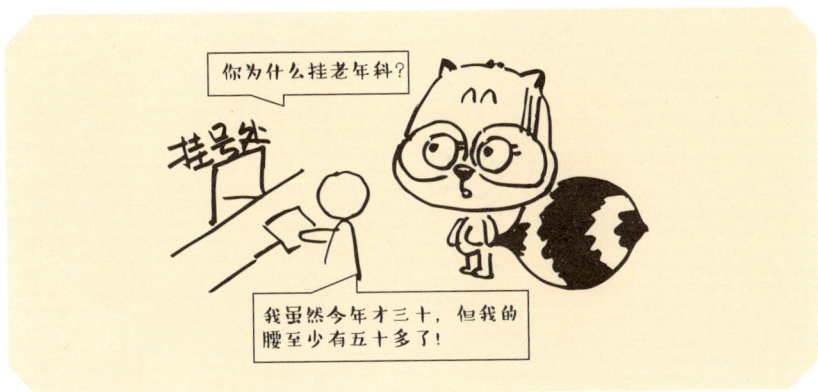

三个指标，决定"腰龄"

"腰龄"取决于三个指标，腰肌、腰围和腰椎。

腰肌

腰肌好比人体的天然"腰带"，能保护腰椎。随着年龄增长，腰肌量逐渐变弱，易出现腰肌劳损。反复腰肌劳损，会增加腰椎的不稳定性，加重患腰椎间盘突出的可能性。

腰围

《生命时报》的一项调查显示，39.8%的人5年来腰围增长了1~2厘米，31.7%增长了3~4厘米，12.2%的人增长了5~6厘米，4.4%的人增长了8厘米以上。

世界癌症研究基金会曾有报告称，腰围每增加1英寸（约2.54厘米），患癌风险就增加8倍。

腰围过大还与高血压、糖尿病等多种慢性病有关。

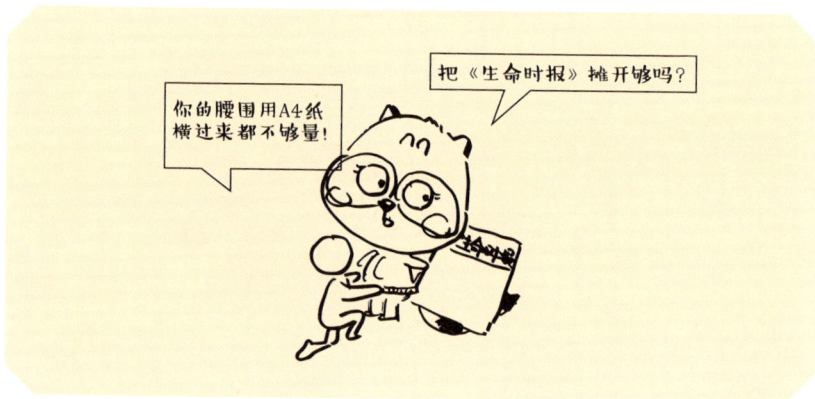

腰椎

每个人腰椎老化速度不同，总的来说"用得多，就退得快"。长期腰部过度用力、姿势和体位不正确、伏案久坐、女性长期穿着高跟鞋等，都可能导致腰椎磨损得多，加快腰椎间盘退变的程度。

其中，腰椎间盘突出多发于青壮年体力劳动者，男性多于女性，而且约一半以上患者曾有过轻微腰部受伤史。

腰不好，全身都跟着衰老，各种疾病风险也会增大。所以，测"腰龄"的方法，也能看出身体是否年轻。

除了卷尺，这样也能测"腰龄"

测量"腰龄"，你可以靠下面3个方法。

一项神奇的运动——仰卧起坐

仰卧起坐可以测定人的腰腹部肌肉力量及持续工作能力。

国家体育总局发布的《国民体质测定标准》中规定：20～24岁的女性，1分钟做16～25个为及格，26～36个为优秀，年龄每增长5岁，数量标准降1～2个。40岁以下的成年女性，平均要做到20个。

以此推算，60岁的女性每分钟做12～16个为宜，男性的数量要在女性基础上增加5～10个。

但65岁以上的老人，如果想通过仰卧起坐锻炼，最好先咨询医生，尤其是颈椎、腰椎有问题，以及有骨质疏松、心脑血管疾病的老人，更应慎重。做仰卧起坐时应注意保持平衡，以免发生意外。

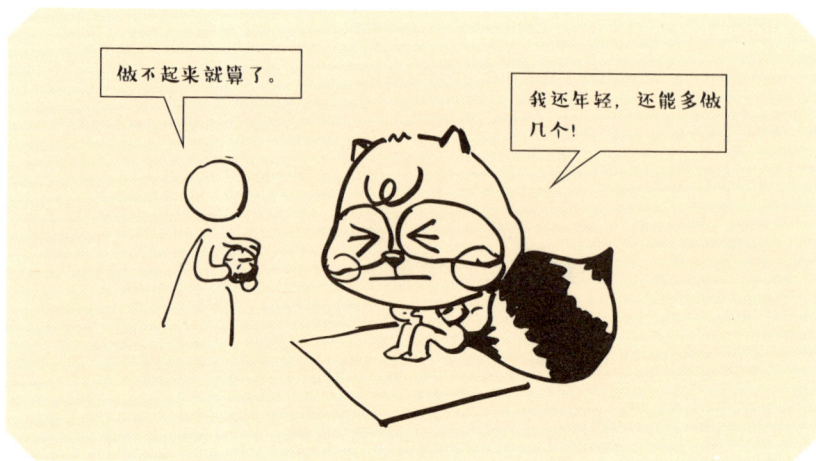

一把便宜的工具——卷尺

世卫组织推荐的测量方法是：被测者站立，双脚分开25～30厘米，将带尺经脐上0.5～1厘米处水平绕一周，肥胖者选腰部最粗处水平绕一周测腰围。

《中国成人超重和肥胖症预防控制指南》就明确规定，男性腰围最好不超过85厘米，女性腰围不宜超过80厘米。

你现在腰围多少？看这篇文章的时候是什么姿势？

如果腰围超标，还窝在沙发，弯着腰用"舒服"的姿势看手机，不仅会让肚子上的肥肉越积越多，肌肉和韧带发生劳损，甚至还会影响心肺功能。

建议保持挺腰收腹的姿势，这不仅有利于脊柱健康，也有助于锻炼肌肉，日积月累对减少腰围有一定效果。当然，平时还要注意控制饮食和合理运动，才能将腰围控制在健康范围内。

一类加重的症状——疼痛

腰椎出现提前退化或椎间盘突出，早期症状主要为腰部柔软性变差、晨起腰部僵硬，经过适当的卧床休息可缓解。

如果是反复腰伤、腰痛，或者出现腿麻、下肢放射痛（即坐骨神经痛），腰痛进行性加重甚至夜间痛，咳嗽、打喷嚏、用力排便等动作时加重，就要考虑腰椎出现病变了，应及时就医。

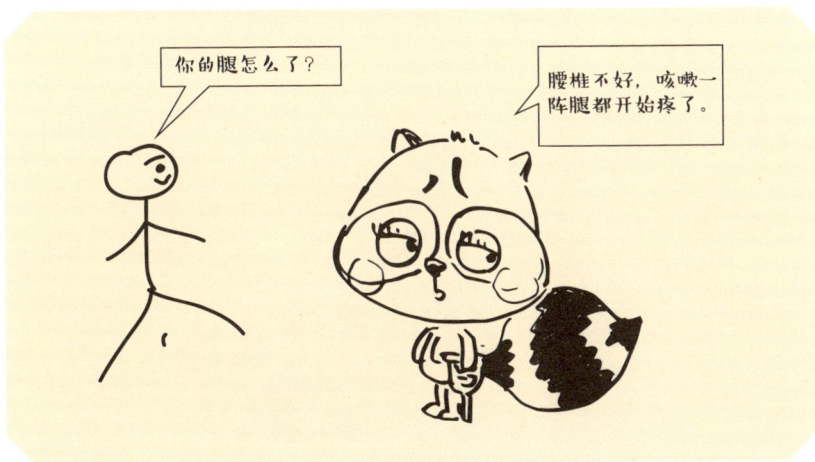

不过，即使这3项都能达标，但如果长期处在潮湿、寒冷的环境或伏案工作，常搬重物，也要注意护腰。

4个方法护好你的腰

不仅腰龄"老"的人要护腰，久坐族也要护腰，熊小知要送你一大波护腰方法，请接好。

常做两种护腰训练

五点支撑

每天睡前仰卧在床上，屈肘屈膝，以头枕部、双肘尖、双足底着床，将臀部及腰背部尽力抬离床面，3～5秒为1次，每天50次。

小燕飞

俯卧位，双手背向放好，头尽量向上翘，然后放松。做这个动作时，不能屈膝，每天早晚各1次，每次10分钟左右，时间、强度因人而异。

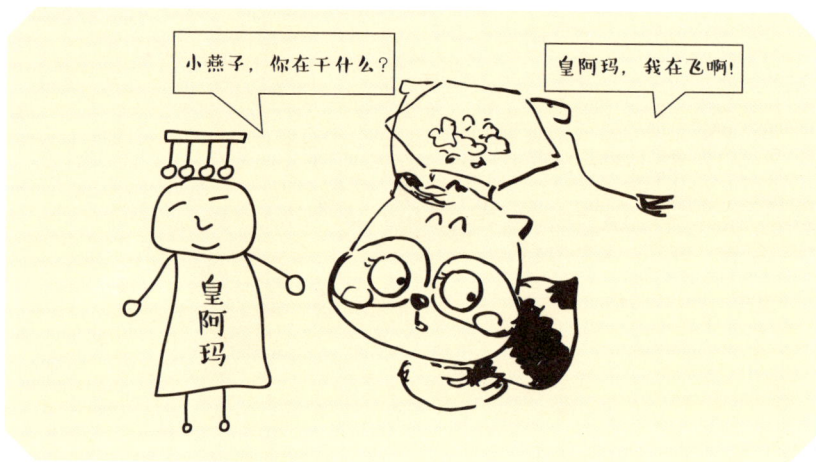

这两个方法有助于稳定脊柱，减少腰扭伤。如果经常腰部酸痛，可用下面的方法缓解。

空心拳叩腰

双手握空心拳，反手背后，以双手拳背缓慢、有节奏地交替叩击腰骶部。力量由轻到重，不可突然使蛮力。也可两手搓热，紧按腰眼处，稍停片刻，然后用力向下搓到尾椎骨附近。

每次做50～100遍，每天早晚各做1次。能起到疏通血脉和强壮腰脊的作用，对脊背疼痛、腰膝酸软等有较好效果。

避免一个动作误区

站起来伸懒腰能使腰部肌肉得到活动，防止脊椎向前弯曲形成驼背，特别适合久坐一族。但很多人伸懒腰姿势不对，反而会伤腰。

伸懒腰时身体应尽量舒展，四肢伸直，全身肌肉都要用力。伸展时，尽量吸气；放松时，全身肌肉要松弛下来，尽量呼气，这样锻炼的效果会更好。

本身就患有腰椎间盘突出的人，久坐后伸懒腰尤其不要过快、过猛。

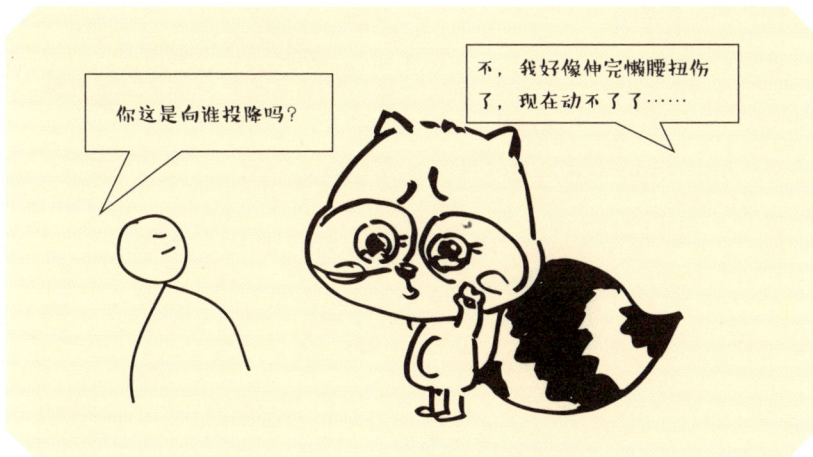

准备一个腰垫

走路时，不弯腰驼背，能减少腰椎额外受力。

长期坐着办公和学习的人，要注意保持良好的坐姿，椅子高度要合适，调至双腿屈膝90度时，大腿与地面平行即可。腰部不必挺得太直，适当后倾为宜，与大腿平面保持100～110度。

坐着时，最好使用一个腰部有突起的靠垫为腰部提供支撑，缓解压力。没靠垫时，臀部要把椅面坐满，让腰椎有依靠，千万不要悬空。

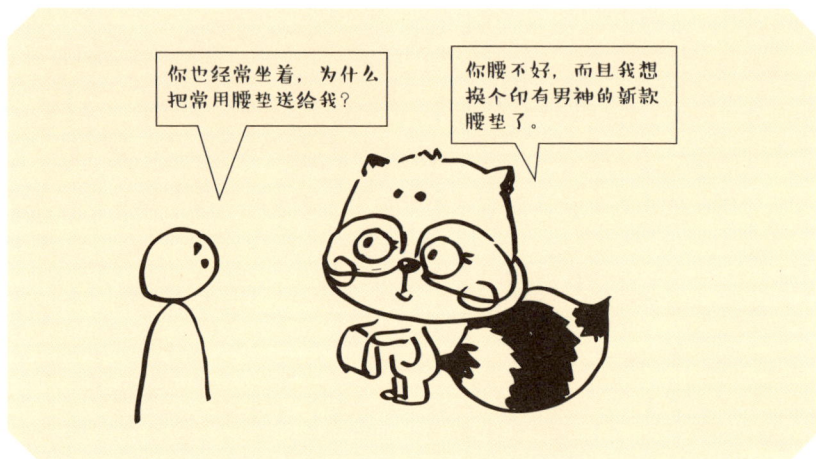

不知道你们的腰龄达标了吗？如果没有，快把这些方法用起来，让"老腰"重返年轻！

❸ 脂肪长在这里最危险，可怕的是你根本"看不见"它

你可能是个"显瘦"的胖子

你觉得什么样的人算"胖"？

体型、体重这些看得见、摸得着的表现，是最常用来判断一个人胖不胖的标准。其实，有种"胖"，虽然看不见，但更加危险。

这种"胖"，是脂肪长在了特殊的地方。熊小知现在就告诉你怎样发现和减掉这种"隐形肥胖"。

目前，全球通用的衡量胖瘦的方法是BMI（体质指数），它的算法是：BMI=体重（千克）÷身高的平方（米^2）。

其中体重以千克（公斤）为单位，身高以米为单位。

世界卫生组织拟定的世界标准是BMI超过25为超重，大于30为肥胖，但对中国人来说，这个标准未必完全合适。

因为BMI相同时，黄种人体内的脂肪含量通常比欧美人高。也就是说，即使你看起来没那么胖，也可能已经超……标……了……

但是反过来说，在脂肪含量相同的情况下，黄种人"更显瘦"，真不知道这是件好事还是坏事……（陷入了沉思）

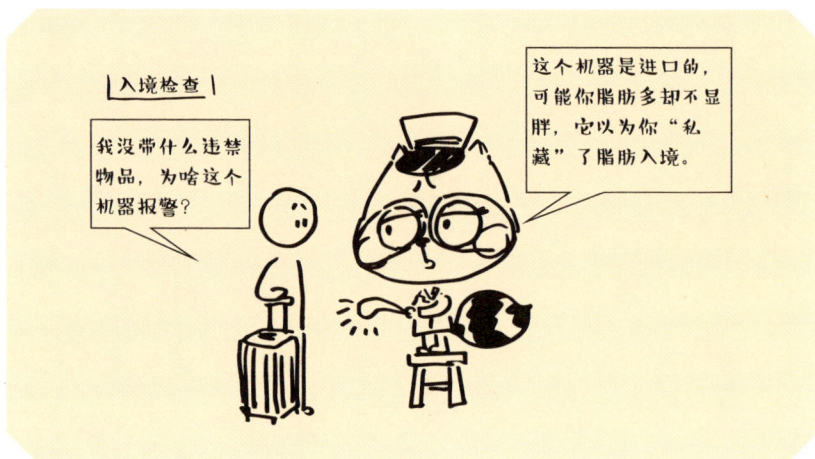

有专家认为，在中国，BMI超过28就意味着肥胖。受基因影响，中国人的脂肪更倾向于堆积在皮下组织和内脏组织中，这种隐形的"胖"比欧美人看得见的"胖"更危险。因为器官周围如果被厚厚的脂肪包围，可能引发一系列疾病。

内脏肥胖有4个表现

看不见的内脏脂肪很容易被忽视，所以被称为"最危险的脂肪"。如果有下面这4个表现，你很可能已经出现了内脏肥胖。

1. 大腹便（pián）便

肚子凸起，也就是人们常说的男人有"将军肚"或女人有"游泳圈"。

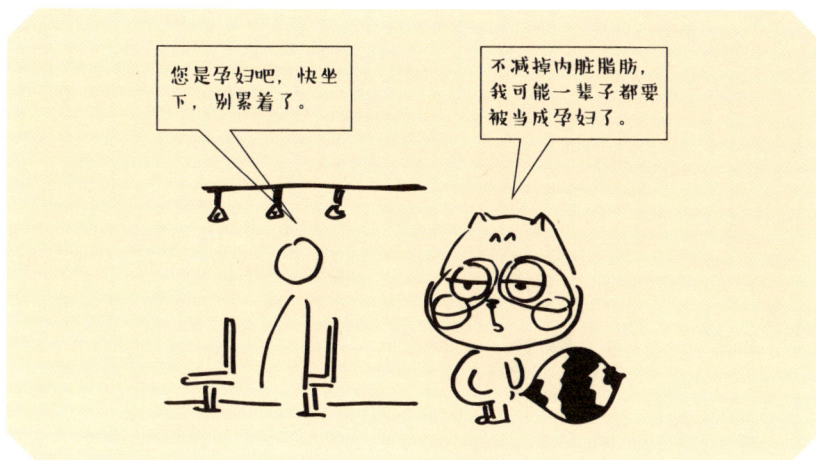

2. 腰围减不掉

尝试了各种瘦腰方法，腰围还是无法减下去，而且减肥总反弹（怎么感觉自己减肥不成功多了个理由）。

3. 腰围超标

内脏脂肪不断挤压肠胃，会影响消化功能，导致常年便秘。如果按科学方法测量，男性腰围>90厘米，女性腰围>85厘米的，都应怀疑患上了典型的"内脏脂肪型"肥胖。

4. 腰臀比超标

腰臀比就是腰围和臀围（臀部最隆起的部位测得的身体周径）的比值，男性>0.9、女性>0.8时，内脏脂肪超标的可能性比较大。

当然，判断内脏脂肪是否超标，最精确的方法是在医院里做计算机断层扫描、磁场共振影像仪或者超声波测试。

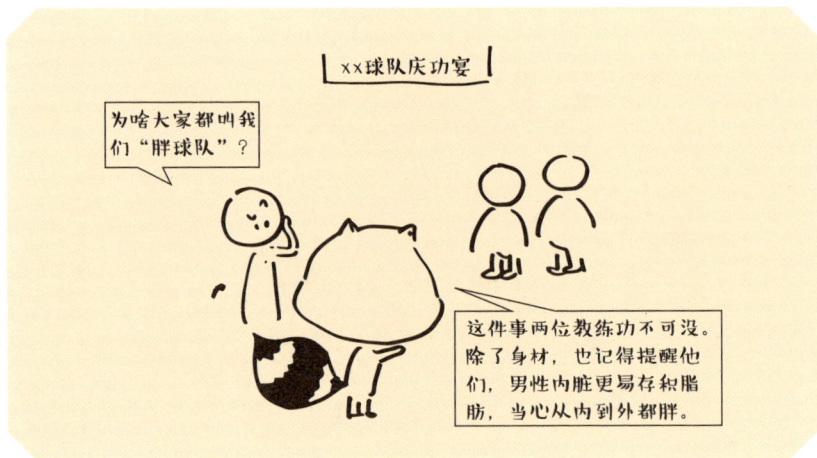

除了"丑"，内脏脂肪还伤身

这个世界对"胖子"的恶意太多，疾病风险高就是其中一个。但大家对"胖"的认知还停留在外表胖的人身上，其实，长在内脏和血管的脂肪，带来的健康问题更不容忽视。

心脏

当脂肪在身体其他部位"放不下"时，可能存储到心肌细胞间，干扰心脏的正常工作。

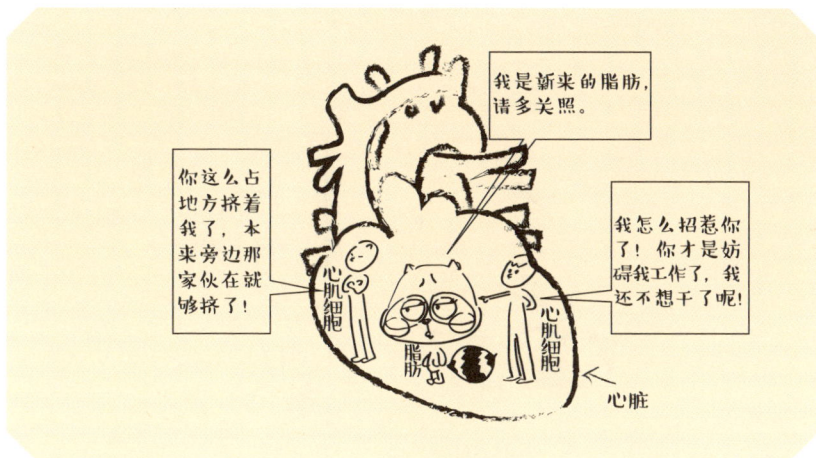

肝脏

肝脏是人体最大的解毒器官，多种物质的合成、分解、存储也是它的工作。

如果这些过程被扰乱，你可能患上糖尿病、高胆固醇和其他疾病。当肝脏重量中脂肪的比例超过5%时，就会患上脂肪肝（脂肪肝的危害和防治知识。

血管

血脂过高，与多种心脑血管疾病有密切联系。

尤其是血脂中的"坏"胆固醇（低密度脂蛋白胆固醇）在血管中积累，会在血管壁上形成小斑块，逐渐堵塞血管，使血流变慢，易引发冠心病等疾病。不稳定的斑块破裂或脱落，可能堵塞血管，引起急性心梗、脑卒中等。

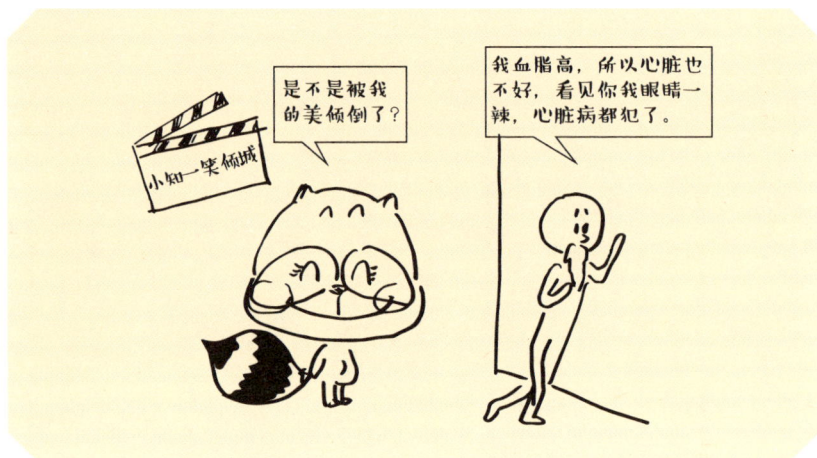

此外，内脏和血管内脂肪过多，可能引起动脉炎症、扰乱新陈代谢。如果这些脂肪在腹部积累，还可能在平躺等姿势时影响呼吸。

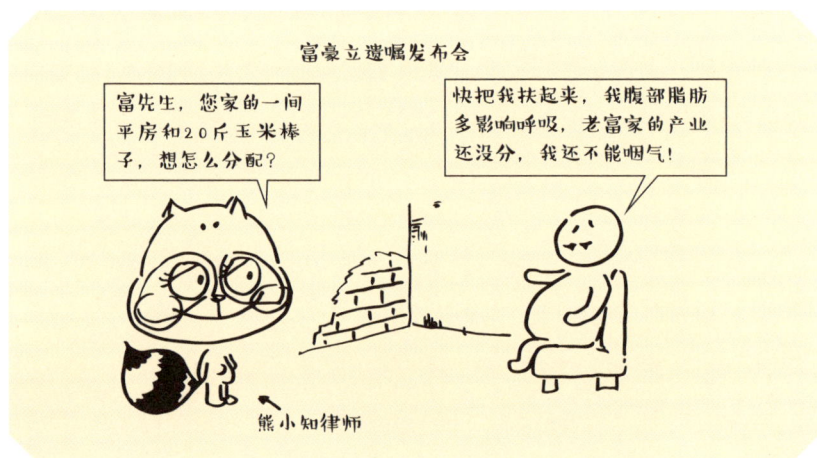

教你帮内脏"瘦瘦身"

如果体检发现"内脏脂肪超标"，或者通过以上方法初步判断自己内脏"肥胖"了，建议马上用下面的方法给它们"瘦身"。

1．练习腹式呼吸

可采取仰卧位，吸气时，最大限度地向外扩张腹部，胸部保持不动。呼气时，最大限度地向内收缩腹部，胸部保持不动。

2．控制主食摄入量

饮食上，要控制食物总摄取量。可用豆制品代替部分肉类，用适量红薯代替一部分米饭等主食（划重点：这里讲的是代替，例如吃了红薯，就相应少吃点米饭，不是在吃了米饭的基础上再多吃几个红薯）。

如果消化不良，建议咨询医生或营养师后调整饮食方案。这样既不至于让你们饿肚子，也能控制饮食。

3．每天运动至少半小时

平时建议适当多做有氧运动，例如慢跑、散步等。内脏脂肪超标者每天应进行0.5～1个小时的运动，如跑步、游泳、骑车等。球类运动在消耗能量的同时还能促使肾上腺素分泌，有助脂肪分解。

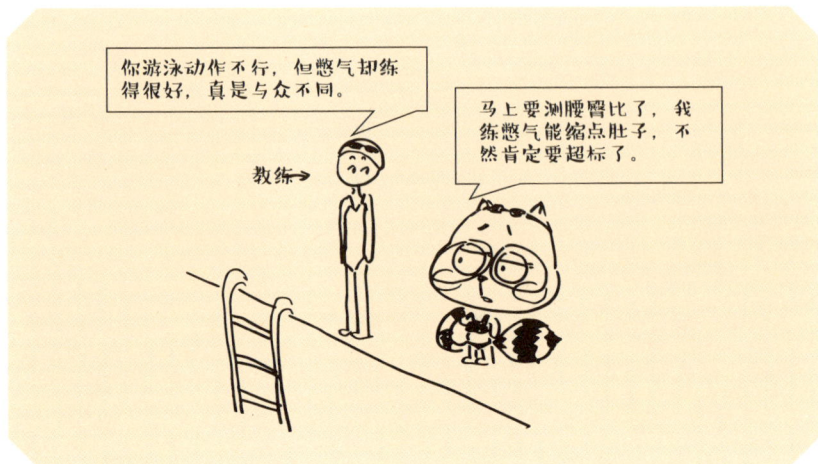

4. 只喝白开水、淡茶饮

最好的饮料是白开水或者淡茶水；蜂蜜水、豆浆、柠檬水等饮品也应适当喝点。

熊小知为大家推荐了一个"喝水时间表"，帮您轻松达到"饮水指标"。

- ✿ 6：30，起床先喝250毫升水，可帮助肾脏及肝脏代谢。
- ✿ 8：30，到办公室后，先喝一杯至少250毫升的水。
- ✿ 11：00，喝一天里的第三杯水，补充流失的水分，有助于放松紧张的工作情绪。
- ✿ 12：50，用完午餐半小时后，喝一些水，加强身体的消化功能。
- ✿ 15：00，喝一杯水提神醒脑。
- ✿ 17：30，下班前，再喝一杯水，吃晚餐时不会暴饮暴食。
- ✿ 22：00，睡前0.5～1个小时再喝上一杯水，不过别喝太多，以免影响睡眠。

5. 买个体重秤

家中常备一个体重秤，不仅能随时了解自己的体重变化，还能时刻监督家人控制体重，将身质体重指数（BMI）控制在18~24之间。

建议按照1次/月或1次/周的频率称体重，一旦发现有增胖的趋势，及时做出调整。

即便是没有腹型肥胖的人群，若工作忙、常久坐、应酬多、心情差，也应按照上述方法调整自己的生活，防患于未然。生活方式调整一段时间后无效者，建议在医生指导下，进行进一步的治疗。

不知道你身边有没有"内脏肥胖"者？如果能及时发现，一定记得调整。不多说了，熊小知先去给内脏减减肥！

④ 心脏是个"怕老"的器官，一个动作帮你测出心脏好坏

心脏比你更易衰老

你的心脏几岁了？

估计多数人都答不上来，甚至从未想过。也许还会有人反问：只要活着，心脏就会跳动，难道心脏不是和身体"同龄"吗？

事实并非如此。

打个比方，到报废年限的车或许还能发动，但上路后，随时可能发生故障和事故，十分危险。心脏也是如此，即使已经提前衰老，只要身

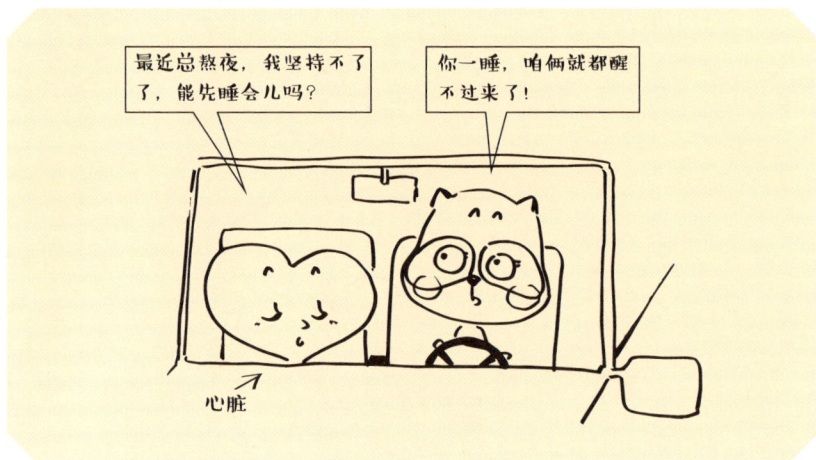

体的主人不以为意，让它继续超负荷工作，心脏随时可能发生故障，甚至罢工停跳。

想知道心脏是否"早衰"，一些简单的方法，就能帮你找到答案。

男人心脏老得更快

一般来说，关注衰老问题的人中，女性更多。但实际上，男性的心脏可能老得更快，这主要取决于3个因素。

1. 男人少一道雌激素防线

研究发现，女性体内高水平的雌激素可以改善血管弹性、降低血压和胆固醇水平，从而对心脏具有保护作用，而男性缺少这一道保护。

2. 男人有更多"伤心"习惯

男性摄入高脂肪食物更多，具有抽烟、喝酒及熬夜等不良生活习惯的比例更大，会对心脏产生负面影响。

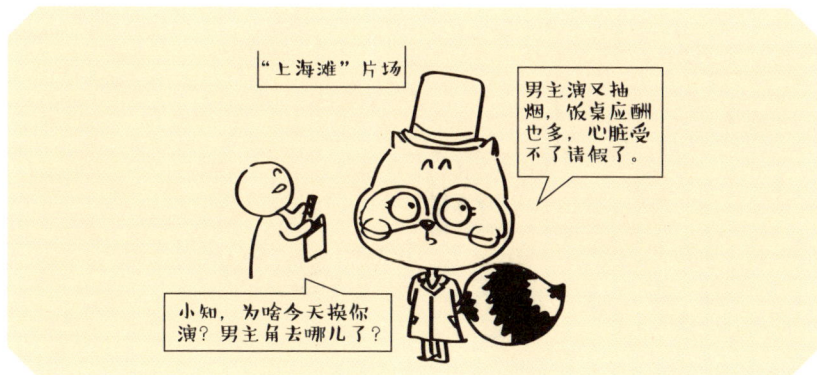

3. 男人压力大

男性在工作和家庭中，常承受着更大的压力，长期精神紧张会影响中枢神经的调节，增大心脏负荷、加速衰老。临床上，中青年心脑血管病患者中，男性要明显多于女性。

一般来说，男性心脏从40岁以后开始加速衰老。需要注意的是，男性心脏老化快，不代表女性心脏就能一直年轻。

更年期后，女性体内雌激素大幅减少，会让心脏老化速度加快，心血管病风险增加。心脏病多是经数十年累积造成的，无论男性还是女性，平时都要多留心。

心脏好坏，这样测出来

这个方法需要你重复同一个动作——弯腰，然后套公式计算。具体做法是。

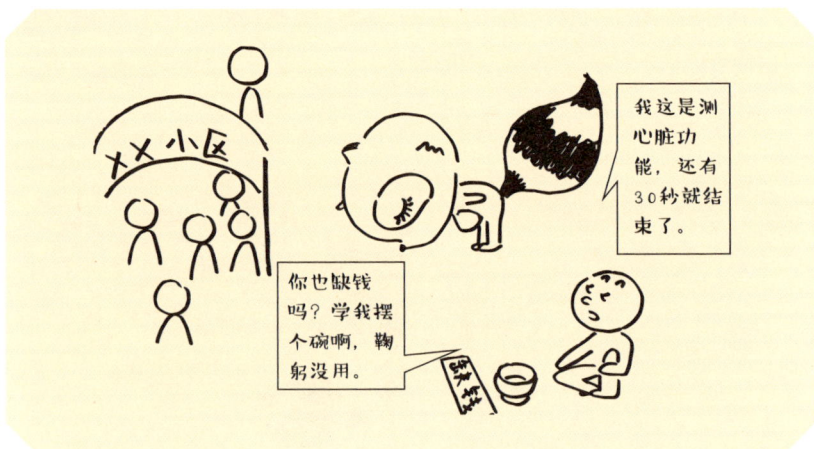

1. 在90秒之内，向前弯腰20次。身体前倾时呼气，直立时吸气。

弯腰时注意，测试前不要剧烈活动，动作不要太快太猛，弯腰幅度达90度左右即可。如果出现明显胸闷、胸痛、呼吸困难等不适，需立即停止动作并休息。腰椎不好的人，应慎用此方法。

2. 开始弯腰前测一次脉搏（脉搏1）；完成20次动作后立刻测一次脉搏（脉搏2）；做完1分钟后，再测第3次脉搏（脉搏3）。

计算公式

（脉搏1+脉搏2+脉搏3-200）÷10=分数

例如，弯腰前脉搏为80次/分，弯腰20次之后测脉搏为100次/分，等1分钟后再测脉搏为85次/分。总分即为（80+100+85-200）÷10=6.5分。

测试结果：

0～3分：说明心脏功能非常好。

3～6分：心脏功能很好。

6～9分，心脏功能一般。

9～12分，心脏功能不太好。

超过12分，最好马上去医院检查。

除了上面这项测试，有心脏疾病的人还可根据身体的症状，评价心脏功能的好坏。

你平时会出现下面哪些症状？（可多选）

1. 上坡或上台阶时气喘吁吁，呼吸困难。

2. 脉搏过快或过慢。

3. 脉搏中断或无规律。

4. 上楼或工作中劳累时胸闷或隐痛。

5. 血压升高或脉压差小。

6. 腿脚常在下午浮肿或感觉鞋紧。

7. 口唇、指甲呈青紫色。

8. 颈部青筋跳动。

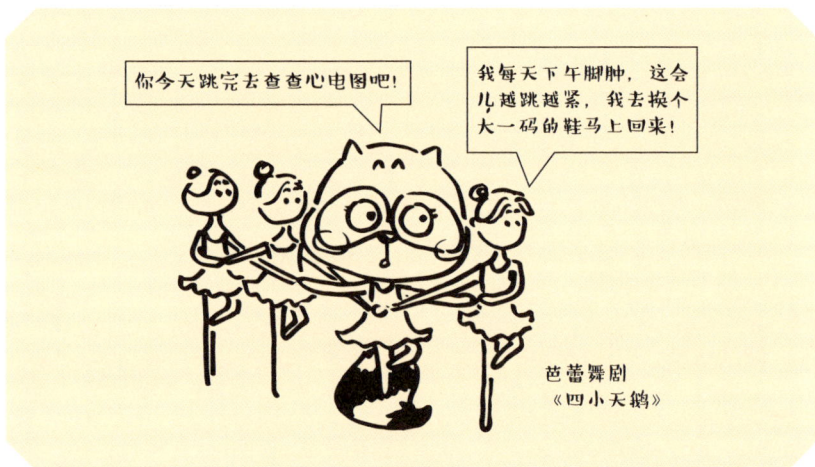

你今天跳完去查查心电图吧！

我每天下午脚肿，这会儿越跳越紧，我去换个大一码的鞋马上回来！

芭蕾舞剧
《四小天鹅》

在上述8项中，即使只出现一项症状，也最好到医院做一次心电图检查；如果有2条或更多的症状出现，则最好到医院就诊，进行一次全面的心脏检查。

男女通用的"心脏抗衰处方"

虽然心脏的衰老情况根据职业、饮食等不同，男性和女性也有所区别，但有些帮心脏"抗衰老"的方法，对男女都适用。

加点醋，减点盐

长期高盐饮食可引起血压升高，建议每人每日盐摄入量不超过6克。很多人觉得，少了盐就少了"鲜"，这时可以找些高盐调味料的替代品，比如醋、柠檬汁、番茄等。用它们烧菜同样美味，并能很大程度上降低钠的摄入。

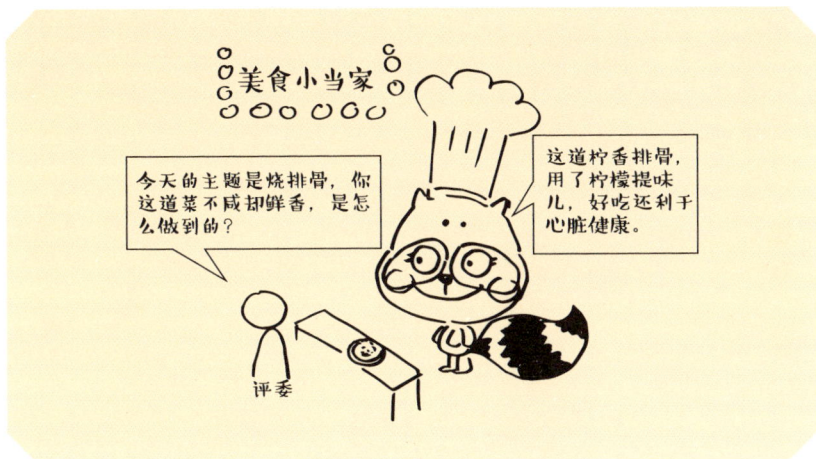

加点钙，护血管

膳食中的钙质对血管有保护作用，因此每日饮食中应补充足量的钙，牛奶、紫菜等含钙丰富，建议牛奶每日饮用250~300毫升，以低脂或脱脂奶为佳。

少吃肥肉，常吃豆

买肉时，应优先考虑鱼、禽和畜肉的瘦肉部分。

适当多吃豆制品，能在一定程度上降低吃肉太多带来的肥胖风险，还能调节血脂、血糖，保护心脏。建议常吃豆腐、腐竹等易消化的豆制品。

每周运动150分钟

要保护心脏，一般建议每周至少坚持运动5天，每天至少30分钟，即每周运动时间达到150分钟。锻炼应以有氧运动为主，比如慢跑、步行、骑车等。

保证有氧运动且适量，可从4个方面判断。

- ✿ 运动时心跳加快但不胸闷。
- ✿ 运动中不喘还能吹口哨。
- ✿ 运动后半小时微微出汗但不累。
- ✿ 运动次日不感到疲劳。有慢性病者，建议锻炼前咨询医生，以免发生意外。

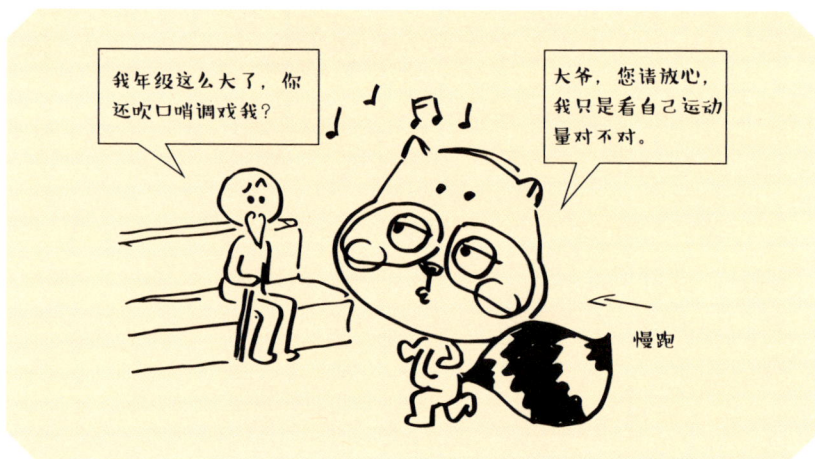

调整心态，学会减压

30～40岁的男性，家庭和社会压力较大。有调查表明，职位、学历越高的男性，心脏相对更容易出问题。女性在工作、家庭中也常感受到各种压力，尤其是在更年期后，容易出现心脏问题。

建议男性和女性出现失眠、易怒等问题时，多和家人、朋友交流，找到适合自己的积极生活计划，如每几个月去看场电影、出去旅游等。男性拿出50%的精力回归家庭，也有助于调整心态，有利于心脏健康。

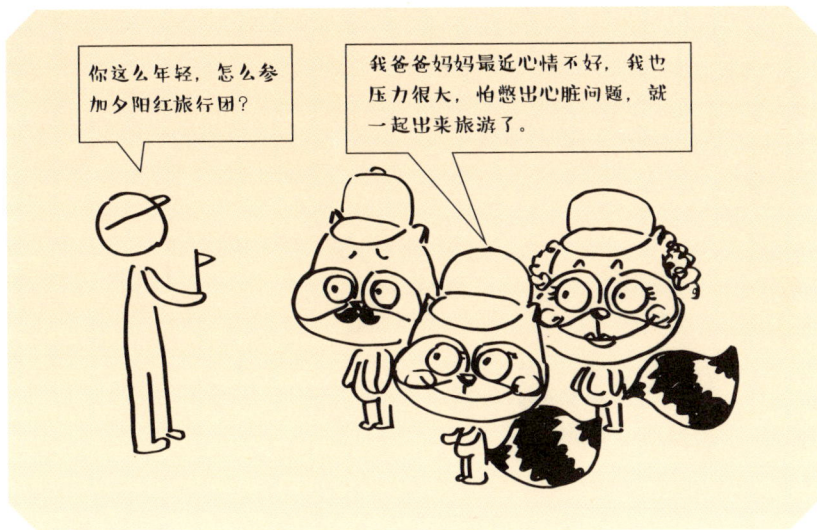

此外，戒烟、重视体检和口腔卫生，适当多吃果蔬，也有利于心脏"抗衰老"。

随时随地活动脚踝

中医认为，经常活动踝关节，也有利于心血管健康，大家平时可以多做。具体方法是：

1. 旋踝：自然站立，其中一只脚站立，另一只脚旋转画圈，双脚交替进行，也可取坐立或仰卧位进行，最好是站立旋踝。每日1次或早晚各1次，每次15分钟左右（如图1）。

2. 拉伸回勾：坐着呼气时，一只脚着地，另一只脚向前下方伸直，尽量伸展脚踝前端的肌肉和韧带，保持姿势约1分钟；吸气时脚尖尽量回勾，保持姿势约1分钟。呼吸速度不宜太急，两脚交替，各做10次（如图2）。

3. 踮脚：两脚脚尖前1/3着地，其余2/3悬空站立，踮起脚尖，放下；再踮起，再放下，重复10次（如图3）。

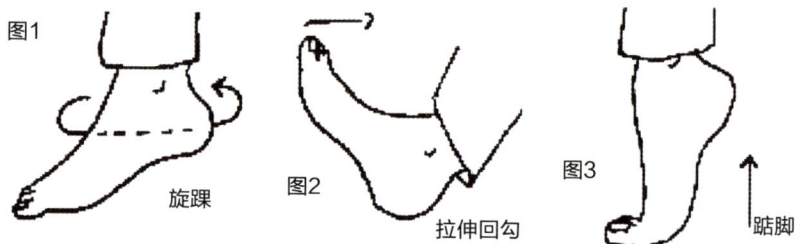

图1   旋踝   图2   拉伸回勾   图3   踮脚

需要注意的是，活动脚踝时速度不可太快，切忌用力过大、过猛，以防软组织损伤。

不知道你测出来的心脏"衰老"情况如何？快把这些护心方法用起来，找回属于自己的"年轻的心"！

⑤ 心跳也能"听"出这么多病，这才是最科学的"读心术"

你的心跳会"说话"

心脏是一个很傲骄的器官。

人的一生中，心脏大约要跳25亿～30亿次。

大多数情况下，它每分钟跳动60～100次，并且24小时都按自己的节奏工作着。有时受到外界的影响，它会"加速"跳动：如生气的时候，它加速跳动会让人感到心慌；见到心爱的人时，它的加速会让人觉得心里"小鹿乱撞"。

但你或许不知道，有时心跳的节奏和频率变化，还是身体发出的健康警报。

熊小知这就教你一套"读心术"，教你从心跳的频率和节奏，读出自己的健康状态。

节奏不对，警惕早搏和房颤

除了跳动快慢，心跳的节奏一旦出问题，也可能是疾病征兆。这其中有两种很常见。

早搏

心脏工作时，如果提前出现一次跳动，之后停顿一下，就像是演奏舞曲乱了节奏，这种情况被称为早搏。

早搏发生率很高，除了心脏不好的人，正常人在精神压力大、吸烟、酗酒、喝咖啡和浓茶、失眠时，也可能出现。

早搏常表现为心慌、心跳漏了一拍、有东西顶撞胸部或咽部产生强烈的撞击感等。

如果是体检发现早搏，本人没有任何感觉，次数也不多，大多不用治。

但如果早搏症状明显，24小时动态心电图显示1天之内有一两万次甚至更多，严重影响日常生活，应在医生指导下治疗，以免时间久了还会对心脏结构造成影响；如果有甲亢、心肌炎等原发病，应积极治疗。

房颤

　　心房颤动简称房颤，主要表现为心跳不规则。研究显示，40岁以上的人群中，男性患房颤的风险为26%，女性为23%。

　　房颤可通过发病时的普通心电图和动态心电图捕捉并确诊。其最常见的症状是心慌，也有人感觉胸闷、气短或出汗。有些人无明显症状，只在体检中偶然发现，这类"无症状性房颤"通常更危险。

　　引起房颤的原因很多，遗传、冠心病、高血压、糖尿病、心肌病、甲亢等疾病，大量饮酒、过度劳累、抽烟等都是常见原因。

　　房颤最严重的危害就是导致脑卒中。研究显示，房颤患者中脑卒中风险增加2～7倍，死亡风险增加约2倍，房颤还会增加心衰的风险。因此，发现房颤，一定要及时治疗。

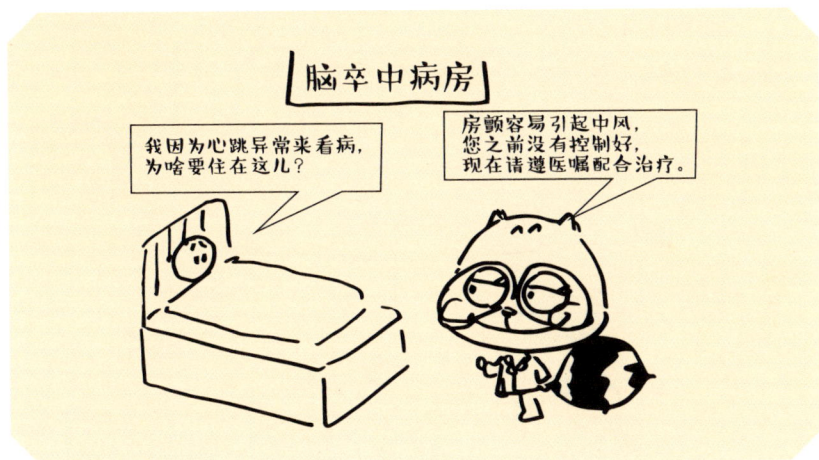

心跳速度，过快过慢都危险

长期心跳快，血管易受伤

心率通常指正常人安静状态下每分钟心跳的次数。

正常成人的心率在每分钟60～100次，低于60次/分称为心动过缓，超过100次/分称为心动过速。大家平时可通过数脉搏了解心跳情况。

能让心跳加速的原因很多，生活中常见的因素有。

❀ 压力大。压力大会增加清醒、安静状态下的心率，即静息心率。情绪激动时，心跳也会加快。如果长期因压力心动过速，会损害心脑血管健康。

❀ 饮食影响。饱餐，喝浓茶和咖啡，以及吸烟、饮酒等可使交感神经兴奋，心跳加快。

❀ 体位改变。站着时交感神经兴奋，心跳会加快。

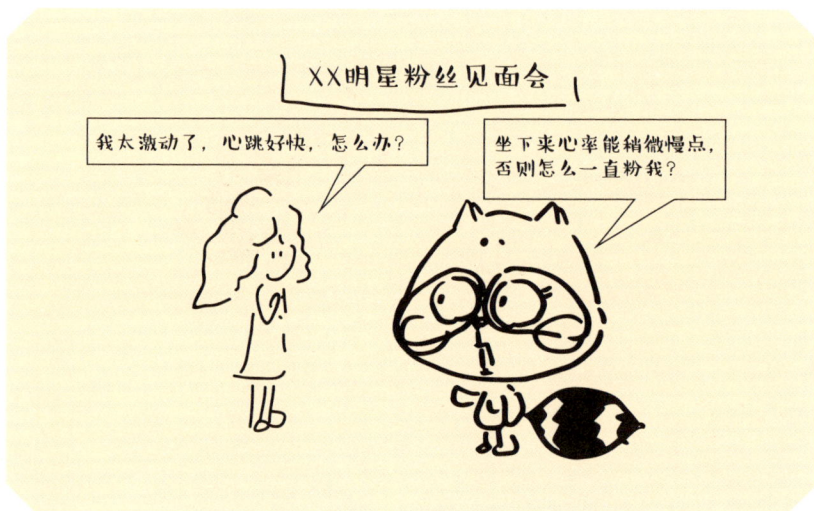

以上因素引起的心跳加速通常持续时间较短，健康人也会出现。

但如果在安静状态下，成年人心率超过100次/分，并伴有心悸（心慌）、出汗、头昏、乏力等症状，就应当提高警惕，建议到医院做个心电图，必要时排查以下原因。

❋ 甲状腺疾病。甲状腺疾病在一定程度上会影响心脏功能。甲亢等疾病可导致心跳过快。

❋ 感染。有些感染引起的炎症、发热等，也会加快心率。

❋ 心脏问题。房颤、心衰等疾病常表现为心率过快，应遵医嘱治疗。

❋ 此外，服用某些抗生素、麻黄素、平喘药等药物期间，也可能出现心率过快。

由于疾病引起的心跳过速，应明确病因后治疗原发病；由药物引起的则可咨询医生或药师，必要时调整用药方案。

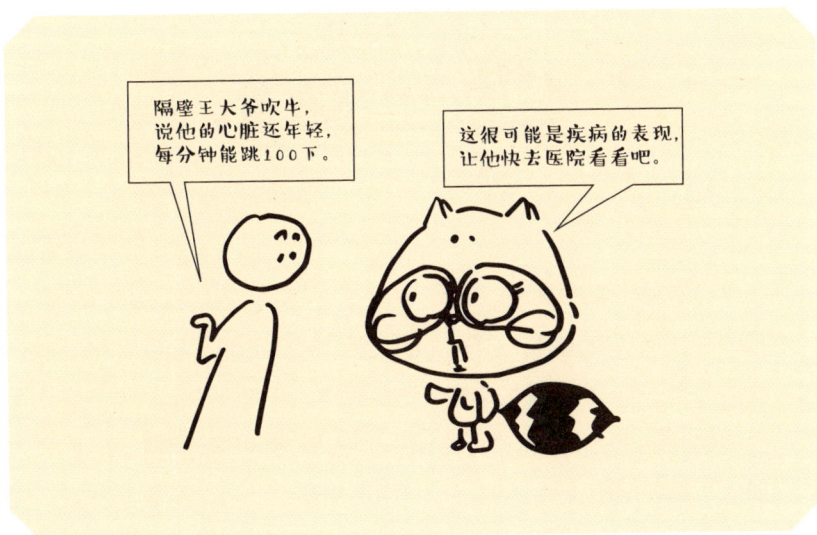

心跳长期过快，某种意义上相当于迅速消耗一生的"心跳总额"。这可能引起心脏扩大、血糖异常、心力衰竭，伤害血管健康，增加心血管疾病的发病率和死亡率。

心跳太慢，要防猝死

心跳太快不好，太慢了也不行。

生理情况下，心跳较慢主要和年龄、性别等因素有关。一般而言，老年人心跳比年轻人慢；男性的心率比同龄女性慢；运动员的心率较普通人偏慢。

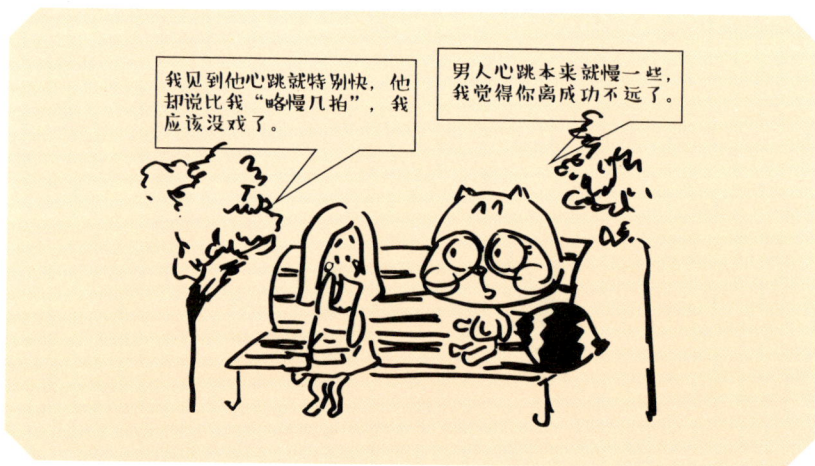

如果心率在40~60次/分之间，且没有异常症状，一般不必治疗。

但如果长期心率过慢，会导致心脏泵出的血不够，导致身体缺血缺氧。身体为了"自救"，慌忙中常会选择代偿性心室加快运动来供血，这反而会造成回血不足，严重时可能导致猝死，甚至死于睡梦中。

如果心跳特别慢（≤40次/分），出现头晕、气短甚至眼前发黑，应及时到医院就诊，在医生指导下做心电图、心脏超声的检查，排除冠心病、心肌病等问题。

如果心率长期少于50次/分，且有异常症状，也建议到医院做相关检查，找到原因。

心跳过缓严重者，应根据具体情况遵医嘱安装心脏起搏器加快心率。

4招帮忙稳住心跳

1. 每天吃800克新鲜果蔬

每天吃800克果蔬，防癌护心效果更好。其中，苹果、柑橘类水果（橙子和橘子等）护心效果好，可适当多吃，深绿色叶菜最好每天吃够250克。

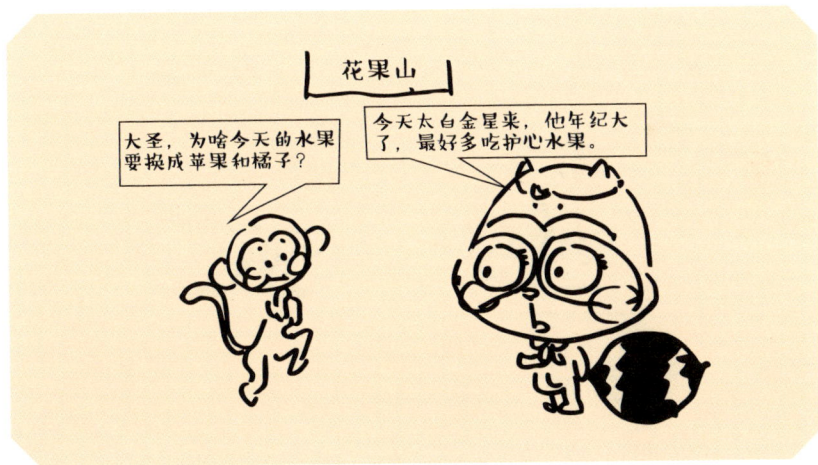

2．让心脏睡好觉

适中的睡眠时间与合理饮食、运动一样，能为机体适度"充电"，减少心血管病风险。

建议每天睡眠7小时左右，睡太多太少都对心脏不利。睡眠前应关闭无线网和手机，不要喝太多水，以免频繁起夜。

3．适量运动

适当运动有助于护心，但太逞强反而会伤害心脏。

研究发现，长期剧烈运动者，房颤发病率增加5.5倍，而规律的中等强度运动能减少心律失常发作。应本着"量力而动"的原则，不可勉强运动或活动过量。

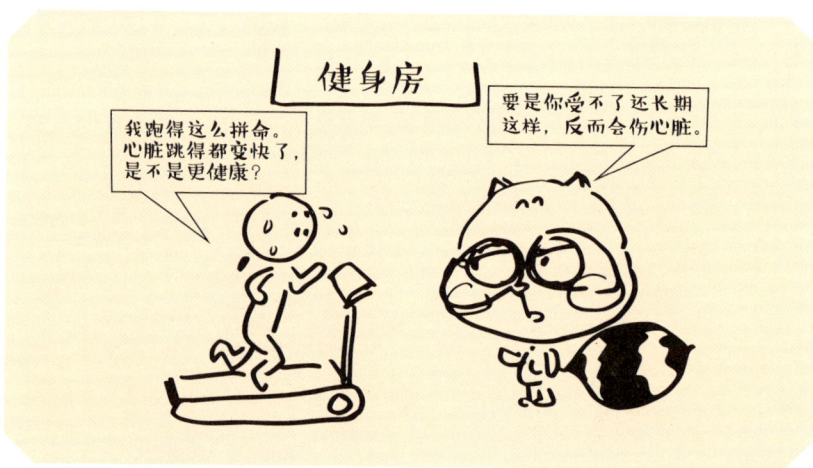

中老年人可进行散步、太极拳等较柔和的运动。三高人群一定要适度运动，如果平时心率正常，但运动结束后5分钟还不能恢复至100次/分以下，通常认为属于强度过大，应咨询医生后调整。

4. 定期体检

很多心跳异常者没有心慌、胸闷等典型症状，只在体检时发现。建议大家定期体检，有心脏病家族史者平常应关注脉搏、心率变化，发现明显异常及时就诊。

心跳安稳，健康才更有保证，内心也会更加平静。希望你的心能维持最健康的节奏，带动全身陪你走向更健康的人生。

❻ 你的肺功能有没有变差，用一根火柴就能测出来

生日蜡烛的另类用法

每年生日，都有一个检测肺功能的机会摆在你面前，可惜你错过了。

或许你会问：这个机会是什么？平时也能测吗？

其实，过生日的时候点蜡烛、吹蜡烛，就能帮你测肺功能。

知道这个方法后，大家过生日吹蜡烛的画风可能会变成这样。

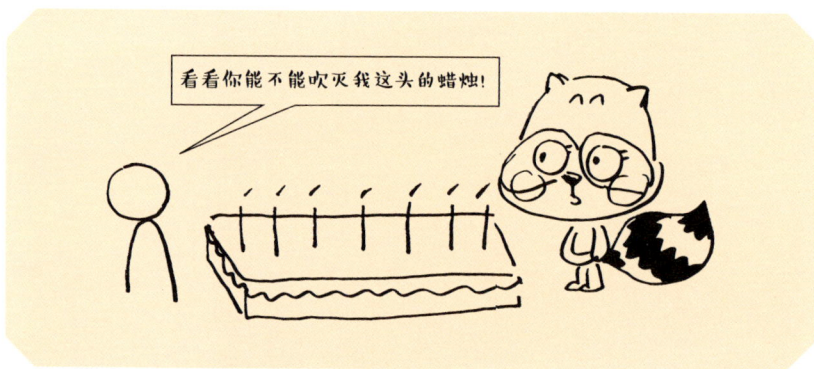

好吧，为了寿星们能继续好好过生日，我还在后面准备了更多的测试方法，你平时也能随时测。

有的人也可能满不在乎：肺功能差是老人的事，跟我有什么关系？

别急，请往下看。

肺，易被"脏东西"污染

肺每天在吸入空气的同时，还会吸入粉尘、微生物等。虽然肺叶上排列了细小纤毛，能充当肺的"清洁工"，但如果长时间吸入各种伤肺物质，也难以应付，甚至会出故障。下面这些对于肺来说就是"脏东西"，看看你能躲开几个？

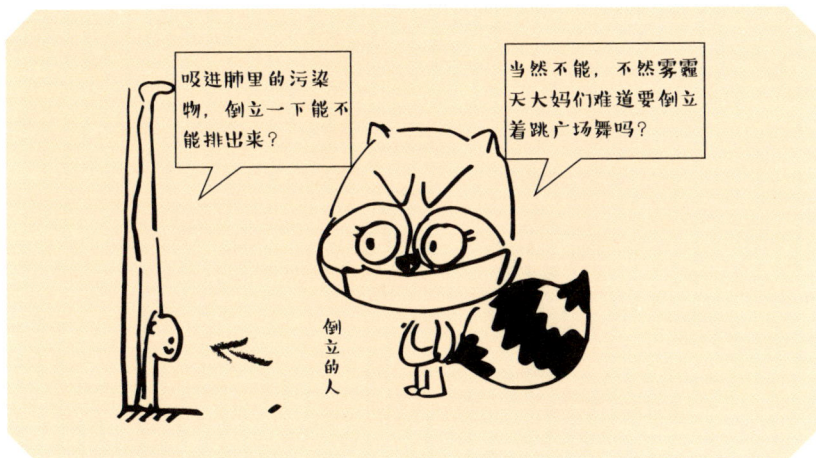

空气污染，让肺变成"过滤器"

在雾霾中，肺会变成一个"过滤器"，烟尘等颗粒物质都沉积在肺中，并且很难清除。时间长了，受损的肺泡就会变黑、弹性变差。

烟草，把肺"熏黑"

正常人的肺是红色的，烟民的肺则完全被熏黑了。研究显示，约40%的慢性阻塞性肺病由吸烟直接引起；每天吸烟20支以上，或吸烟指数（每天吸烟支数×烟龄）大于400者，肺癌发生率将升高7倍。

室内有害气体，将肺当成"抽油烟机"

厨房中的有害有毒成分最易侵蚀肺部，尤其是油烟。上海同济大学肿瘤研究所的一项研究表明，经常接触油烟的中老年女性，患肺癌的概率是正常人的2～3倍。

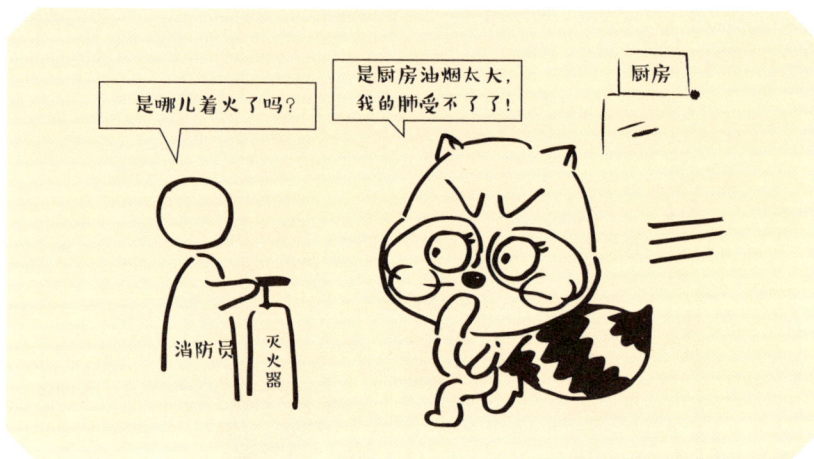

新装修房中的有害气体和颗粒也很伤肺，世界卫生组织公布的研究表明，由氡（存在于瓷砖等装修材料中）引发的肺癌占各地区所有肺癌病例的3%～14%。

除了这些肺里的"脏东西"，肺的衰老也比我们想象中的快。肺功能会随着年龄增长而增强，25岁左右达到顶峰，此后便会逐年下降。

一般建议，45岁以上的人至少每年到医院查一次肺功能；长期抽烟、接触室内外污染者，应从40岁开始，每半年查一次肺功能。年轻人也应意识到，25岁肺功能就开始下降了，护肺要早点开始。平时应注意自测肺功能，发现问题及早处理。

一根火柴测测肺功能

能吸入与呼出多少空气，是显示肺功能好坏的晴雨表。医学上常用"肺活量"和"一秒量"来检测肺功能。

肺活量是指吸足空气后再用力猛吹，能够吹出来的最大气体容量。大家对它应该很熟悉，上学时体检，还有人互相攀比肺活量的高低。

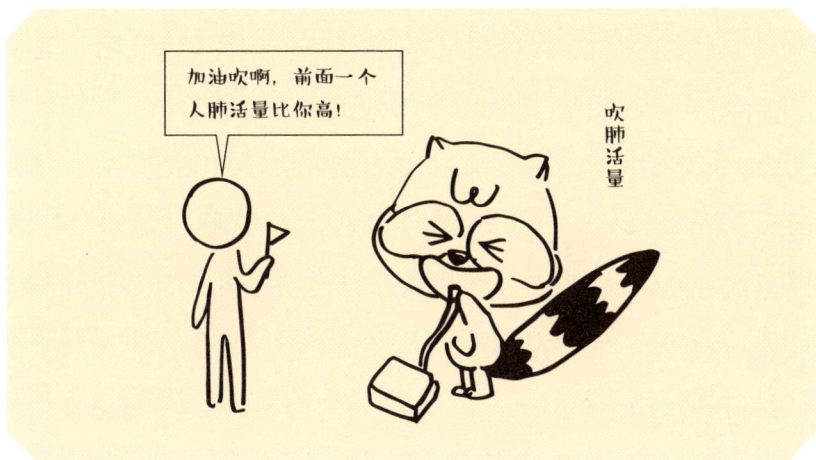

大家可能对"一秒量"不熟悉。一般健康成人用力将肺部空气全吹出来需要3~4秒，其中，第一秒能吹出的气体容量即为"一秒量"，健康成人约为3~4升。

有研究表明，当"一秒量"降至1.5~2升时，做激烈运动时会感觉呼吸不畅；下降到0.5~0.6升时，在安静状态下也会出现明显的呼吸困难。

点燃一根火柴，尽力去吹，如果距离嘴15厘米吹不灭，说明肺功能有问题；如果距离5厘米还吹不灭，说明肺功能很差，如肺气肿患者。

除了吹火柴（蜡烛），还有几个简单的方法可以测出肺功能的好坏。

❄ 爬楼梯：用不紧不慢的速度一口气登上3楼，不感到明显气急与胸闷，说明心肺功能良好。

❄ 憋气：深吸气后憋气，能憋气达30秒表示心肺功能很好，能憋气达20秒以上也不错。

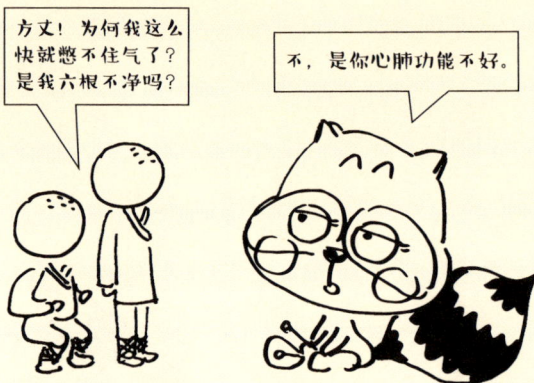

❄ 小运动量试验：原地跑一会儿步，让脉搏增快到每分钟100～120次，停止活动后，如能在5～6分钟恢复正常，说明心肺功能正常。

养肺，这些事别落下

一旦测出来肺功能不好，平时还经常有咳嗽等症状，最好及时咨询医生。尤其要当心慢性阻塞性肺疾病（简称"慢阻肺"）。

慢阻肺是慢性支气管炎和肺气肿等病的总称，可直接引起劳动力下降，导致功能残疾。

因为肺病早期可以通过自身代偿机制得到弥补，慢阻肺在早期可能只表现为咳嗽、感冒、气短，"潜伏" 5~10年后，比较严重的症状才出现。正是因为如此，"肺残废" 很少被人重视。

很多慢阻肺患者认为喘一喘不要紧，照样抽烟、剧烈活动，等到就诊时，肺功能只剩下50%，已经达到了功能残疾的标准；如果肺功能仅剩25%，就基本丧失劳动能力。

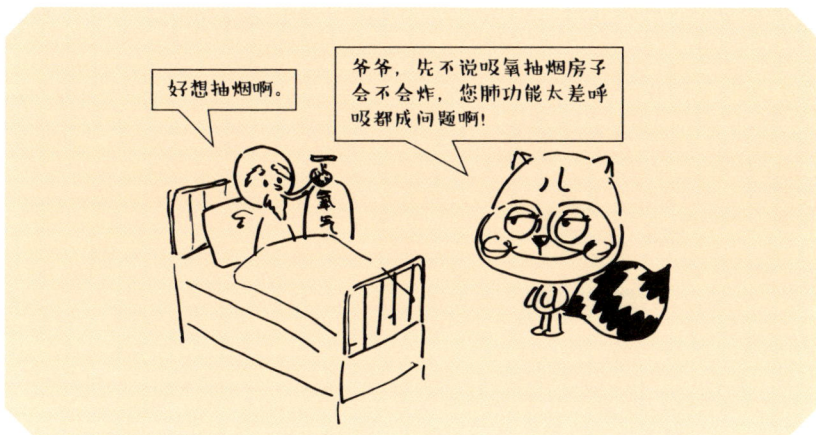

如果不想等出现慢阻肺才后悔，现在开始就应该养肺。

除了亲朋好友口中频繁提到的 "多喝水"，下面几个方法也推荐给你们。

❀ 用拇指按摩鼻翼，可帮助清洁鼻腔，有利于护肺；拍背可帮助老年人和长期卧床者排出肺内的脏东西。

❀ 主动咳嗽。可在每天早晚选择一处空气清新的地方做深呼吸并咳嗽，及时清除积存的痰液，保持呼吸道的清洁卫生。

❀ 做吹气球锻炼。特别是患有慢性支气管炎的中老年人，每天至少吹40个气球，可保持肺细胞与支气管的弹性，防止或减轻肺气肿。

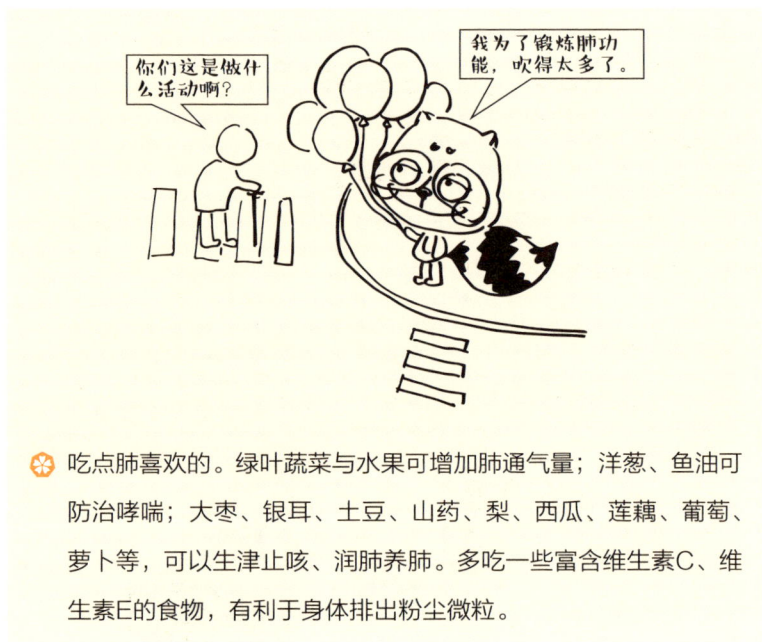

❈ 吃点肺喜欢的。绿叶蔬菜与水果可增加肺通气量；洋葱、鱼油可防治哮喘；大枣、银耳、土豆、山药、梨、西瓜、莲藕、葡萄、萝卜等，可以生津止咳、润肺养肺。多吃一些富含维生素C、维生素E的食物，有利于身体排出粉尘微粒。

不知道你自测肺功能的结果怎么样？快和亲友分享这些方法，从今天开始护肺，让肺一直处在黄金期吧！

7 很多结石是"吃出来"的，帮你排查体内的石头

结石，最爱找胆和泌尿系统

下面这篇报道曾让熊小知熊躯一震：39岁的蒋女士先后做过两次手术，取出了200颗胆结石。

别以为结石离你很远，许多和"吃""补"有关的习惯，甚至是每天都在做的事，可能正让你一步步接近结石。

近年来，由于不良饮食结构及生活习惯的改变等，胆结石发病率明显上升，达到10%左右，且出现了低龄化趋势。另外，与男性相比，女性患胆结石的概率要高出许多。

但男性也别高兴得太早，你的胆囊虽"有幸逃脱"，肾脏却"在劫难逃"。我国是世界三大泌尿系结石病高发地区之一，男女发病比例为3∶1，高温环境下工作者、办公室白领久坐一族、海员及外科医师等都属于易患人群。

流行病学调查显示，泌尿系结石的发病年龄多见于25～40岁（其中，女性在50～65岁会出现第2个发病高峰）。

熊小知这就带你去查找这些石头形成的原因，教你从根源上"碎石"。

吃出来的结石

引起结石的原因比较复杂，其中，胆结石和肾结石与饮食、服用保健品等有关。

1. 不吃早餐

人体的胆囊需要定时排空，否则浓缩的胆汁在其中滞留太久，易析出结石，进而堵塞胆管引发胆囊炎。

正常吃早餐的情况下，胆囊收缩，胆固醇随着胆汁排出。如果经常不吃早餐，会影响这一过程，增大患胆结石的风险。

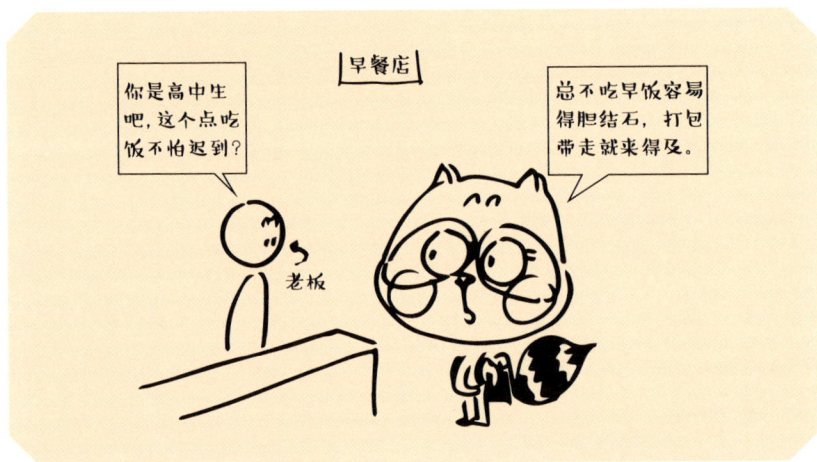

目前，长期不吃早餐是临床上引起胆结石的最常见因素之一，如果你不想和新闻里长出200颗结石的蒋女士一样，最好趁早改掉这个坏习惯。

2. 爱吃动物内脏

动物内脏（肝脏及肾脏）含较多胆固醇和嘌呤，长期、大量吃，结石和痛风的风险会增高。

如果健康人喜欢吃动物肝脏和肾脏，建议每月吃一两次，替代其他肉类，每次不超过100克，选择正规渠道购买。有心脑肾等慢性疾病的特殊人群，饮食方案建议咨询医生或临床营养师。

所以炒猪肝、烤腰花什么的，最好别放开了吃。

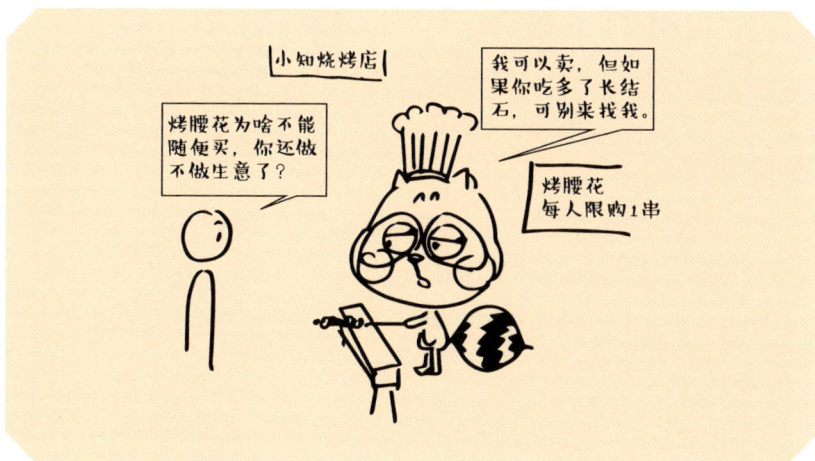

3. 喝水太少

在自然界，一到旱季，江河湖泊里的水量减少，砂石容易露出水面；人体的情况类似，如果缺水，泌尿系结石就容易产生。

多喝水、勤排尿就能有效预防肾结石。建议多喝白开水，避免喝太多浓茶、咖啡，不要把饮料当水喝。有尿意后及时排尿，以免引起感染和结石。

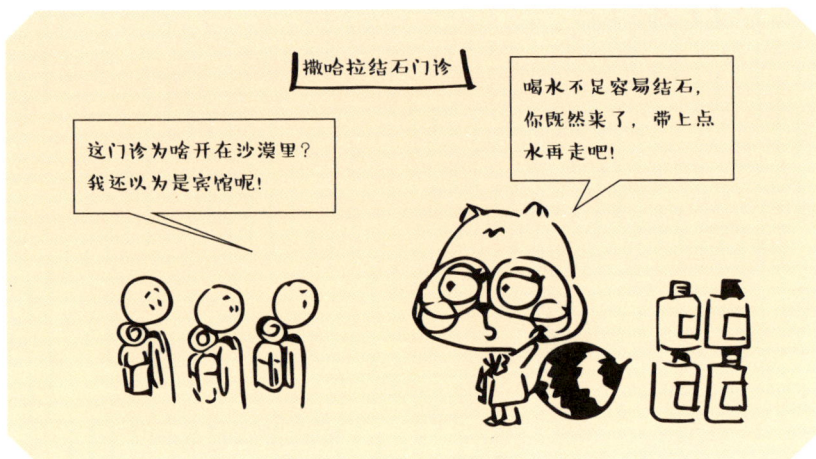

4. 乱补钙

更年期等特殊阶段的女性，以及其他明确需要补钙者，可咨询医生后，适当摄入牛奶等富含钙的食物，或选择适合自己的补钙产品。但如果不需要补钙却乱补钙，或者长期、过量吃补钙产品，引起的高钙血症会给肾脏带来沉重的负担，增大肾结石的风险。

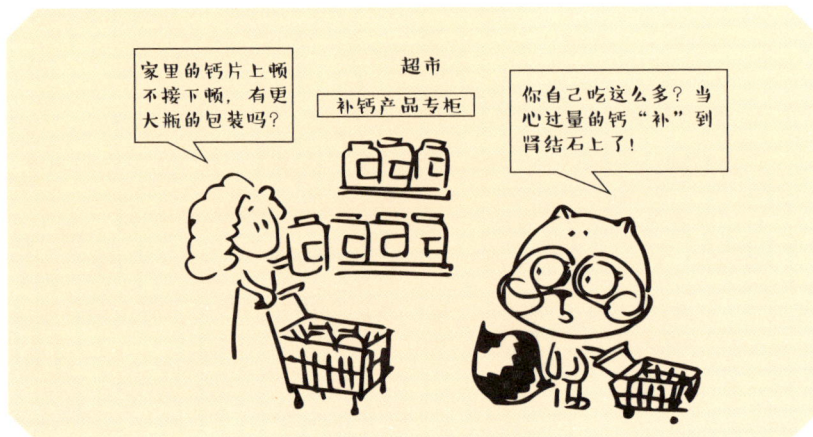

如果补钙期间使用头孢等药物，也可能增大结石风险，尤其是儿童，用药前家长一定要和医生沟通近期的用药、保健品情况。

此外，长期过量摄入维生素C（主要指过量吃维生素片等产品）、空腹大量吃柿子（尤其是未成熟、带皮的涩柿子）都可能增大肾结石、胃结石的风险。

一旦长结石，可能引起疼痛、炎症。胆结石长期不治疗，甚至可能引起胆囊癌。如果发现有下面这些症状，一定要提高警惕，必要时咨询医生，判断是否有结石。

胆结石的花式症状

1. 胆绞痛

胆结石急性发作可引起胆绞痛，表现为中上腹或右上腹剧烈疼痛，坐卧不安、大汗淋漓、面色苍白、恶心呕吐，甚至出现黄疸和高热。

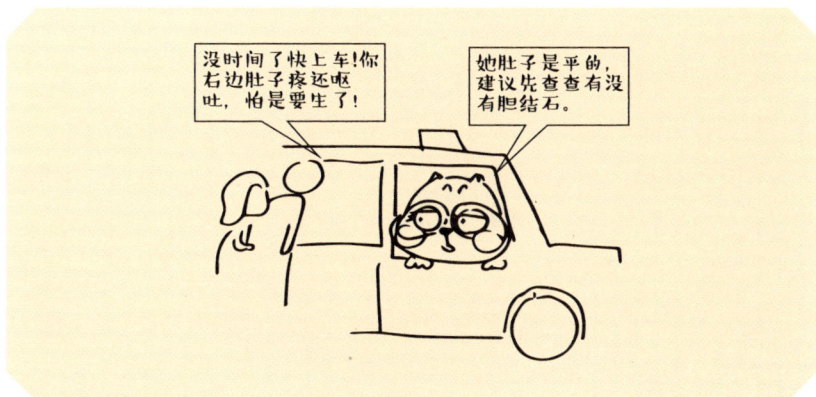

2. 打嗝不止

打嗝又称呃逆，是膈肌痉挛收缩引起的。如果持续出现或顽固难愈，可能预示有消化道溃疡、胆囊炎、胆结石等疾病。有些患者还可能伴随腹痛、发热、寒战、全身不适等。

弄清打嗝的原因有个小窍门。打嗝在24小时内能够缓解，且睡着后自动停止的，多不是疾病引起的；超过24小时还在打嗝，且睡着还不停止的人，多与疾病有关，建议咨询医生，必要时进行相关检查，明确病因。

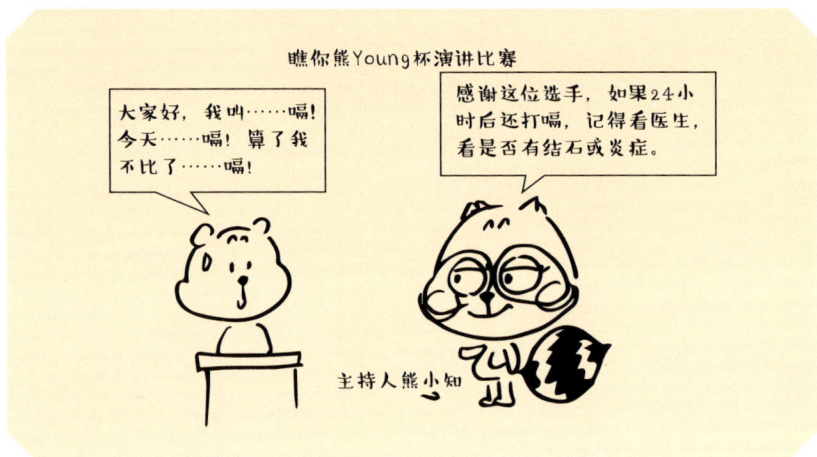

3. 没有症状

需要注意的是，也有症状不典型、不感觉疼痛的"无痛性结石"。建议重视定期体检，一旦发现结石尽早遵医嘱治疗（我知道看到这条你们想打我，可结石就是这么狡猾，熊小知也没办法。）。

篇幅所限，这次关于肾结石和其他结石的表现先不多说。但预防结石的方法，熊小知必须要告诉你。

5个诀窍防结石

虽然现在治疗结石的方法很多，但大部分还是需要进行手术。为了找到不那么痛苦的排石方法，各种研究也在持续进行中。

如果不想到长结石只能做手术那一步，平时的预防十分重要。有几个不错的方法，值得大家试试。

早餐适当吃点"油"

不吃早餐容易结石，但早餐吃得太素，也有结石风险。馒头、稀粥是典型的中国式早餐，最好再搭配点鸡蛋和肉片，或者在小菜里拌勺植物油。早餐吃点"油"，能帮助胆汁排出。

多运动，控制体重

肥胖是胆结石形成的重要因素。不爱运动、体力活动减少，胆囊的收缩力会下降，为形成胆结石创造了条件。饭后一边在沙发上"葛优躺"、看电视、玩手机电脑，一边吃各种零食，是诱发胆结石的重要原因之一。

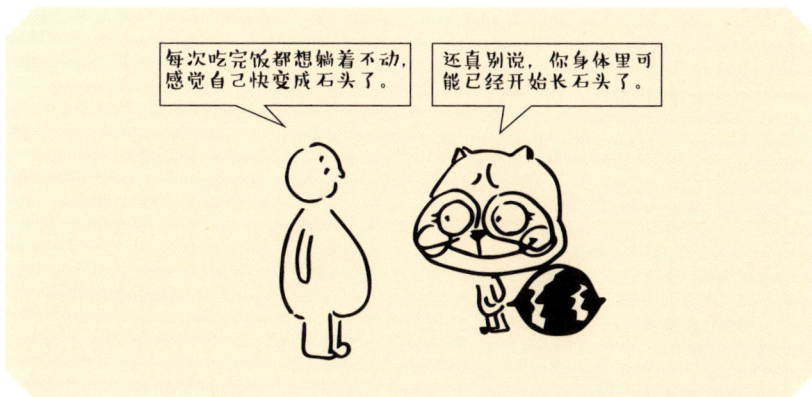

适量饮水

这个好习惯对很多疾病都有预防作用，尤其是结石。这是个典型的人人都知道、经常没做到的防病方法……

需要注意的是，长期喝过甜的饮料也可能增大结石风险，有心、肺、肾脏疾病的人，喝水的量应咨询医生。

多吃乳制品

推荐多吃乳制品（如牛奶、干酪等）、豆腐、鱼，以维持正常范围或适当程度的高钙饮食。成人每天的钙摄入量维持在1～1.2克。饮食中如果含钙过低，就会促使肠道吸收草酸、增加尿液中草酸的排泄。尿液中的草酸钙就如同河水中的小砂石，增多后容易聚集形成草酸钙结石。

避免摄入大剂量维生素C

维生素C经过自然转化后会生成草酸，服用维生素C后，尿草酸的排泄会显著增加，形成草酸钙结石的危险程度也相应增加。既往有草酸钙结石的人应避免摄入大剂量的维生素C，推荐每天维生素C的摄入量不要超过1克。

如果你不想变成一个"石头人"，千万记得吃好早饭，改掉各种不良习惯。不然，一旦长出了石头，想再把它赶走可没那么容易了。

第四章
身体天生有智慧

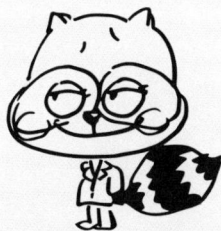

熊小知 说健康

① 2亿中国人骨量"储备不足"，1分钟教你养好骨骼

骨量低，小心骨质疏松找上你

比起存钱，你更该重视一种身体里的"健康存款"——骨量。骨量低易引起骨质疏松等问题。《2013中国骨质疏松骨折防治蓝皮书》显示，50岁以上的中国人中，近7000万人患骨质疏松症；我国还有2.1亿低骨量人群，存在骨质疏松风险。

如果管理不好"骨量银行"，可能会早早患上骨质疏松，风险远超想象。

被低估的骨质疏松危害

一旦发生骨质疏松，很容易出现以下4类问题。

1. 一动就痛

当骨量流失到一定程度时，骨骼中纵横交错的骨小梁断裂的次数和部位就会增加，形成多处"微小骨折"，导致骨痛。

骨质疏松引起的疼痛位置不固定，多出现在腰背部。通常在站立或

久坐后、弯腰、运动、咳嗽时加剧，坐下或躺下后减轻；白天较轻，夜间和清晨加重。

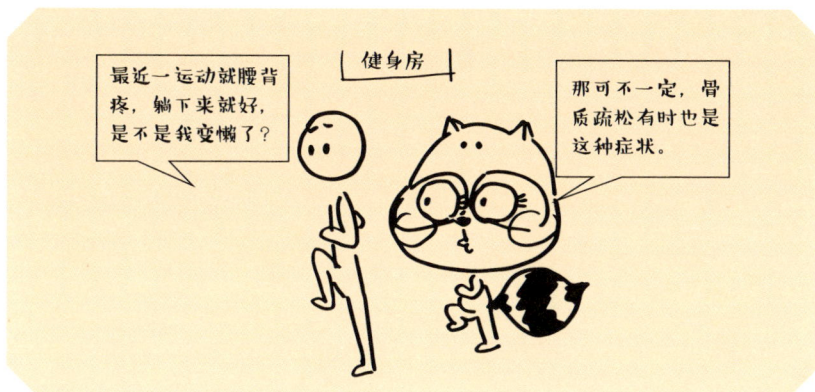

2. 驼背、变矮、骨折

人体骨骼就像高楼的框架，框架力量缺失，高楼就摇摇欲坠。

骨质疏松可造成身高降低（可达3～6厘米）和驼背。严重时，轻微的外力，比如咳嗽、打喷嚏、搬动轻质物体等，就能导致骨折。

骨质疏松骨折常见部位：脊椎、髋骨、前臂远端。

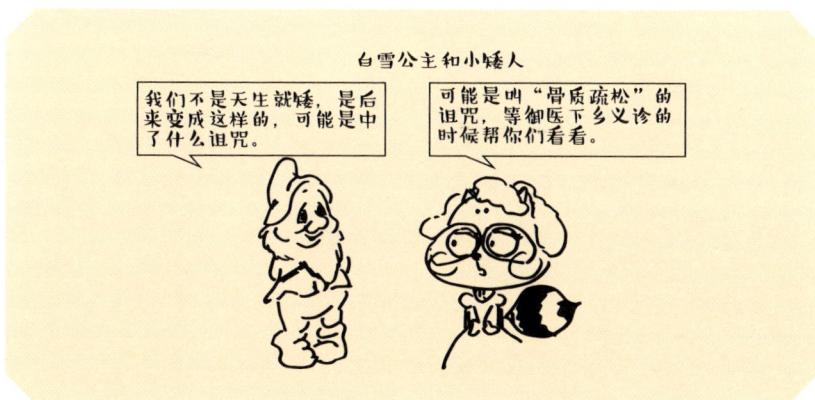

3. 感染、心血管疾病

髋部一旦骨折，生活质量将受到严重影响，甚至失去自理能力，并发感染、心血管疾病等。

如果老人发生骨质疏松性骨折，不仅手术难度很大，即使手术做得再成功，术后长期卧床也可能引起下肢静脉血栓、心梗、肺栓塞等问题。

国际研究发现，骨折后1年内，老人病死率高达40%；中老年人一旦发生骨折，再次骨折的风险每年增加20%；不到一半的老人在髋部骨折后能重新独立行走。

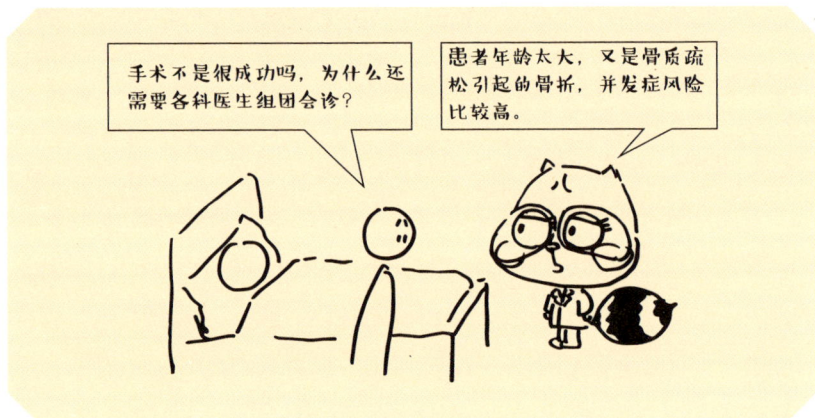

4. 影响呼吸

骨质疏松会使胸廓、脊柱变形，压迫肺组织，导致呼吸不畅。

骨质疏松导致的呼吸不畅通常不伴有咳嗽、咯痰、体温升高等呼吸道炎症的表现。如果呼吸不畅伴有腰酸背痛、驼背等症状，应及时到医院就诊，明确病因。

看到这儿你应该明白了，骨质疏松听起来只关乎骨头，其实会影响全身，严重时会威胁生命。尤其是高危人群，更应预防和及早发现骨质疏松。

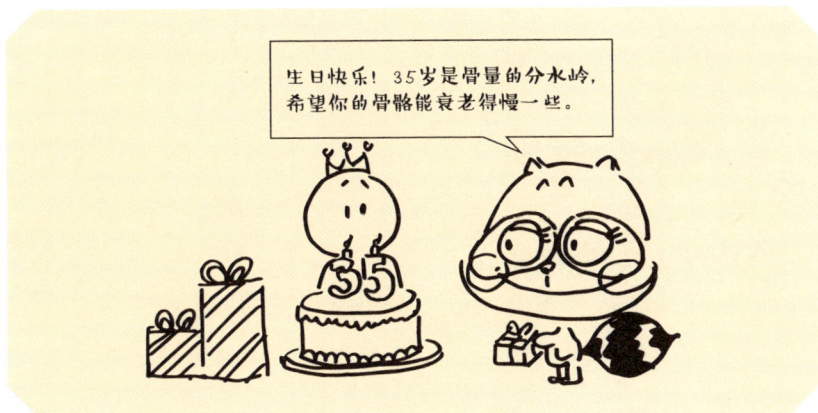

自测骨骼"负债"风险

人体自出生后，骨骼的骨量随年龄逐渐增加，一般成人在35岁时达到高峰，之后逐渐减少。骨量的流失常没有明显症状，一旦出现疼痛、骨折等明显症状时，往往已经发生了骨质疏松。

因此，有针对性地及早发现和预防十分重要。

下面这套问题，能帮你判断是否为骨质疏松的高危人群，建议你花1分钟时间测一测（以下问题均只需回答"是"或"否"）。

1. 家族史和个人危险因素

父母是否患有骨质疏松或曾在轻微跌倒后骨折？

父母是否驼背？

自己成年后是否有过轻微跌倒后骨折？

40岁后身高是否降低3厘米以上？

是否体重过轻，体质指数<19？体质指数BMI=体重÷（身高）²，其中体重以千克为单位，身高以米为单位。

2. 性别相关危险因素

女性

是否在45岁之前闭经？

除怀孕、闭经或切除子宫外，是否曾经停经超过12个月？

是否50岁前就切除了卵巢，而且没有遵医嘱服用激素补充剂？

男性

是否曾经有雄激素过低或性欲减低？

3. 生活方式相关性危险因素

每天的体力活动（如做家务、散步、跑步等）是否少于30分钟？

乳制品是否吃得少并且未服钙剂？

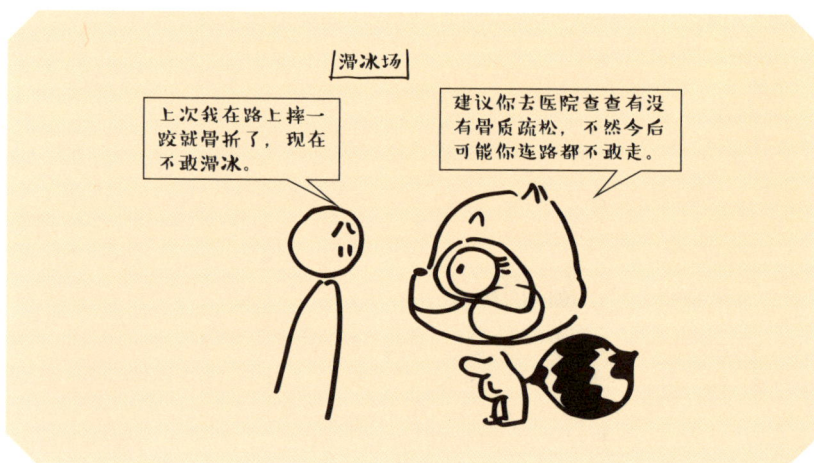

每天的户外活动，是否少于10分钟并且没有补充维生素D？

如果上述问题中，有3个以上你的答案为"是"，就建议到骨科门诊寻求专业医生的帮助。

此外，绝经后女性、中老年人、有吸烟酗酒等不良嗜好者、挑食者、长期维生素缺乏者、长期服用激素等药物的人群等，都属于骨质疏松的高危人群。

每个人都有自己的"骨量银行"，年轻时存下越多，年老时可用的余额就越多，发生骨质疏松的风险就相对较小。

对中老年人来说，一些好习惯也能"节约"骨量。熊小知下面就教你如何精打细算，当好自己的"骨量理财师"。

管理好自己的"骨量存款"

骨质疏松和骨量减少、骨密度降低关系密切，而骨密度的降低与内分泌系统改变等因素相关。大家常认为补钙就能预防骨质疏松，其实没那么简单。

建议从下面几个方面入手，预防骨质疏松，别让钙"白补了"。

保证钙的摄入量

一般来说，没有乳糖不耐受或其他特殊疾病的成人，可每天喝300毫升牛奶，有助于补充钙。

饮食中可适当增加含钙、磷高的食品，如鱼、虾、虾皮、海带、乳制品。奶制品的含钙量高，且钙磷比例合适，更适合老年人。

每天晒太阳20分钟

要想让补的钙充分发挥作用，还要通过晒太阳来补充维生素D。

晴好天气应保证每天在户外20～30分钟，非暴晒季节，光照时间段以上午10点到下午3点为最佳，暴露面积尽量多一些；上班族可在周末或放假时尽量出门拥抱阳光。

运动要足够

骨骼也是"用进废退"的，建议每天至少运动半小时，以延缓骨量丢失。快走、慢跑、骑自行车、打乒乓球等都是很好的运动。心肺功能不佳者，可咨询医生选择适合自己的运动方案。

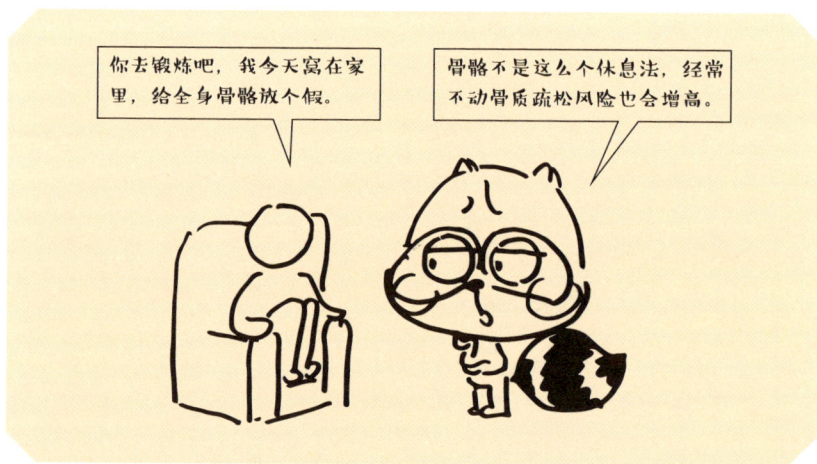

改掉不良习惯

不吸烟，少饮酒，饮用咖啡等要适量。吃肉和盐太多也会影响钙的吸收利用，应注意饮食均衡和口味清淡。

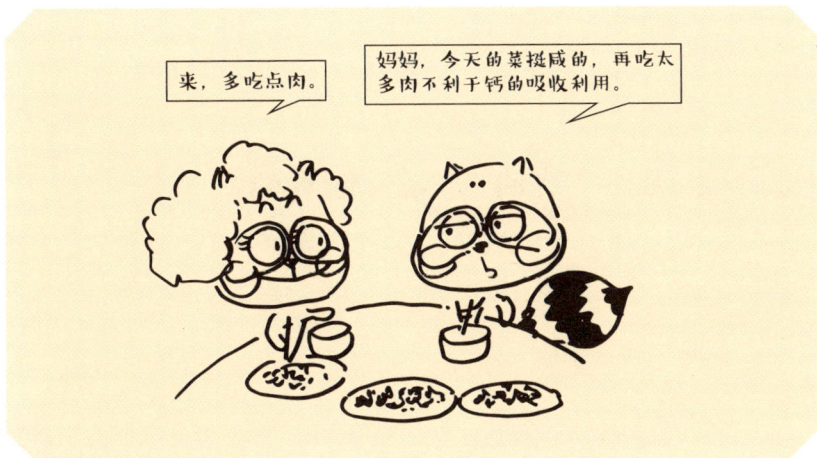

定期测骨密度

中老年人和绝经女性，建议每年检查一次骨密度。

还要给大家推荐一种简单有效的预防骨质疏方法：下蹲+太极+骑自行车。

- ✳ 下蹲是美国运动协会专家公认能有效预防骨质疏松的好方法。但老人和肥胖人群尽量不要深蹲或减少深蹲时间，别超过20分钟，下蹲最好扶着桌子或椅子，减少膝关节压力。
- ✳ 可以练习太极，有助于增强平衡力。
- ✳ 自行车是有氧运动之一，很适合中年人。

如果明确有骨质疏松，应及时遵医嘱治疗，并注意预防跌倒等引起骨折。熊小知希望大家都能管理好自己的"骨量存款"，让健康的骨骼陪你一起到老。

② 人天生就是"弯的"，强行掰直的后果是……

正常脊柱，有4个"弯"

如果有人因为捡钱扭到脖子，你会不会同情他？反正我挺同情小区里王老师的。

前几天，他在下班路上看到地上有张钞票，低头捡时一个在路上跑的孩子撞了上去，他的颈椎壮烈负伤。

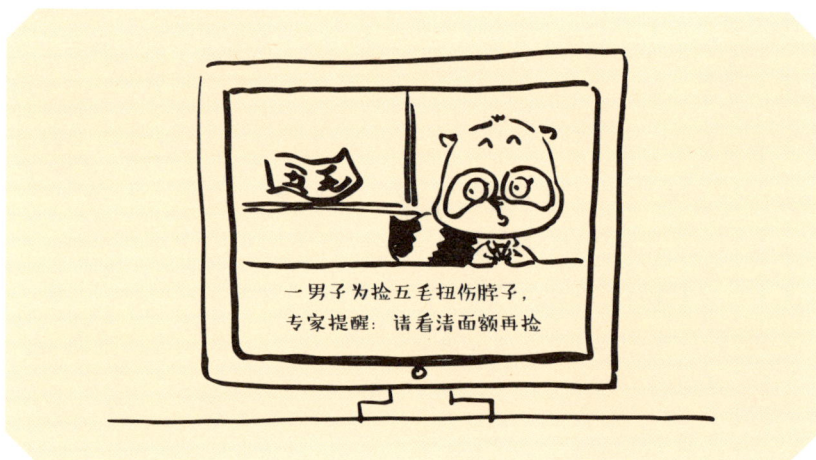

一男子为捡五毛扭伤脖子，
专家提醒：请看清面额再捡

其实，他的颈椎不是第一次出问题了。有次拍片子，大夫说："你看，你的颈椎都直了。

　　王老师是个认真的语文老师，他咬文嚼字1天，也没想明白这句话，刚好在楼道里碰到我，就问："颈椎不都是直的吗？难道还是弯的？"

　　我赶着下楼，简略地回答他："我们都是弯的啊！"

　　这句话一出，王老师吓得花容失色，马上不让我下楼了，一定让我立刻说个明白。

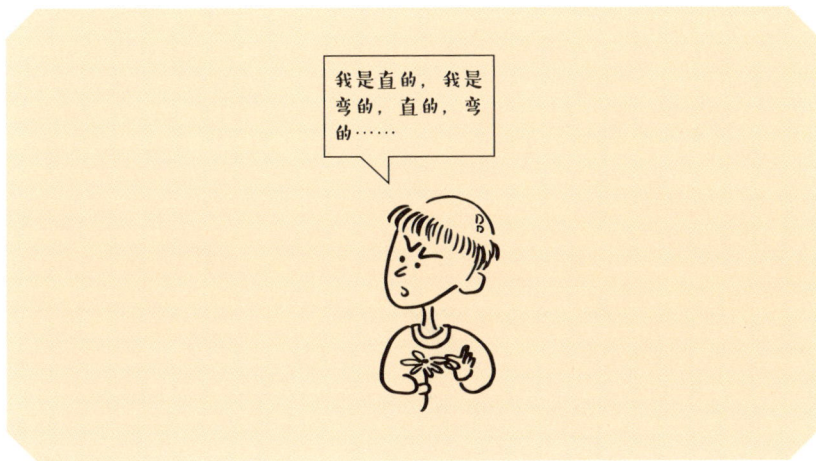

　　我感觉不太对，立马补充："我说的是颈椎、脊柱的几个部位应该是弯的。"

　　人体的脊柱有4个生理弯曲，它们自上而下分别是颈曲、胸曲、腰曲、骶曲。其中，颈曲和腰曲向前，胸曲和骶曲向后。

生活坏习惯，让脊柱变形

　　总是低头玩手机，会伤害颈椎；坐车时突然遇见急刹车，也可能造成脊柱损伤。此外，下面这些是脊柱变形最常见的原因。

1. 慢性劳损

长期的不良姿势、负重过大、长期超范围运动，会造成颈背腰部的软组织积累性损伤。例如，王老师的颈椎病和常年腰疼，是因为需要低头批改作业和备课造成的。

2. 高跟鞋

经常穿高跟鞋，也可能引起颈椎病！

穿上高跟鞋后，为了保持平衡，身体会重心前移，保持前倾，腰前凸会比正常人严重很多。这可能会引起脊柱变形、腰椎和颈椎受力集中，还可能引起肌肉力量紧张，长期劳损引起疼痛，容易加重颈、腰椎病的发生。

如果长期得不到治疗，严重的还会压迫神经，需要到神经科接受治疗。

注意以下几点可少受高跟鞋的伤害：

1）穿不同高度的高跟鞋，以免脚踝同一处经常受到挤压。

2）走路时挺胸收腹，不宜弯腰曲背，也不宜疾走快跑。

3）多注意脚部保养，养成热水泡脚的习惯，并适当按摩。

3. 错误姿势

除了大家熟悉的"葛优躺"，生活中很多不正确的姿势都会伤害脊柱。

站立时，脊柱所受的压力小，但歪身站立会加重某侧肌肉的紧张度，时间久了，会造成腰椎两侧受力不均，导致腰背疼痛。良好的站姿，应该下巴稍回缩，腹部微微收紧，骨盆稍微向前。

坐着时，脊柱承载150%的压力，坐着身体前倾（如使用电脑）时，脊柱承载250%的压力。首先，坐着时要挺胸收腹，使椎间盘受到的压力最小；其次，找一个舒适的靠垫，最好能和腰椎完全贴合，材质稍微硬一点，有一定的支撑强度。最后，不妨把椅子拉近桌子一步，或者将桌上的电脑显示器挪近一点。

另外，弯腰时腰部承受的力量较大，因此搬重物时，不要直接弯腰，应先蹲下，保持上身直立，再用腿部肌肉力量站立起来。

脊柱被"掰直"，问题就来了

脊柱上的几个"弯曲"是为了适应直立行走逐渐形成的。换言之，如果它们发生改变，甚至被"掰直"了，就会出现毛病。

所以我们平时说的"站直"，实际上脊柱不可能完全挺直。

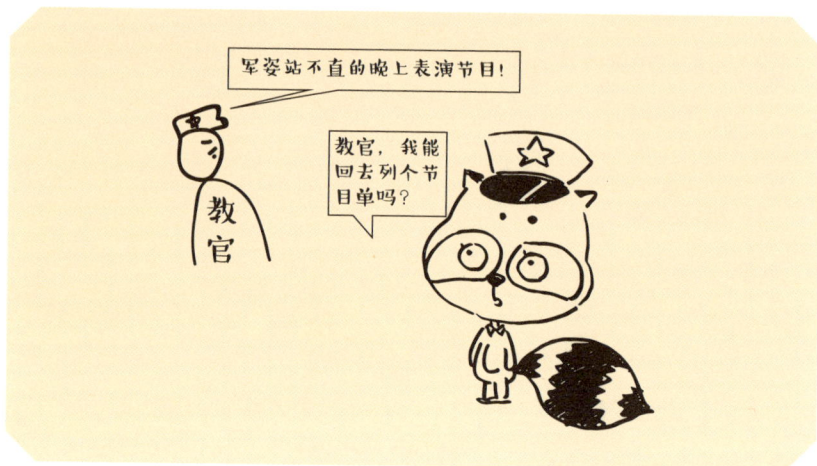

脊柱被"掰直"，会引起的问题包括：

1. 颈椎病、腰椎间盘突出等骨科疾病，表现为疼痛、麻木及感觉障碍等症状。

2. 体内神经传导信号中断，相关脏器出现功能异常。

3. 颈椎异常会导致大脑神经受到影响，轻则反应迟钝、记忆力减弱，重则引起血压升高。

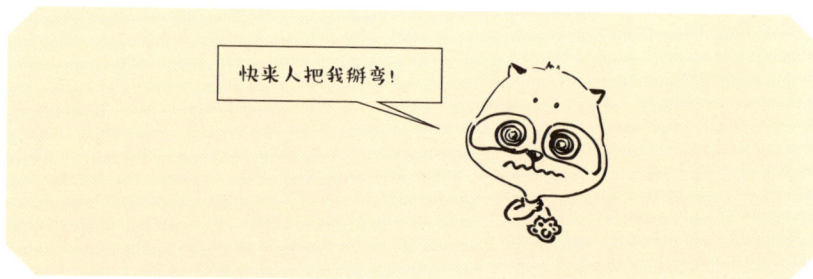

除了被"掰直"，脊柱还可能出现侧弯。如果发生在儿童身上，会产

生一系列健康问题。

1．影响孩子体型和生长发育

儿时脊柱侧弯的人，成年后会有明显的肩颈、腰、背痛，体力较差、注意力不集中，损害学习和工作能力。轻度脊柱侧弯只要早发现、早处理，一般对生活没有影响。

2．影响心肺健康

由于脊柱侧弯发生在胸、腰段居多，会压迫心肺，出现呼吸功能障碍。随着侧弯加重，胸廓活动度变差，可能影响心血管循环系统，出现心脏功能障碍。孩子活动量稍稍变大，就可能出现心慌、气短、憋闷等问题。

3．影响全身骨骼发育

脊柱出现问题可能产生"多米诺效应"，使肩膀处于非正常形态，一侧肩胛骨高于另一侧，或两侧髋部高低不一致，引发腰部不平衡。头部也会受到影响，向一侧倾斜或向前突出，导致头痛。

保护脊柱，试试这些方法

保护脊柱，除了改变不正确的姿势，还可经常活动颈椎、腰椎等部位。此外，这两个动作也能保护脊柱。

1. 与颈争力

两只手放到颈后，用力向前拉颈部，头部则用力向后仰，同时两手的食指、中指从上到下依次按压第一节到第七节颈椎的突起。

每次坚持30～60秒，每天做10次。通过自我力量对抗，能锻炼颈部肌肉，从而加强颈部的稳定性。

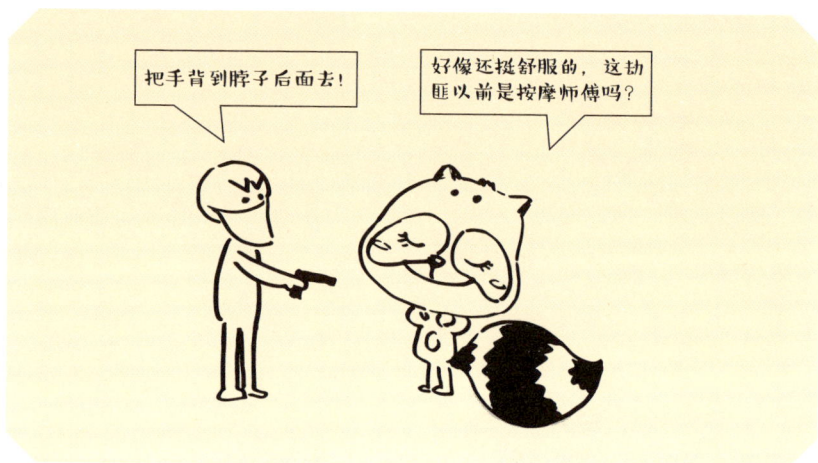

2. 耸肩后旋

顾名思义，这个动作就是先耸肩，再做肩关节的后旋。

这个动作主要锻炼的是肩关节周围的多组肌肉。长时间伏案的人总爱窝在办公桌前，常会感到后脖颈和肩膀的部位发紧，这种颈肩不适往往是颈椎病最早的表现。

耸肩后旋的动作与平时的姿势相反，能加强肩部、背部的肌肉力量，从而达到防治颈椎病的效果。此动作10次为1组，每天练习10组以上，效果显著。

需要低头工作、长时间看电脑者，每隔30分钟到1小时，就要站起来活动2～3分钟（可做上面的两个动作）。

3. 选择合适的枕头

还应当选择合适的枕头，高度在10厘米左右，或与自己立拳高度一致；枕内容物要能维持颈椎正常的生理弧度；枕头中部为凹陷形，可限制睡眠中颈椎的异常活动，避免落枕。

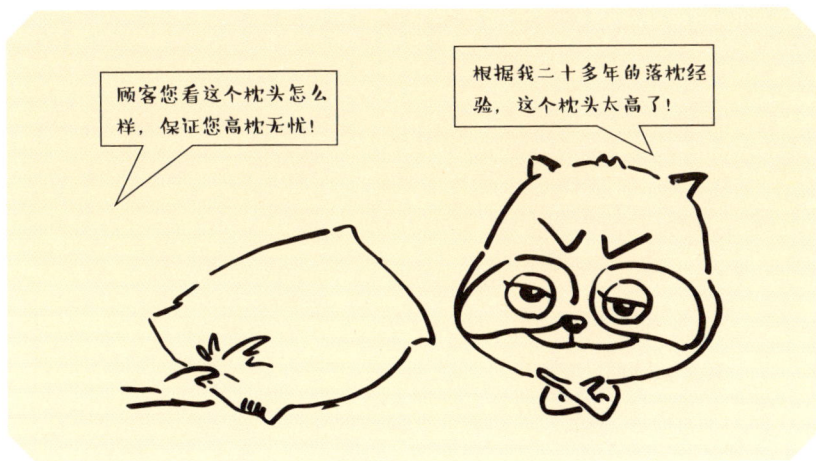

如果已经确诊了颈椎病或者腰椎问题，最好还是找大夫规范诊治，避免病情加重。

如果你也经常出现"颈、肩、腰、腿痛"，就赶快照着我教的学起来！

❸ 人身上这个地方，居然藏着一条"生命线"

颈椎：人身上藏着的"生命线"

人的手上有条"生命线"，但目前，还没有研究表明它对健康有影响。不过，我们的脖子上真的有一条"生命线"，它决定了我们的"命脉"。

脖子连接了头颅与躯干，其中的颈椎、器官、食管和密集的神经、血管，都是维持生命重要功能的"要道"，能起到以下重要作用。

1. 为大脑供血

从后脑勺到肩膀上方的锁骨，都属于脖子的"疆域"。它的两侧分布

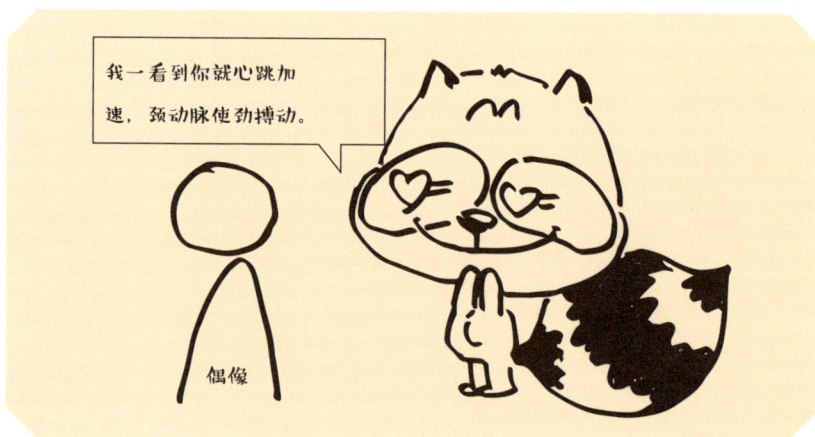

着颈动脉，又与椎动脉一起负责大脑的血液供应。

颈动脉为大脑提供80%以上的供血，我们可以在喉咙突出部分两侧大约5厘米的地方，触摸到它的跳动。

2. 构成免疫防线

脖子里分布着密集的淋巴结与神经干。

病毒、细菌最易侵犯呼吸道和口腔，受到感染的淋巴液回流时，第一站就是脖子。

3. 脖子里的神经调节全身

大脑发出的神经都要经过颈部下行，其中8对脊神经支配人体的运动和感觉。

4. 对脑神经调节：血压、呼吸和胃肠蠕动

交感神经能使人心跳加快、肢体血管收缩、让人出汗等；副交感神

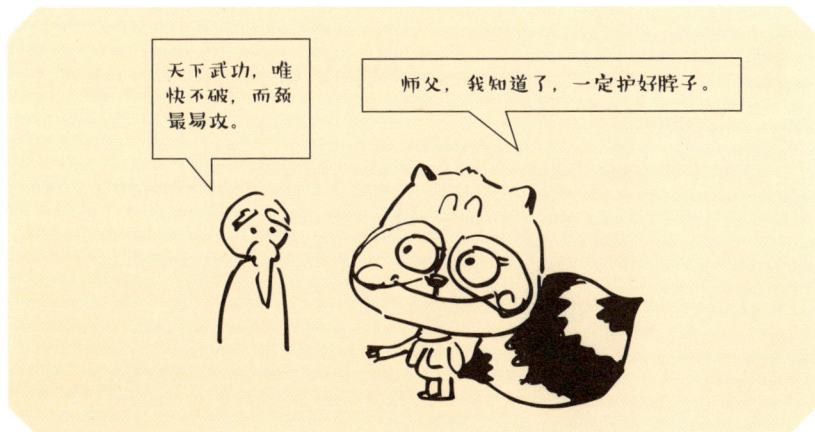

经兴奋能使人心跳减慢、变弱。

从中医的角度来说，脖子还是全身经络的贯穿之处，脖子后面的风池、风府、大椎穴等穴位，是养生保健的"要点"。

其中，颈椎起到支撑脖子里这些生命要道的作用，是一条重要的"生命线"，一旦受伤，会引发一系列连锁反应。

自测：你有颈椎病吗？

其实，颈椎病是经年累月出现的，但很多人不注意观察，忽视了早期警报。有几个小方法，能帮你自测是否患有颈椎病。

❀ 肢体某一部位发生像触电一样的放射痛，是神经根型颈椎病的典型表现。如果同时伴有头晕、恶心、视物旋转的症状，则往往伴有椎动脉型颈椎病。

❀ 手指麻木，特别是双侧都麻木，可能是得了颈椎病，导致脊髓重要结构受到压迫。

❀ 手握拳，然后完全伸开，10秒钟做20次以上才算正常，否则可能有颈椎病。

❀ 试图两只脚在一条线上走，颈椎病患者是走不了直线的。

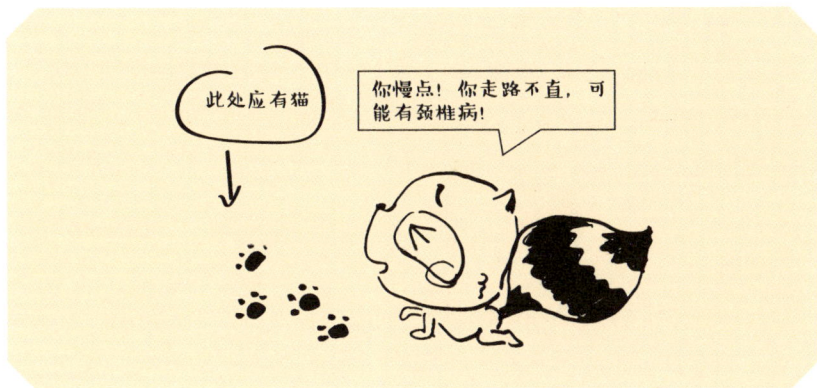

这些病，可能是颈椎病惹的祸

除了脖子痛、头晕等颈椎病常见症状外，一些意想不到的问题，也可能是颈椎病引起的。

高血压

颈椎病可能致使血压忽高忽低，尤其以血压升高为多。这与颈椎增

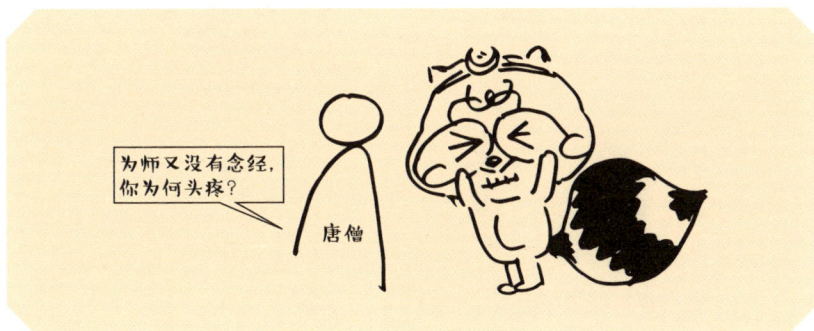

生的骨质刺激椎管内交感神经有关。

这类高血压有些"特别之处"。患病初期，患者的血压升高或降低，往往与颈椎病发作同步。有数据显示，这类高血压多发于40～50岁，男性多于女性。

胃病

有部分颈椎病患者的颈椎骨刺会刺激内脏神经，让大脑误以为人体进食，促进胃酸分泌，出现食欲增强、灼热烧心、反酸嗳气、饥饿时疼痛等类似胃溃疡的症状。

如果是抑制胃肠分泌和蠕动的神经受到颈椎骨刺的刺激，便会出现不思饮食、腹胀不适、打嗝嗳气、上腹隐痛，甚至恶心、呕吐等一系列症状。

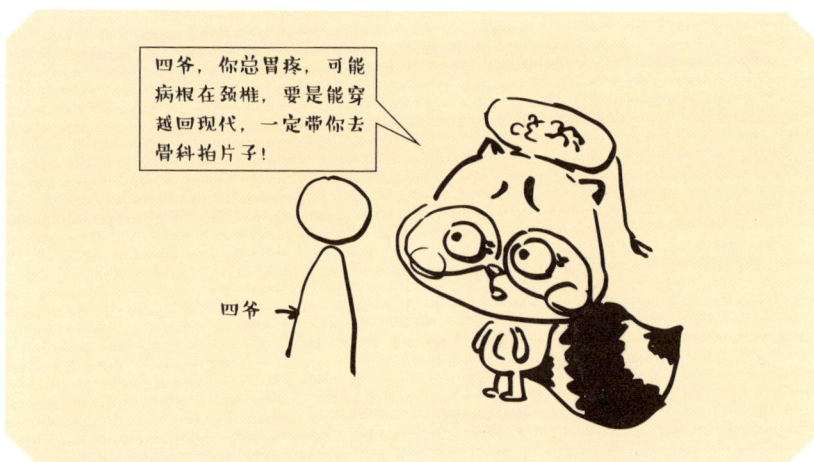

视力障碍

比较严重的颈椎病，可能引起视力下降、视力模糊、眼睛酸胀、怕光、流泪等症状。不少患者头、颈部长时间处于某种不良姿势时，就会出现视力障碍。

乳房胀痛

患者开始会觉得一侧乳房或胸大肌间断隐痛或刺痛，向一侧转动头部时最为明显，有时疼痛难忍。

颈性乳房胀痛高发人群包括长期伏案工作的女白领，肩部长期负重的女工人，以及易遭受外力损伤的女运动员等。

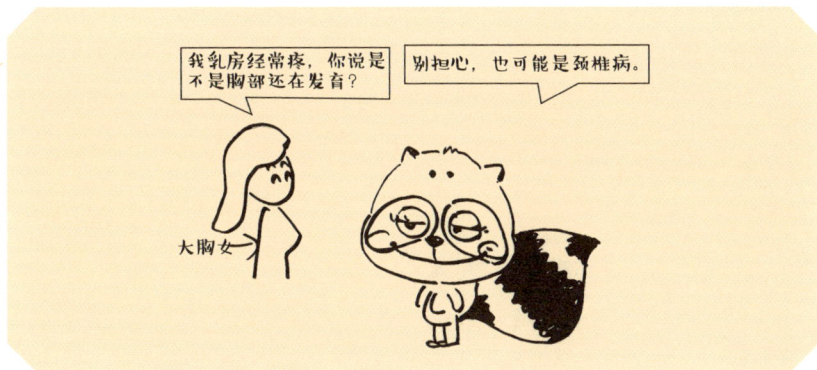

此外，颈椎病还可能引起心律失常、吞咽困难等问题。这些问题多在颈椎病得到有效治疗后减轻甚至消失。因此，如果发现以上症状，常规治疗不能有效缓解，建议请医生诊断，看是否有颈椎病。

随时随地护颈椎

一旦怀疑有颈椎病，应及时就诊，遵医嘱治疗。生活中，大家也应注意护好颈椎。

首先，站立或行走时抬头挺胸，两眼平视前方，切忌低头弓背；久坐时戴好护颈枕。

其次，需要长期低头工作者，养成每15分钟抬头后仰一次的习惯，适当扩胸、耸肩等。也可适度按压风池穴（后脖颈两根比较粗的肌肉的外侧）和天柱穴（风池穴左侧约一指左右的位置）。

再次，选择合适的枕头。为了达到支撑颈部的目的，应选择从侧面看呈现类似"6"字状的枕头，突起部分相当于自己拳头的高度，这样枕上去就比较舒服。

最后，要防止外伤。回头转颈不要过急、过猛；开车或坐车系好安全带，防止急刹车或颠簸时因惯性发生颈部脱位性损伤；不要用脖子夹着电话。

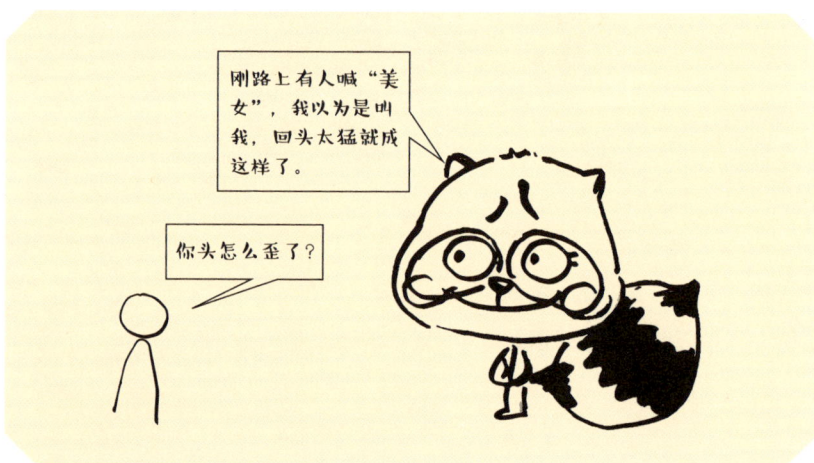

平时大家还可做做颈部操。

支撑头部：身体前倾，将肘部放在桌子上，用手掌托住额头，保持3~5分钟。

抬升运动：双手放到椅子边缘，支撑身子，腿部向上抬高，保持5秒钟。

收缩肩部：坐直，伸直脊椎，双手放到腿上，同时双肩向后靠拢，保持15秒钟。

"乌龟探头"：模仿乌龟向前探头，并保持下巴水平。

转动颈部：每隔1小时，低头让下巴尽量靠近胸部，然后慢慢旋转颈部。

不知道你看这篇文章时，是不是一直低着头。

美国一项研究发现，每天低头用手机，会增大颈椎压力。低头倾斜15度，脊椎压力增加约12.2公斤；倾斜30度相当于给脊椎增加约18.1公斤的压力；倾斜45度，脊椎压力会增加约22.2公斤。

看到这里，当然应该轻柔地抬起头、活动一下颈椎，好好保护身上这条"生命线"。

❹ 原来心脏病也分男女！你的"护心软肋"就在这里

心脏，一个容易受伤的器官

不知何时起，"玻璃心"成为形容一个人心理承受力差的词。在一些影视剧和文学作品中，女性容易被塑造成"玻璃心"的形象。从健康角度看，持续为我们工作的心脏确实很容易受伤，但更"玻璃心"的可能是男人。

男人和女人的心脏，"软肋"其实不太一样。男人的心脏衰老得快，而女人的心脏病总是不容易被发现。熊小知接下来将一一分析，帮你找到自己的护心重点。

为什么男人更易"心碎"

虽然男女的心脏结构基本相同，但女人有一道特殊的护心防线——雌激素。

雌激素好比女性健康的一把"保护伞"。它能改善血管弹性、降低血压和胆固醇水平，对心脏具有保护作用。

也就是说，雌激素能在一定程度上降低高血压、高血脂和心脏病的风险。

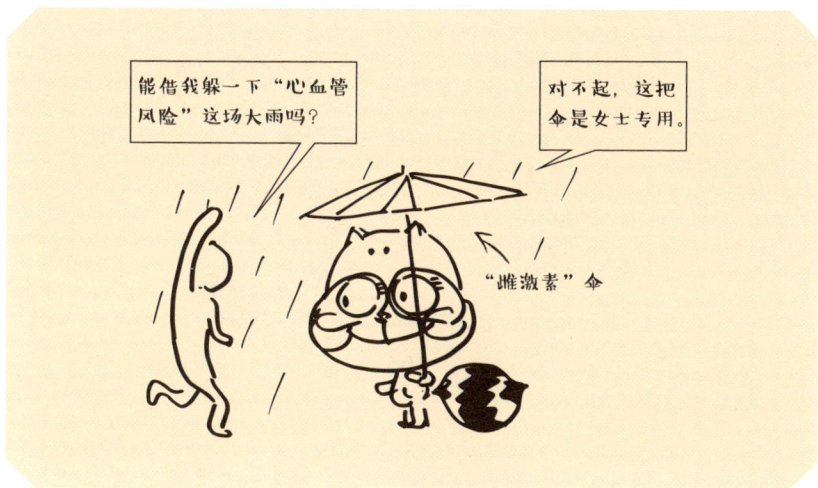

相比之下，男性的心脏可能衰老得更快。除了缺少雌激素这道女性特有的防线外，男性往往更容易摄入大量高脂肪食物，且有吸烟、酗酒等坏习惯的比例较大。这些因素都可能加快心脏老化速度，增大心血管疾病风险。

40岁是男性心脏健康的一道坎，一般而言，从这时起，男性的心脏衰老开始加速，加上这个年龄段工作、生活的压力较大，容易发生心血管疾病。

需要注意的是，男性心脏老化快，并不代表女性的心脏就能一直保持年轻。

更年期后，女性体内雌激素大幅减少，会让心脏老化速度加快，心血管病风险明显增加。

此外，心血管疾病与长年累月的生活习惯有关，从年轻开始，无论男女都要多留"心"。

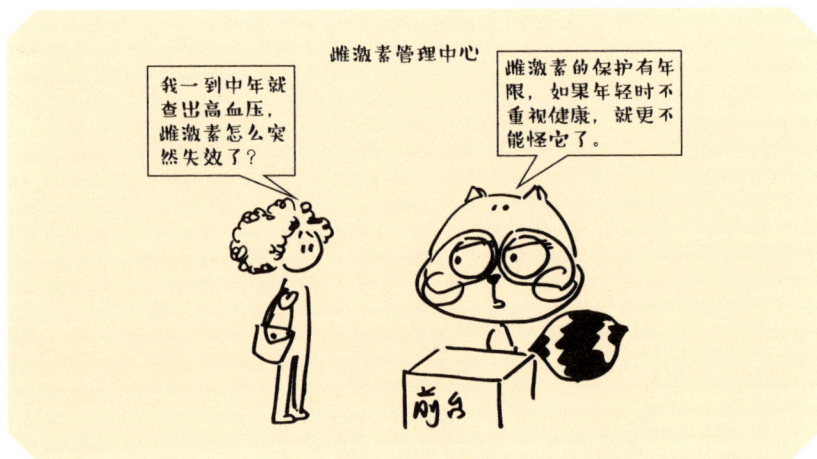

女人更该警惕"沉默"的心脏病

除了激素影响不同，男女心血管病的临床表现，甚至治疗效果都存在差异。女性在心血管病的防治过程中，有两大问题尤其需要注意。

1. 症状不典型

由于绝经后，雌激素对女性的保护作用明显减弱，使心脏自身的保护作用退化，冠心病的发病率也随之增加。

同时，女性一旦得了心血管疾病，症状往往不典型，常表现出疲劳、焦虑等不适感，易与更年期症状混淆，延误治疗时机。临床上，女性心脏病患者接受积极有效治疗的比例往往低于男性。

一上了年纪就感觉容易累，都是更年期惹的祸。

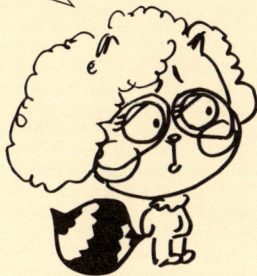

妈妈，这可不能大意，尤其要当心是心血管出问题。

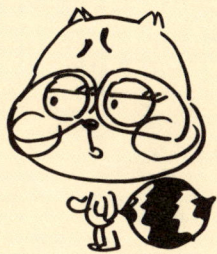

2. 绝经前不重视

确实，女性心血管疾病多在55岁绝经期后进入危险时期，高发年龄比男性晚10年左右。但从预防角度上讲，年轻女性不能因此疏忽大意。尤其是长期接触二手烟、情感压力大的女性，发生心血管疾病的风险较高，更不能忽视心脏健康。

大学女生保健课堂

老师，老人才会得心脏病，讲点别的吧！

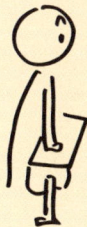

那可不一定，你敢说在座的同学心脏都足够健康吗？

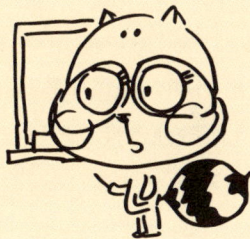

整体上看，女性的期望寿命比男性高，终身心血管负担远大于男性。因此，女性护心更要从早开始。

美国心脏协会给出的年轻女性健康目标为：

1. 不用吃药时，总胆固醇小于200毫克/分升；血压低于120/80毫米汞柱；空腹血糖小于100毫克/分升。

2. 体质指数，即体重/（身高）² 小于25。其中体重以千克为单位，身高以米为单位。

3. 不吸烟（当然最好也远离二手烟）。

4. 体力活动：每周至少有150分钟中等强度运动；如果时间有限，每周至少做75分钟高强度运动。

5. 日常做到食用富含水果、蔬菜和低脂、低盐的"DASH饮食"。

研究发现，如果能坚持这些目标，30年后不仅心血管病的患病率低，甚至得癌症的风险也会很小。

为男女定制一套护心法宝

正因为男性和女性在心脏健康上的差异，在护心方面，针对各自特点，熊小知有几点建议想送给大家。

女性：控制腰围。国家体育总局的调查证实，近年来，我国城乡各年龄段人群腰围均有所增加，城镇中青年女性尤为明显。腹部脂肪过多会影响血管健康，增大心脑血管疾病风险。

根据《中国成人超重和肥胖症预防控制指南》要求，18岁及以上成年女性腰围正常值应小于80厘米。

腰臀比也是一个很重要的健康指标。腰臀比=腰围/臀围，如果男性腰臀比例在0.9，女性在0.8以上，就表明是内脏脂肪过剩的高危人群，患心血管疾病的风险较高。

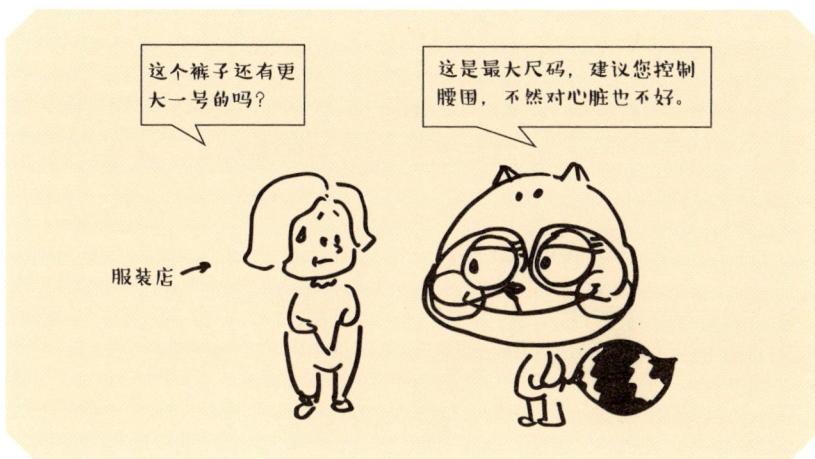

男性：戒烟限酒。《美国心脏病学会杂志》上的一项研究发现，45岁男性猝死的终身风险为10.9%，是女性的3.3倍左右。

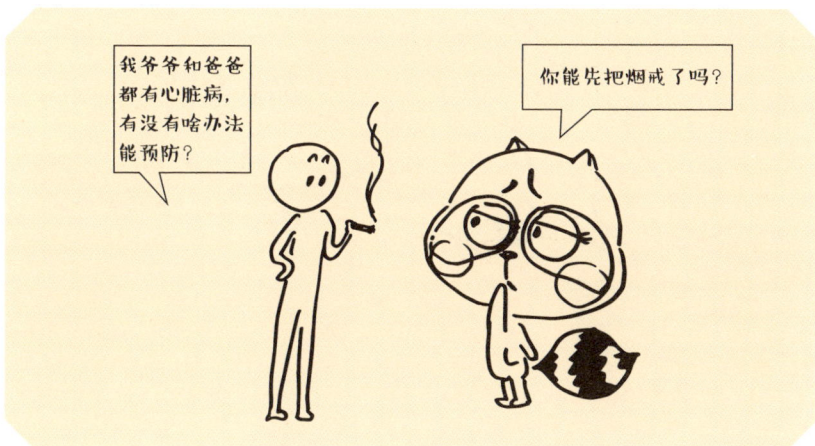

　　中青年人压力较大，不少男性常吸烟喝酒，加上熬夜应酬，猝死发病率较高。从戒烟和控制饮酒量做起，养成良好的生活习惯，有利于降低心血管风险。

　　当然，烟草和肥胖是男女共同的健康大敌，大家都应重视。此外，还有一些男女通用的护心方法。

　　饮食清淡。建议控制甜食摄入；少吃含盐多、腌制及煎炸食物；多吃蔬菜和粗粮；适量吃肉；不吃过冷或过冰的食物或饮料，以免发生冠脉痉挛。

　　合理运动。一般成年人，建议每周保证150分钟运动时间。慢跑、游泳、瑜伽等有氧运动都是不错的选择。但最好别在早上锻炼，因为清晨是心血管病发作高峰期，可选择晚饭后2~3小时进行。

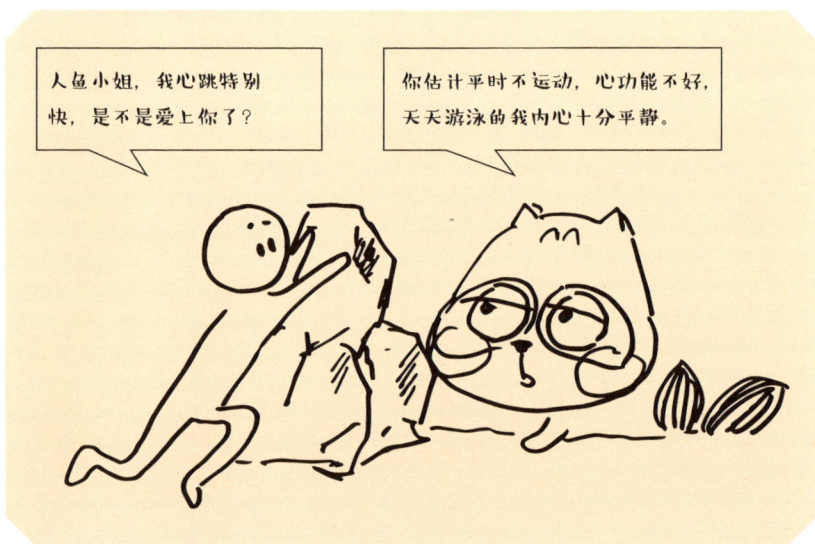

　　定期体检。体检中，一旦发现血脂、血压等指标异常，应及早通过饮食、运动控制，必要时应遵医嘱服药，以免引起其他问题。

　　如果男人和女人都能了解自己的护心"软肋"，并及早重视起来，预防心血管疾病的效果会随着年岁的增长逐渐显现。熊小知希望，你能成为心脏更健康、衰老更慢的那一个。

⑤ 血脂"正常"，血管也会堵！别被你的体检结果"骗"了

血脂好不好，得看这4个指标

拿到体检报告，看到血脂的检查结果正常，你可能会长舒一口气：终于放心了。

但是，先别高兴得太早。每个人的血脂标准都不太一样，化验单上的参考标准未必适合你。即使结果看起来正常，也可能已经"超标"了。

熊小知这就带你去"测测"，你的血脂应该是什么标准。

判断血脂是否正常，需要关注下面4个指标。

- ❊ 总胆固醇。
- ❊ 甘油三酯。
- ❊ 高密度脂蛋白胆固醇（HDL-C）。
- ❊ 低密度脂蛋白胆固醇（LDL-C）。

其中，高密度脂蛋白是种"好胆固醇"，有助于保护心血管；而低密度脂蛋白胆固醇是"坏胆固醇"，偏高很可能引起相关疾病。

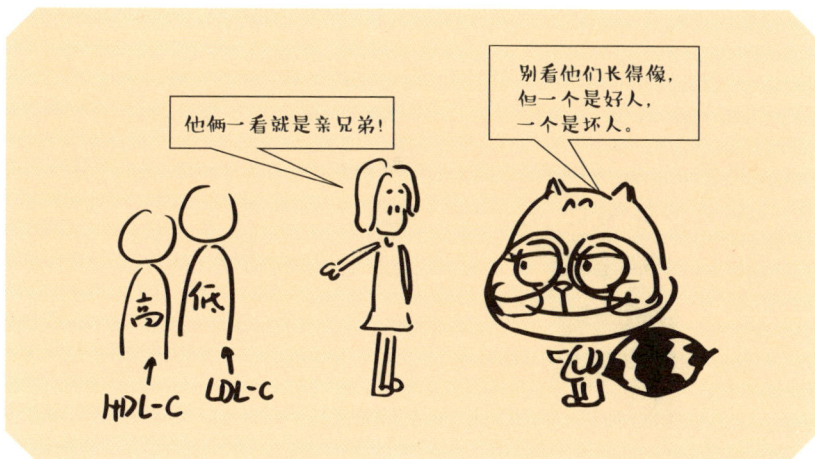

坏胆固醇长期过高，会让血管内动脉粥样硬化斑块聚集，血管变得狭窄，血流不足，导致冠心病等疾病。

更危险的是，有些斑块还相当不稳定，一旦破裂就会短时间堵塞血管，导致心梗或中风（脑卒中），可危及生命。

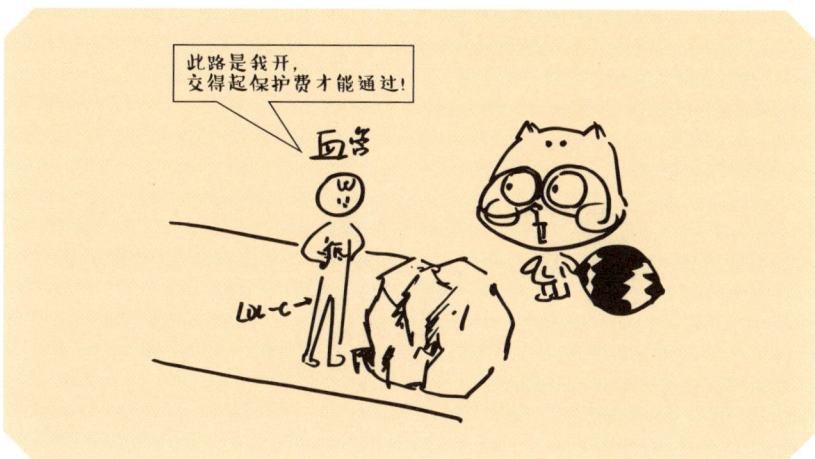

对正常人来说，坏胆固醇建议控制在＜4.14（注：以下单位均为毫摩尔/升）的范围，如果能＜3.12就更理想了。但它对心血管的杀伤力实在太大了，加上近年来心脑血管病发病风险增高，所以达标值应该控制得更低。

血脂有几个危险因素，如男性年龄≥45岁、女性≥55岁、肥胖、吸烟、早发冠心病家族史、好胆固醇HDL-C数值过低等。

我们按照危险程度，把对应的血脂指标分为四档，大家可对号入座测测自己的达标值。

低危人群：坏胆固醇＜4.14

低危人群，是指只存在1~2个上述危险因素的人，他们的坏胆固醇水平低于4.14即可。

中危人群：坏胆固醇＜3.37

患有高血压，且伴有1~2个上述危险因素的，属于中危人群，坏胆固醇的目标值为3.37。

高危人群：坏胆固醇＜2.59

患有冠心病、中风、糖尿病、慢性肾病中任何一种疾病的人都属于高危人群。此外，得高血压的同时，存在上述危险因素中的随机3个，也属于高危人群。

极高危人群：坏胆固醇＜2.07

同时患有冠心病和糖尿病，或者曾有急性冠脉综合征发作的人，尽量将坏胆固醇控制在2.07以下，且一定要在医生的指导下服用降脂药。

注意3点，检查结果误差小

血脂高不高，用检查结果和你的达标值对照就能看出来；但检查结果准不准，可能跟你体检前的一些生活细节密切相关。

为避免检查结果出现偏差，体检之前应该注意这3条。

1. 检查前3天避免高脂饮食

短时间内进食脂肪含量高的食物会导致血脂升高。因此，在做血脂检查前3天最好别突然胡吃海喝，以免血脂"虚高"造成误导。

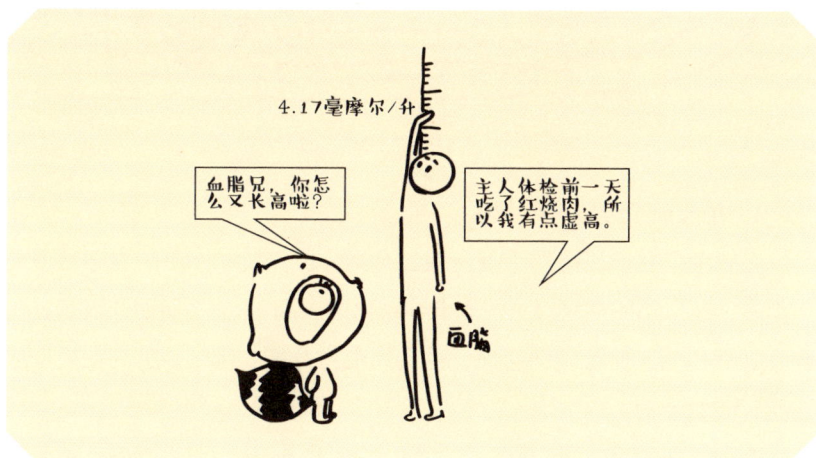

2. 别刻意改变生活方式

体检前突击执行健康的生活方式，血脂的检查结果看上去更健康，却不能反映真实的血脂情况。因此，检查前两周内，应该保持跟过去一样的生活与饮食习惯，这样查出的结果才准确。

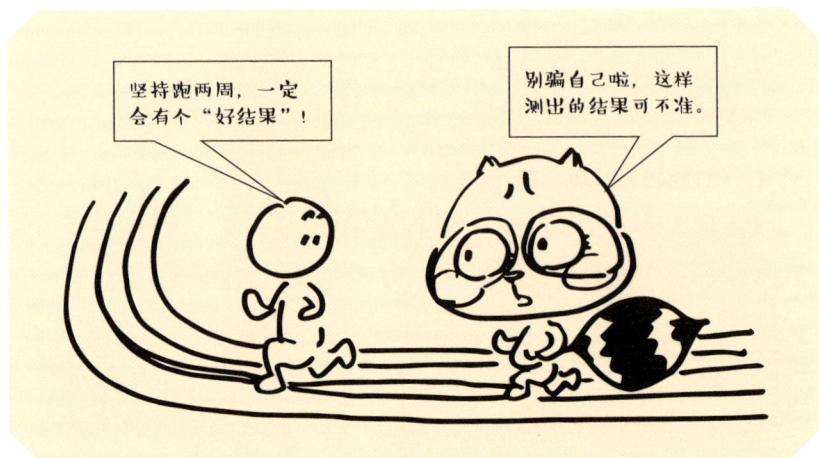

3. 抽血前空腹10~12小时

进食后，甘油三酯的浓度会明显升高，比空腹状态下的血脂水平高出很多，所以刚吃完早饭去检查会让结果"虚高"。而空腹时间过长，储存在身体里的脂肪被调动起来，也会让血脂升高。因此，最好在检查前空腹10~12小时。

例如，明天早上8点要抽血检查，那么前一天晚上8点以后就不要再吃东西了，可以喝少量水，晚上10点以后最好连水也不要喝。

不抽血，也能看出血脂异常

别以为只有体检才能查出高血脂，其实身体出现的一些征兆，也在提醒你该注意血脂了。

1. 身上出现黄色小包

手背、指关节、肘关节、臀部、膝关节等部位出现黄色、橘黄色或棕红色的结节、斑块或疹子，有时候是手掌出现黄色或橘黄色的条纹，说明你可能已经有高脂血症了，最好抓紧时间去查个血脂。

2. 经常头晕、手麻

时常感到头晕、头痛、胸闷气短、睡眠不好、容易忘事，还觉得手脚发麻、沉重，这可能是在提醒你血脂偏高了，要注意控制。

3. 腿肚子抽筋

腿肚子经常抽筋、刺痛也可能是血脂高引起的。

体内胆固醇过高无法正常代谢时，可能积聚在周围肌肉中，刺激肌肉收缩，导致抽筋；另外，高血脂容易让血管变窄，让腿肚子因为供血不足而抽筋。

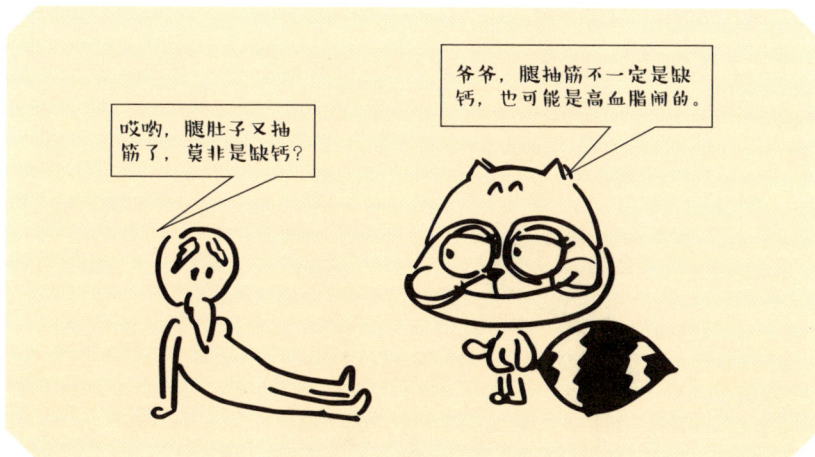

4. 眼睑长黄色的疙瘩

中老年人血脂高了，可能会在眼睑周围长出黄色的疣。它不仅说明血脂高，还可能侵犯到眼睛的黄斑，从而影响视力，需尽早干预。

5. 食欲不好

高血脂会引起脂肪肝，导致肝脏肿大，肝功能发生变化，食欲受到影响。因此，出现食欲不振也有可能是高血脂引起的。

饮食+运动，管理好血脂

想要管好血脂，要知道血脂从哪儿来，到哪儿去。首先管住嘴，减少饮食摄入的脂质；其次，合理的有氧运动，能消耗多余的脂质。

饮食学3招，就能少吃"油"

大多数血脂异常的人存在超重现象，因此在饮食上首先要控制总量，别吃得太多；其次是别吃得太油，避免摄入过多脂质。

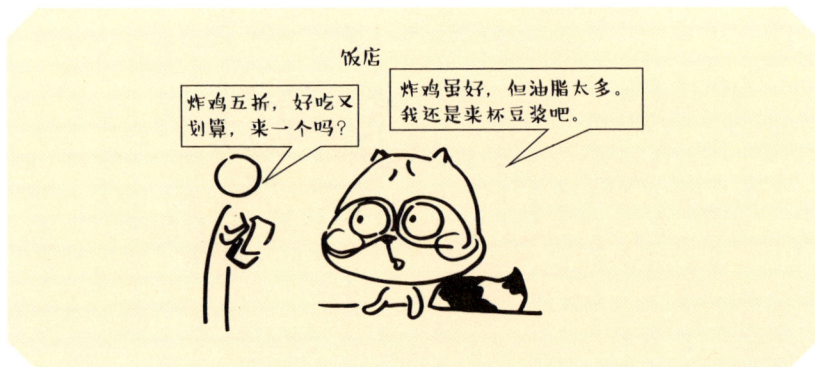

最后，再送你3个饮食搭配技巧。

1. 用豆类替代肉和奶

与富含饱和脂肪酸的肉、奶制品相比，豆类食物的蛋白更适合高血脂人群。在日常饮食中，可用豆类代替部分肉和奶，适当吃些瘦肉和鱼虾。

2. 多吃燕麦和水果

燕麦、大麦、水果、海藻等食物能增加胆固醇的排泄，降低血清胆固醇浓度。果仁、豆类中含有的植物固醇可降低食物内胆固醇的吸收率。

3. 每顿主食少吃点

吃太多的主食和甜食，也可能导致血脂异常。

推荐每天主食摄入量为250～400克，其中最好有50克以上的粗粮，尽可能少吃甜食、饮料、蜂蜜、糖果等。

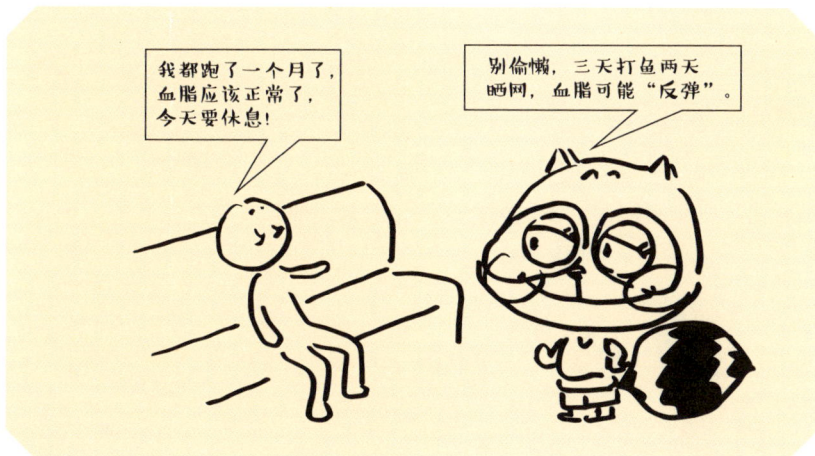

坚持有氧运动，增加好胆固醇

中等强度运动和有氧运动，可以降低总胆固醇、坏胆固醇、甘油三酯，同时增加好胆固醇的量。

❋ 运动频率：建议每周坚持3～4次运动，每次1～1.5小时，并且坚持力量锻炼加有氧运动的方式。

❋ 运动方式：有氧运动效果最好，比如慢跑、体操、太极拳、运动操、游泳、爬山、骑自行车及健身器锻炼等。过低的运动强度对血脂的改善效果欠佳，比如慢走的强度就不够，1小时6公里以上的快走或者慢跑才算中等强度运动。

❋ "疗程"：较为全面地改善血脂状况，至少需要坚持运动3个月。

如果总是练练停停，三天打鱼两天晒网，身体对脂质的吸收率可能会大大提高，储存能量的能力增加，不仅不利于血脂状况的改善，还可能使血脂升高。所以说，长期坚持比突击锻炼更有效。

最后还要提醒一句，40岁以上的人建议每年查一次血脂，并注意控制饮食、合理锻炼。

你的血脂达标吗？希望熊小知提供的这些方法能帮到你。如果担心亲友遇到血脂问题，也请记得把这些知识告诉他。

❻ 感觉身体被掏空，多半是你的肾在报警

越来越多的人在透支肾功能

肾脏相当于人体的"净水机"，能生成尿液、排出代谢废物、调节水、电解质、酸碱平衡，还有一定的内分泌功能。肾脏的代偿功能是巨大的，一个肾脏就能担负起全身的代谢需要。

但是，如果在肾脏病的早期没有发现，或者发现了没好好治疗，任其发展下去，就会出现肾脏功能衰竭，直接威胁生命。

中华医学会肾脏病学分会2016年发布的数据显示，目前中国成人慢性肾病的患病总数高达1.2亿人，即每10人里就有一人患病。此外，据统计，患有慢性肾脏病的人，死于心脏病和中风的风险是健康人的20倍以上。

越来越多的人正在"透支"肾功能，肾脏衰老速度变快，这其中很可能就有你。

最该摆脱的肾脏"催老剂"

熬夜、不爱喝水：招来肾结石

常熬夜的人，肾脏排泄功能下降，钙、草酸、尿酸等成分沉积在肾

内，长此以往可能形成结石。

如果平时不爱喝水，尿量少，尿液中携带的废物和毒素的浓度容易增加，也会增大肾结石风险。

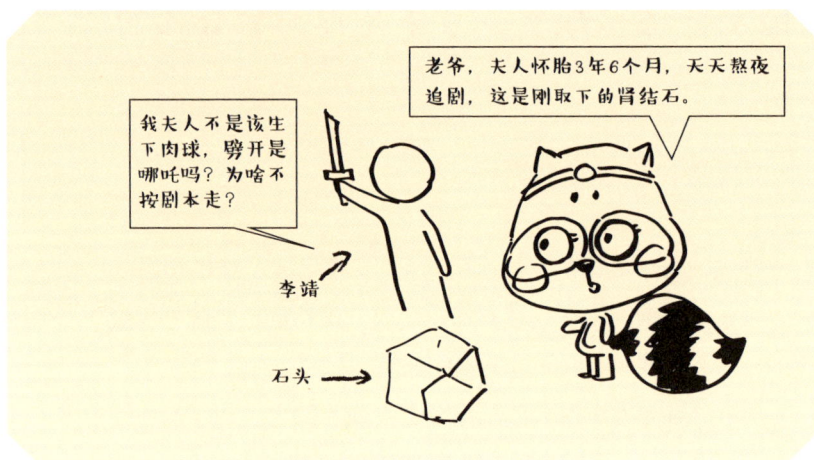

乱吃药：让肾"中毒"

肾脏不仅要负责机体代谢产物的排泄，还要承担药物的排泄工作。

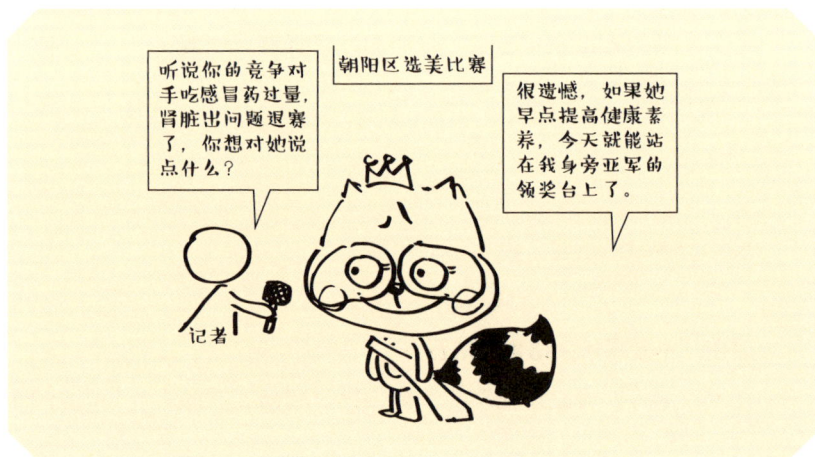

解热镇痛药（如扑热息痛、布洛芬等止痛退烧药）、有肾毒性的抗生素（庆大霉素、链霉素等）、某些中草药（含有马兜铃酸成分的中草药，如关木通、广防己、青木香等），服用不当都可能损伤肾脏。

建议遵医嘱和说明书规定的剂量服用这些药，尤其是很多感冒药、止痛药中，都含有解热镇痛成分，一定不要重复吃，以免伤肾。

爱美贪凉：肾易"萎缩"

过分贪凉、吃冷饮，穿露腰的衣服，都可能影响肾脏血液循环，让肾脏中的肾小球供血出现问题，导致其萎缩或钙化。

由于女性天生比较敏感，因而更易感受到巨大的压力，影响机体免疫力，肾脏可能因此出现问题。建议女性注意保暖，并学会减压，别自己硬扛着。

吃得太咸：加重肾脏负担

饮食中的盐分95%是由肾脏代谢的，摄入太多盐会加重肾脏负担，导致血压升高，反过来进一步加重肾脏负担。如果吃得太油，长期吃大量高蛋白食物（如大鱼大肉），也会伤害肾脏。"三高"人群的血管（包括肾脏血管）很可能已经发生了病变，更要注意调整饮食，以免伤害肾脏。

肾脏健康的人长这样

患肾病，会折寿；保护肾脏，才有了长寿的保障。如果符合以下标准，恭喜你拥有健康的肾脏。

1. 精神足，而不是身体被掏空

不用怀疑，如果肾功能出问题了，真的会让人感觉"身体被掏空"。这是因为，肾功能异常时，身体里的代谢废物难以从尿液里排出，会出现精神不振、疲劳、没劲的感觉。如果举个例子，大概就是"葛优躺"的样子。

正常人偶尔出现乏力，调整睡眠一般就会改善，但如果这个症状持续超过一个星期，建议去医院检查。

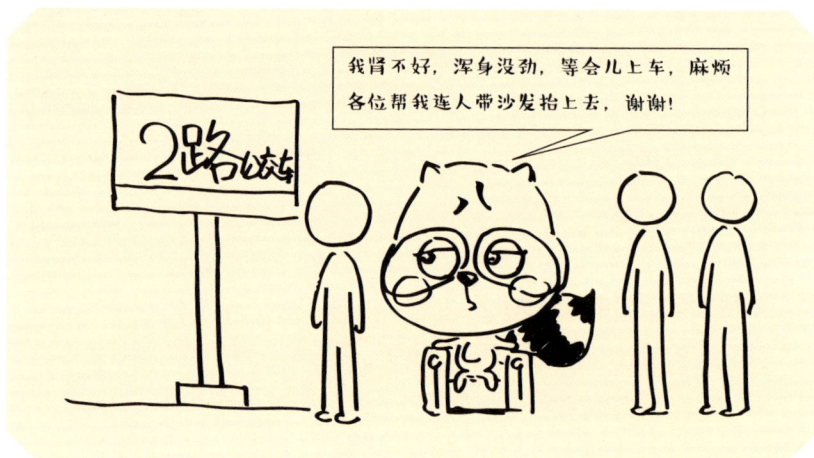

2. 尿液清澈，泡沫少

肾脏健康时，排出的尿应该是清澈透明的，且泡沫较少。

❄ 如果小便泡沫突然变多，长时间不消失，说明尿液中的蛋白质较多。

❄ 若尿液颜色异常，呈浓茶色、酱油色或混浊如淘米水时，也应引起重视。

❄ 另外，出现憋不住尿、小便疼的症状也应及时就诊。

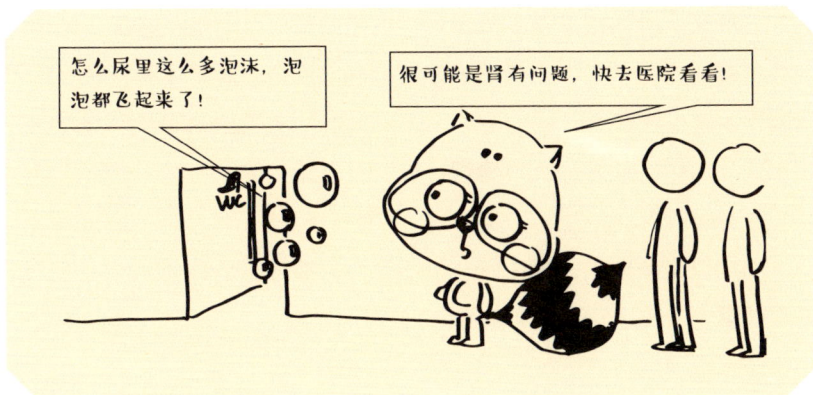

3. 早起身体不浮肿

肾脏是人体代谢水分的器官，肾不好，水分就会蓄积。如果经常早起发现眼皮浮肿，或者双脚、双腿浮肿，都要考虑肾脏问题。

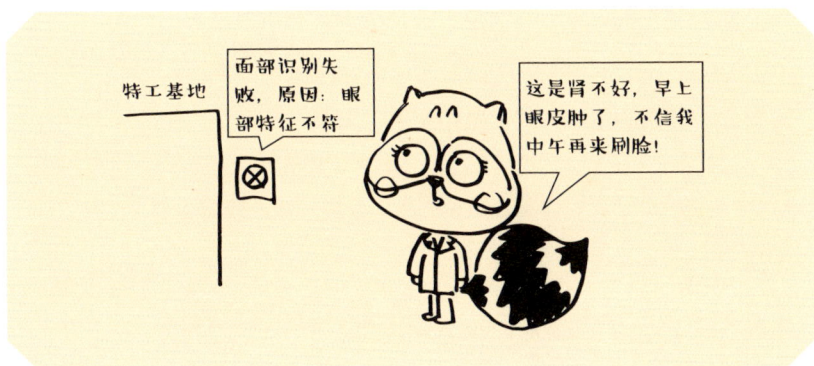

4. 血压正常

肾功能受损会出现血压升高的症状，而高血压又会加重肾脏损害。高血压患者一旦出现夜尿增多，糖尿病患者出现尿蛋白或双下肢水肿的问题时，说明肾脏已经受损。

肾脏是全身血流量最多的器官，也是调节血压的重要器官，更是高血压时最易受损的脏器。长期未控制的高血压会不断破坏肾脏的动脉和微血管。肾小球内"三高"现象，最终导致肾小球硬化和肾间质纤维化。

此外，中医认为：听力清晰、皮肤有光泽、头发乌黑、骨骼强壮也是肾脏健康的表现。

如果以上条件中，有任何一条不符合，都可能是肾脏出了问题，或是提前衰老，或是已经出现了疾病，应及早重视。

好肾脏，4招"养"出来

肾脏是身体的"净水机"，它长期帮我们排出代谢废物，需要时刻养护。下面，就教给大家一些简单、实用的养护肾脏方法。

首先，健康的生活方式，是给肾脏"减负"

❄ 适当运动、减轻体重、避免熬夜、作息规律、戒烟忌酒、适量饮水、不憋尿等。

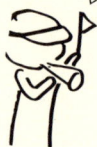
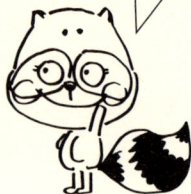

✳ 平时饮食不要太咸，少吃高蛋白、高糖、高脂食物，以减轻肾脏负担。

✳ 不要以为吃得好就是在"补肾"，长期大鱼大肉，过量高蛋白的摄入，会增加肾脏负担，"累坏"你的肾。少盐、少油、清淡饮食，才是护肾的好吃法。

其次，严防感染，以免肾脏受伤

细菌和其他病原微生物可以直接由尿路上升进入肾脏，导致肾脏感染，因此：

✳ 要注意保持会阴部及尿道口的清洁卫生。

✳ 微生物还会通过血液循环和淋巴液循环感染肾脏，所以身体其他部位发生感染时，如扁桃体炎、龋齿、结核等，应及时彻底治疗处理，以免损伤肾脏。

再次，切忌滥用药

最常见的易对肾脏造成损伤的药物包括各类止痛药、感冒药、某些抗生素等，这些药物要在医生指导下合理应用。

最后，重视"肾脏体检"

包括尿常规、肾功能、超声等，以便及早发现病情。平时应经常观察尿液，注意颜色、量、有无泡沫等，发现异常及时就医。

每年都争取做一次体检，尿检是必查项目。因为慢性肾脏疾病在患病之初，几乎没有什么表现，定期体检是防止肾病的最好方法。

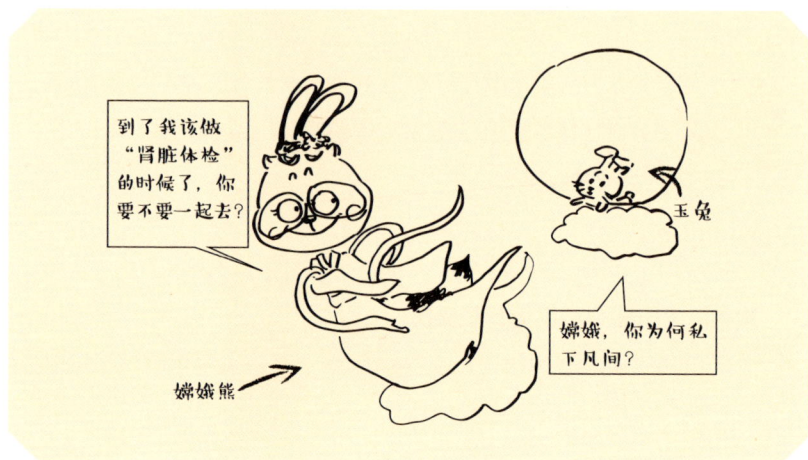

有人说"养肾就是养命"，其实，肾脏长在自己身上，命运也在自己手中，你的每一个健康选择，都会影响肾脏老去的速度。从现在起，学会拨慢肾脏的"衰老时钟"吧！

⑦ 这个器官是女人的健康"开关"，生育和美貌都由它掌管

卵巢掌管女性全身健康

卵巢不仅统领女性生殖功能，还与颜值、心脑血管健康和骨骼健康有密切联系。它掌控女人一生兴衰，对女性的重要性，很多时候甚至超过乳房、子宫，却常不被重视。

熊小知帮大家梳理了相关知识，希望不只是女性关注，男性为了自己的家人和朋友，也应该了解。

1. 储存卵子，掌控生育功能

女性的卵子从出生，甚至是还在母体时，数量就已确定。满打满算，女性一生能排出500个卵子。

卵巢这个储存卵子的"银行"实行的是"只取不存"的特殊条款。女性每月都有一批卵子同时发育，但只有1个（偶尔2个）卵子最终发育成熟并从卵巢排出（排卵）。一般而言，女性的育龄期为30年左右。

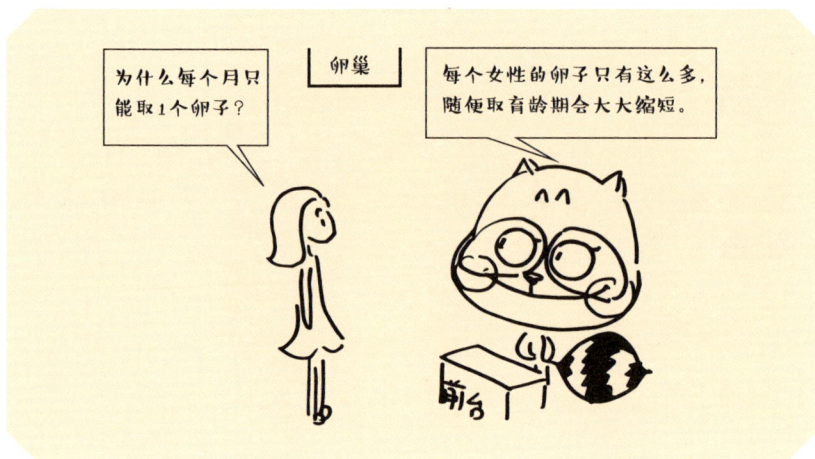

曾有新闻报道,一名17岁少女卖卵,通过药物刺激卵巢,一次取出21颗卵子,这相当于"透支"了近2年的排卵量,对身体的危害极大。

2. 分泌激素,管理生理周期

卵巢是分泌性激素的器官,管辖子宫、输卵管、宫颈、阴道、外阴

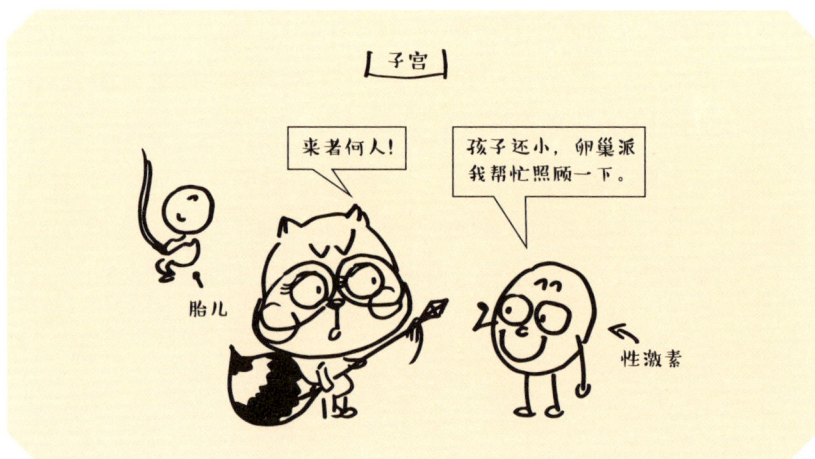

的休养生息。

子宫内膜每月一次周期性剥脱，形成月经的过程，就是在卵巢分泌的激素调节下完成的。

此外，"托生"在子宫腔、与子宫相依为命的胎儿，在妊娠早期（妊娠12周以前）的生长发育也依赖于卵巢分泌的性激素。

3．调节内分泌，影响健康美丽

女性体内激素水平均衡与否，直接影响到健康和美丽。

可以说，卵巢是女人健康的开关。卵巢好，能使面部皮肤细腻光滑，白里透红；促进生殖和机体健康，调节并分泌激素，提高两性生活质量（我还小，这部分看不懂，就不展开讲了）。

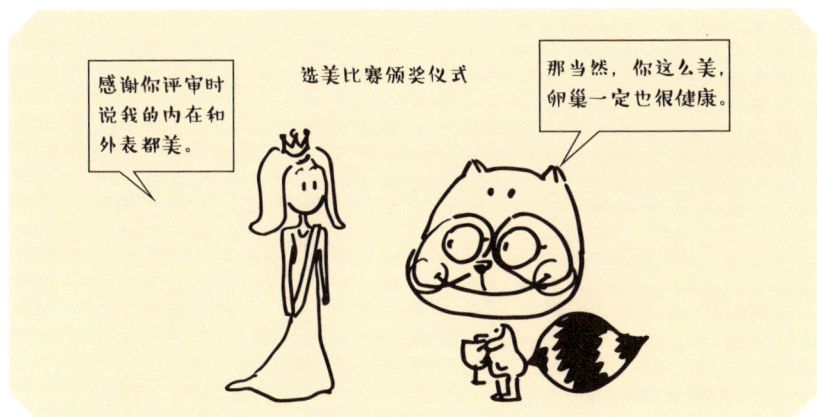

4．保护心脑血管、骨骼健康

女性更年期前的正常雌激素分泌，对心脑血管有一定的保护作用。

更年期女性卵巢功能衰退，在雌激素骤然减少的同时，会加速骨量丢失，加重骨质疏松症状。

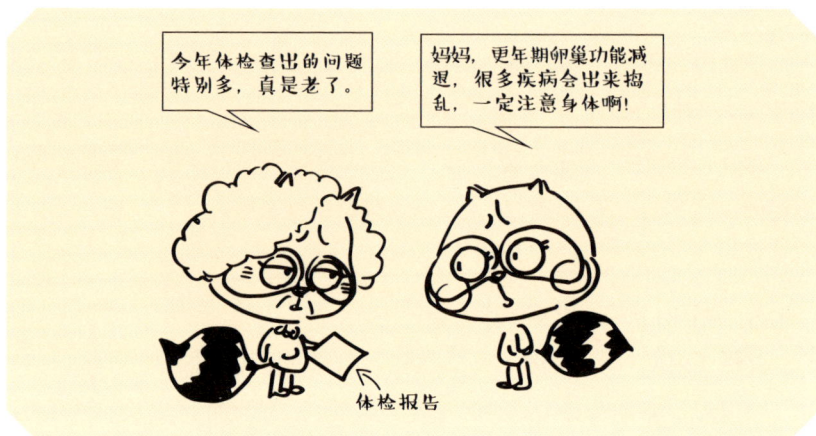

由此可见，卵巢对女性健康的意义重大。

卵巢早衰的4个征兆

女性的卵巢功能通常在45～50岁前后开始衰退。已建立规律月经的妇女，在40岁以前由于卵巢功能衰退，而出现闭经、少经和性器官萎缩的现象，医学上称为卵巢功能早衰。

卵巢功能减退，对女性的影响十分明显。

1. 皮肤衰老：肌肤干燥、暗淡无光，皱纹、各类斑点出现，毛孔粗大。

2. 体形改变：多个部位脂肪堆积，形成局部肥胖。乳房变形、下垂外扩、松弛萎缩。

3. 健康隐患：内分泌紊乱、更年期提前。

4. 精神心理影响：出现失眠、烦躁、焦虑等现象。

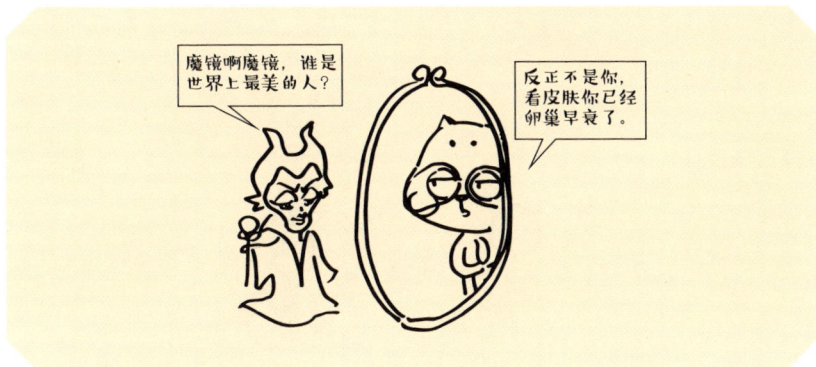

卵巢早衰易升高女性患心血管病的风险，过早绝经还会引起骨质疏松，易发生骨折、骨痛、驼背、身高变矮等。

6件事让卵巢早衰

除了遗传和疾病的影响，个人习惯对卵巢健康的影响也十分重要，可以说，很多卵巢早衰都是生活方式病。

下面这些不良生活方式，会在一定程度上影响女性卵巢的生理功能。

❂ 熬夜。

❂ 不良饮食习惯，如偏食、摄入太多高脂高糖、低蛋白低纤维的快餐。

❂ 长期大量饮酒。

❂ 肥胖。

❂ 过度减肥。

❂ 压力过大。

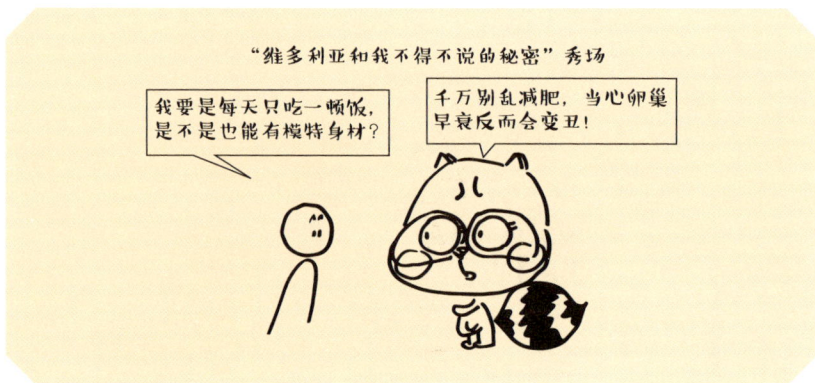

此外，卵巢早衰和自身免疫疾病（如阿狄森氏病、甲状腺炎、紫癜、红斑狼疮、重症肌无力等），以及遗传因素、感染、癌症患者放化疗等有关。滥用紧急避孕药、多次流产等也会影响卵巢的正常功能。

用对方法，减缓卵巢衰老

正因为卵巢如此重要又容易受伤，一部分女性苦苦寻求让自己青春永驻的"秘方"，还有美容院宣称可通过精油按摩卵巢，达到延缓衰老的目的。这其实毫无科学依据，精油成分中如果添加了过量雌激素，长期使用还可能增加肿瘤的患病风险。

其实，减慢卵巢衰老、保持青春美丽最简单、科学的方法是改变不良习惯，养成科学的生活方式。

1. 重视体检和观察月经变化

卵巢早衰并非毫无征兆，一旦发现自己月经量异常减少或突然停经，应及时咨询医生。定期体检也有助于早期发现卵巢异常。

2. 少熬夜

良好的睡眠是延缓卵巢衰老的方法之一。建议每天保证7~8小时睡眠，并保证规律的作息。在肩负着巨大压力的同时，要学会劳逸结合，放松身心。

3. 科学减肥

如果为了追求骨感美，饮食限制过于严格，易导致营养不良，内分泌紊乱，引发卵巢萎缩、功能减退。

4. 避免久坐不动

对现代女性来说，久坐不动易导致"卵巢缺氧"，成为伤害卵巢的重要因素。建议女性每天锻炼30分钟以上，可在上下班时步行一两站路，工作1~2小时起身活动一下。

建议女性通过瑜伽、游泳及健走释放身心压力、保养卵巢。

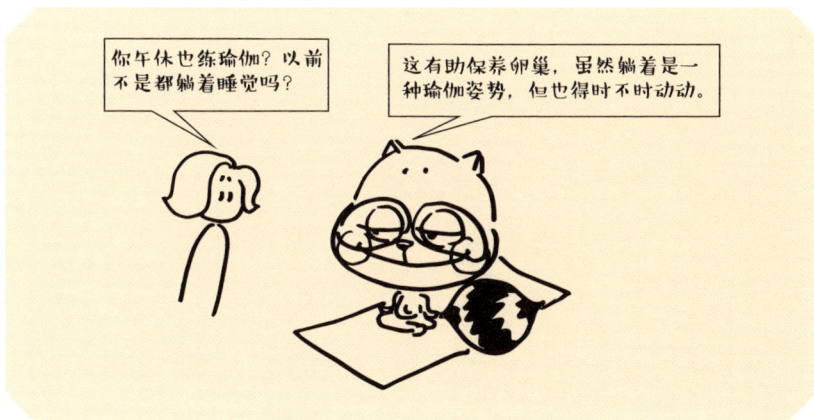

5．适当吃豆制品和补充维生素E

大豆和大豆食品是植物雌激素的最佳来源，其中所含的大豆异黄酮不仅能预防更年期综合征，更能强化骨骼，提高皮肤的保水性和弹性。在大豆食品当中，又以全豆制作的食品最佳，如整粒大豆、豆粉、豆浆、豆豉、酸豆乳等。豆腐、豆腐干、豆皮、腐竹等豆制品也是大豆异黄酮的重要来源，女性应常吃。

维生素E也有助于改善卵巢功能，坚果和粗粮富含维生素E，可适当多吃。必要时可咨询医生后，口服维生素E补充剂。

最后，熊小知提醒大家：一旦明确卵巢有相关疾病，应尽快到正规医院就诊，遵医嘱治疗，以免延误时机。

希望每个女性都能呵护好自己的卵巢，保护自己的"青春之源"。每一个想关爱身边女性的"暖男"，也记得把这些知识作为礼物，送给你最爱的女人。

⑧ 警惕！原来膀胱里有个危险的"疾病三角区"

人体"蓄水池"其实挺脆弱

你愿意终日离不开厕所，或者每天挂着尿袋生活吗？

估计所有人看到这个问题都要摇头。我们之所以能正常生活，不被厕所"拴住"，是因为人体有个储存尿液的器官——膀胱。如果它出了问题，人体不仅会"憋不住尿"，还可能出现炎症、结石，甚至罹患癌症。

比起心、肝、脾、肺、肾，膀胱受到的关注实在太少了。熊小知今天就带你认识膀胱，这个常被遗忘的重要器官，排查可能存在的健康隐患。

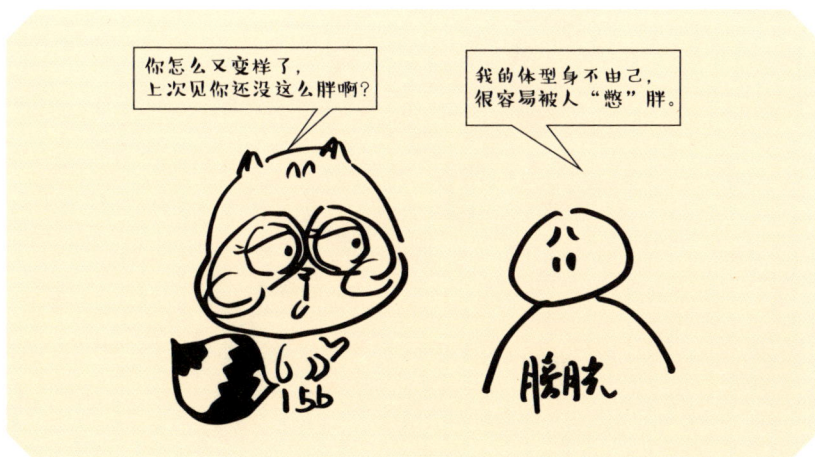

尿道好比人体的"下水道",其主要作用是排出人体废弃的代谢产物。其中,膀胱是整个排尿系统中重要的"蓄水池"。

通过肾脏的过滤、重吸收作用,人体全天都在生成尿液。如果这些尿液一生成就立即排出,人就"漏"了。好在刚生成的尿液可以储存在膀胱中,达到一定量时再排出。

膀胱有点类似气球,其大小和形状会根据尿液的充盈程度而变化。通常来说,正常成年人的膀胱容量平均为350~500毫升,超过500毫升时,会因膀胱张力过大而产生疼痛。膀胱的最大容量为800毫升(但别等憋到极限才去厕所),女性的膀胱容量一般小于男性;新生儿的膀胱容量很小,约为成人的1/10。

在膀胱内面,有一个呈三角形的区域,位于左、右输尿管口和尿道内口之间。此处称膀胱三角,是肿瘤、结核和炎症的好发部位(怎么感觉叫××三角区的地方都挺危险)。

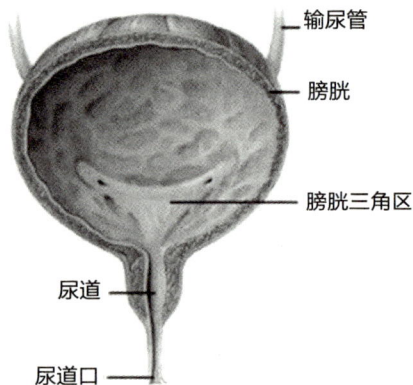

输尿管
膀胱
膀胱三角区
尿道
尿道口

最容易直接刺激膀胱,引起疾病的就是尿液。如果尿液中所含的有毒、有害物质过多,长时间储存在膀胱内,就容易对黏膜造成刺激,形成炎症甚至肿瘤。

膀胱，全身健康的镜子

泌尿学专家总结出10件事，教你从"膀胱"发现疾病的蛛丝马迹。

1. 睡眠呼吸暂停。夜间每2～3小时就要上厕所，可能是睡眠呼吸暂停所致。

2. 失控型糖尿病。血糖失控，神经受损，也会影响到膀胱括约肌，导致尿频或者尿失禁。

3. 甲减。总想小便还是甲减的症状之一，它还伴有极度疲劳、身体发冷、皮肤干燥等症状。

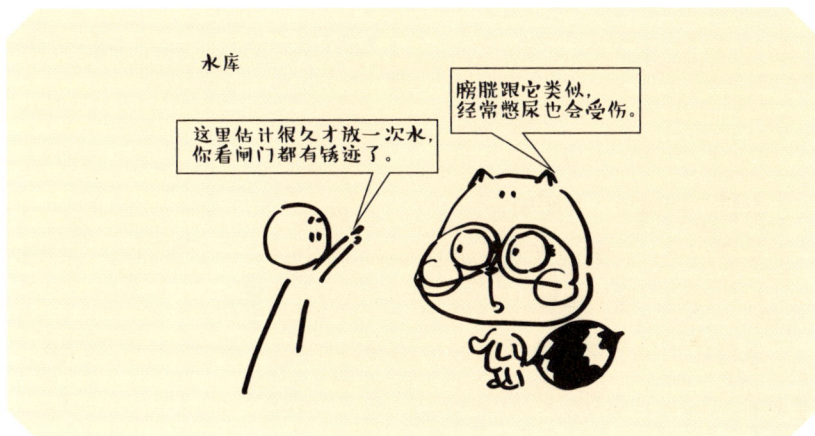

4. 前列腺问题。男性急迫性尿失禁以及昼夜尿频等，都可能是前列腺疾病的征兆。

5. 慢性尿路感染。慢性尿路感染是常见炎症，症状包括：尿急、尿灼痛、尿频或尿液呈红色或浑浊，有时伴有难闻气味。

6. 体重超标。体重超标会导致尿道括约肌功能失常，咳嗽、打喷嚏、锻炼等都可能导致压力性尿失禁。建议减肥，锻炼盆底肌肉群，戒除烟瘾等。

7. 间质性膀胱炎。极度尿频、尿痛和小腹疼痛等。建议上医院接受彻底检查和药物治疗，改变不良生活方式，少吃刺激膀胱的含咖啡因的食物。

8. 膀胱下垂。小便后没有释放感、女性阴部坠痛要怀疑得病。病重者需接受激素替代疗法。

9. 脱水。尿液呈琥珀色或棕色，尿液气味刺鼻是身体脱水的症状。应及时补充水分，严重者必须打点滴。

10. 癌症。血尿、尿痛、尿频等都可能是膀胱癌、肾癌等的信号。建议尽早排查。

4类人最该护膀胱

女性：尿道短，易感染

女性尿道口与肛门接近，尿道长度仅为3～5厘米，直而宽，尿道括约肌作用较弱，细菌容易沿尿道口上升至膀胱，引起炎症。

尿道周围的局部刺激（月经期）、妇科疾病（阴道炎、宫颈炎等）、性激素变化（妊娠期、产后及性生活等）可导致阴道、尿道黏膜改变，也会成为致病菌入侵膀胱的"帮凶"。

对策

✿ 建议选纯棉透气材质的内裤，并注意勤换。

✿ 平时适度清洗私处（一般不建议用洗剂频繁清洗），经期勤换卫生巾。

✿ 排便后，应从前往后擦净。

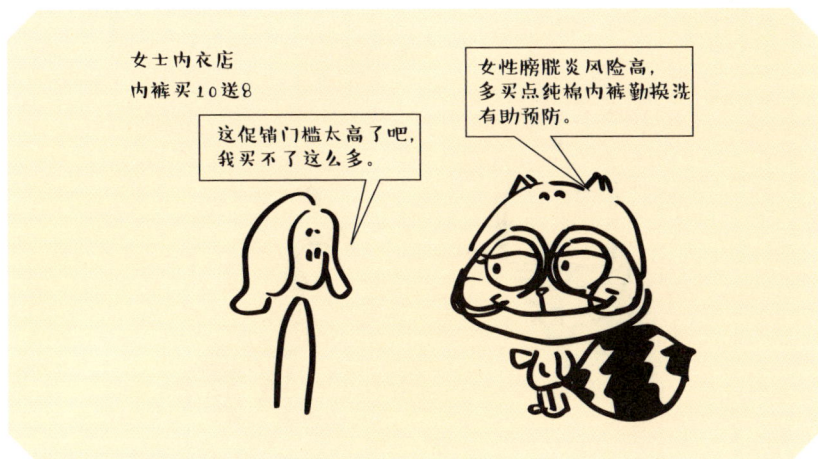

久坐族：排尿少，易结石

泌尿系统结石的发病原因主要和排尿系统狭窄、感染等有关。长时间久坐的上班族，如果再不注意多喝水，也会增大患肾结石、膀胱结石的风险。

对策

✽ 多喝水、多排尿，防止尿中晶体沉积。

✽ 适当多吃碱性果蔬，如菠萝、苹果、黄瓜等。

✽ 少吃高嘌呤食物，比如动物内脏、海鲜等。

✽ 饮用酒和咖啡时要适度；避免在高温下长时间工作。

✽ 适当增强体育锻炼，避免久坐，每坐1小时起来活动几分钟。

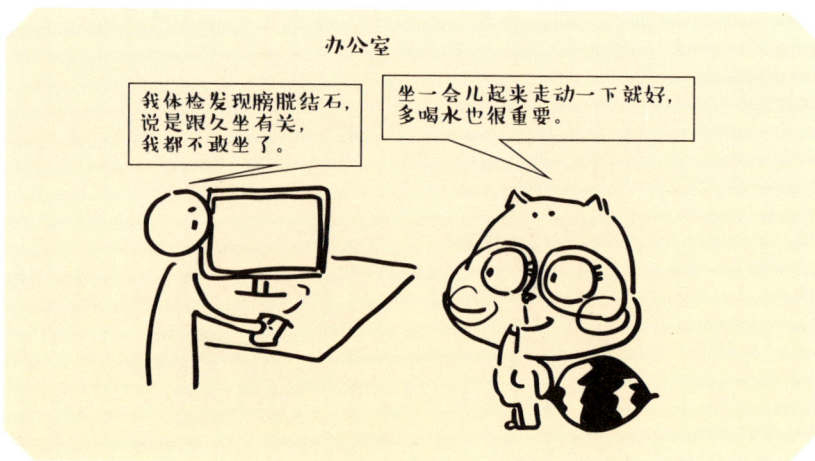

中老年人：膀胱易得"多动症"

40岁以上、有过多次自然生产经历的中老年女性，以及患前列腺疾病的中老年男性，一旦出现尿急、尿频、夜尿或急迫性尿失禁等症状，应警惕"膀胱过度活动症"（OAB）。

患了这种疾病的人，膀胱就像有"多动症"，异常兴奋，有了尿意后马上就要把尿液全部排出体外才肯罢休，患者完全无法控制。该病以尿急为特征，常伴有尿频和夜尿症状，有时患者还会尿失禁。

对策

❋ 爱喝咖啡、茶等饮品，长期从事体力劳动、吸烟过多且烟龄过长、经常饮用白酒、已生育和已停经、分娩或刮宫次数较多的女性，以及患有良性前列腺增生的男性容易被OAB骚扰。

❋ 建议适量喝一些饮品，戒烟限酒，一旦发生排尿异常，及时到医院就诊，尽早治疗。

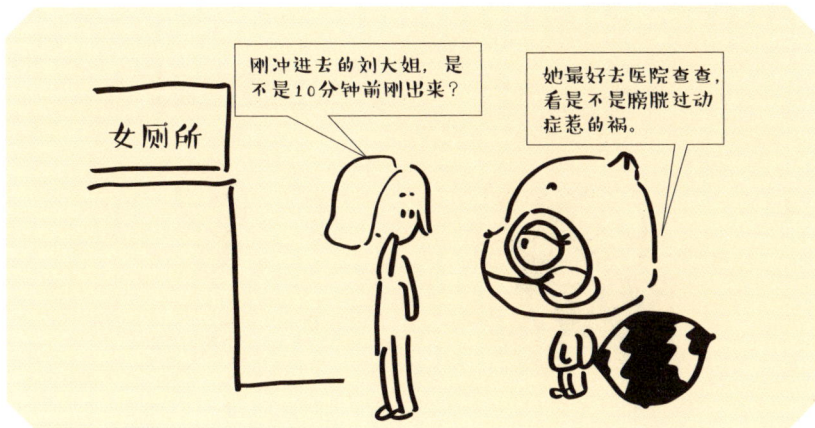

烟民、吸二手烟者：重视预防膀胱癌

通常来说，膀胱癌的高发年龄为60~70岁，男性患病人数约为女性的2~3倍。近年来，膀胱癌也有年轻化趋势，临床上30多岁的患者越来越多见。

对膀胱癌来说，吸烟（包括二手烟）是目前能确认的首要致癌因素，空气污染也被认为是导致膀胱癌的原因之一。

对策

❊ 建议吸烟者戒烟，尽可能实现公共场所的全面禁烟，减轻二手烟伤害。

❊ 雾霾治理则需要全社会的协同努力。

❊ 从事印染、石化、皮革制造等膀胱癌高危行业的人，要尽可能做好防护，减少有害物质的吸入量。

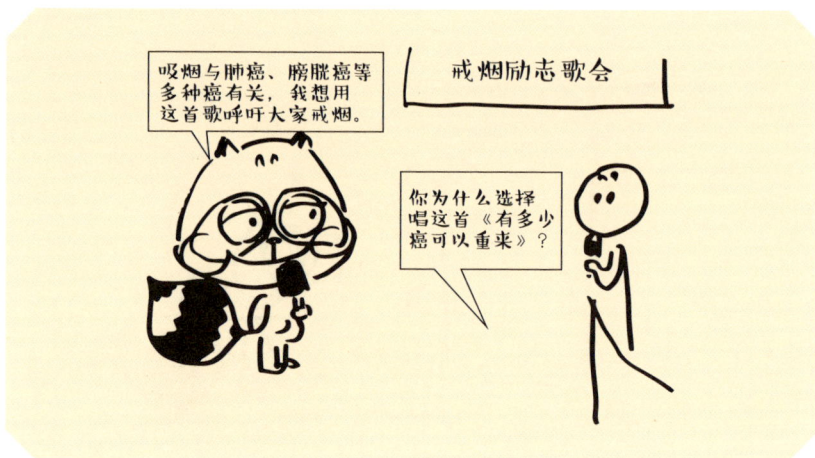

膀胱最爱的好习惯

高危人群除了注意预防，一些好习惯也能帮助我们呵护膀胱。

多喝水。这句话老生常谈，其实是膀胱保健的最重要方法之一。喝水少与膀胱的慢性感染、膀胱癌的发生都有一定关系。

一般建议每天保证喝水1500～2000毫升，可每0.5～1小时喝一次。有特殊疾病者，建议咨询医生饮水量。

需要注意的是，这里说的"水"可以是温白开水、纯净水。茶和咖啡也不宜喝过多，每天喝一两杯是怡情，喝多了也可能给膀胱带来负担。

观察排尿情况。小便后观察尿液，是个好习惯。一旦发现尿液颜色异常，如出现肉眼可见的血尿等，应及时排查原因，必要时到医院检查。血尿是膀胱癌最常见的症状，且常不伴疼痛感。

如果感到排尿困难，或者憋不住尿，也应及时就诊排查原因。

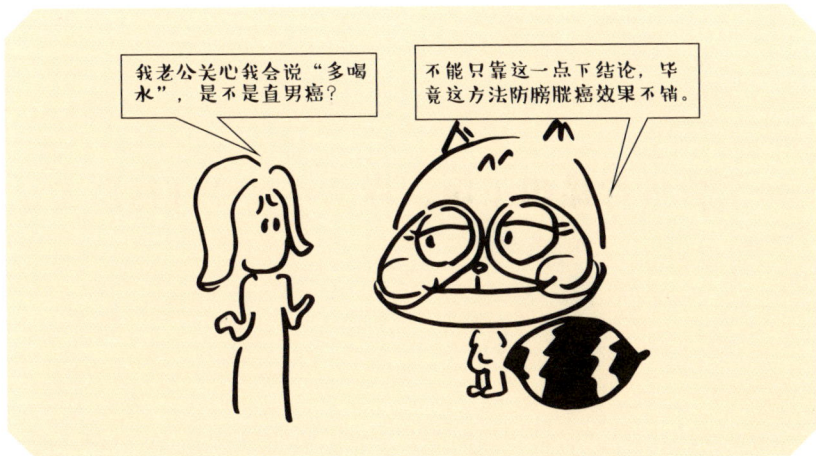

注意私处卫生。有尿意时别憋尿，选择宽松度合适的棉质内裤，平时注意清洗私处，都有助预防膀胱疾病。

当膀胱不再成为一个被遗忘的地方，你的身体就会少一个健康"死角"。熊小知希望你身体的"下水道"能一直正常工作，带走身体里的代谢废物，也带走各种健康风险。

⑨ 如果告诉你尿很干净，你是不是"吓尿"了

其实尿液很"干净"

单位组织体检的时候，各种被大家忽视的健康问题，都集中涌现了出来。

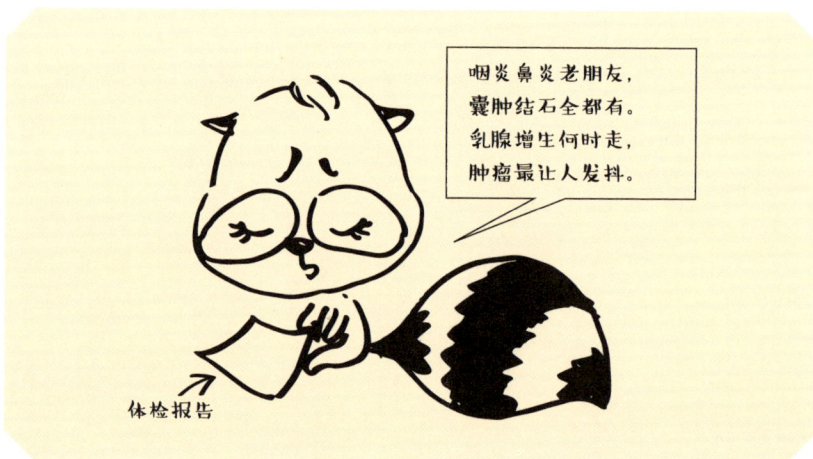

咽炎鼻炎老朋友，
囊肿结石全都有。
乳腺增生何时走，
肿瘤最让人发抖。

体检报告

有个同事问我，她尿液里的细菌超标，到医院结合其他检查，最终发现有尿路感染。那么问题来了：尿不是本来就很脏吗？为什么还有细菌超标一说？估计很多人不知道，正常情况下，尿里的细菌没那么多！

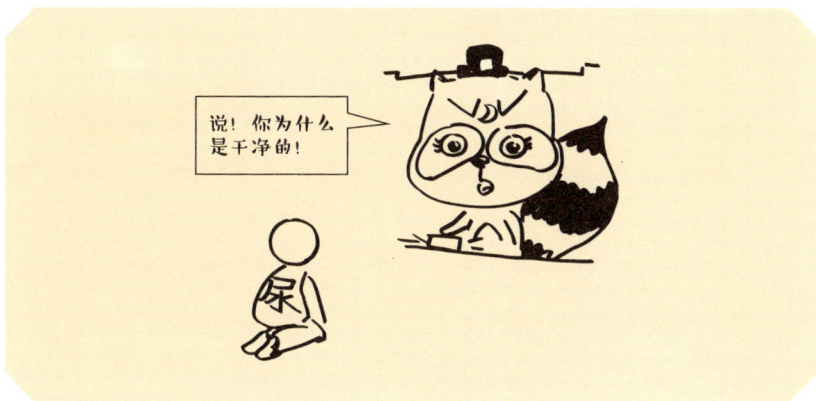

人体内经过循环利用、有代谢废物的血液，会流经肾脏，经过过滤和重吸收等作用，最终形成尿，到达膀胱，等待排出体外。

正常膀胱对细菌有很强的抵抗力，细菌很难入侵。即使进入膀胱，也会随尿液排泄到达体外。

也就是说，细菌不会在膀胱内停留、繁殖而引起感染。

理论上，尿除了代谢废物浓度比较高，如果血液里没有细菌，它应该也没有……

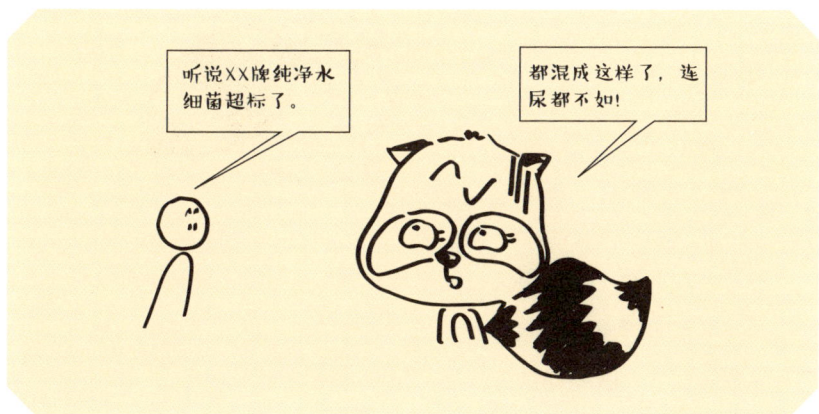

泌尿系感染，细菌才超标

不过，排出体外的尿液会成为细菌的"培养基地"，随着时间增长，细菌会增多；如果出现膀胱炎等泌尿系统感染，刚排出体外的尿里，细菌就会超标。

女性由于尿道与肛门接近、尿道短、经期和妊娠期等特殊时期的影响，容易出现尿路感染。成年人中，女性尿路感染者明显多于男性，尤其是育龄期女性，约40%～50%在一生中有过尿路感染。

我上学时，就有一位同学尿频。她经常在考试中途出去上厕所，老师经常批评她："看看你，每次考试中途到厕所那么多次，居然还考那么差！说，是不是带的小抄掉到坑里了！"

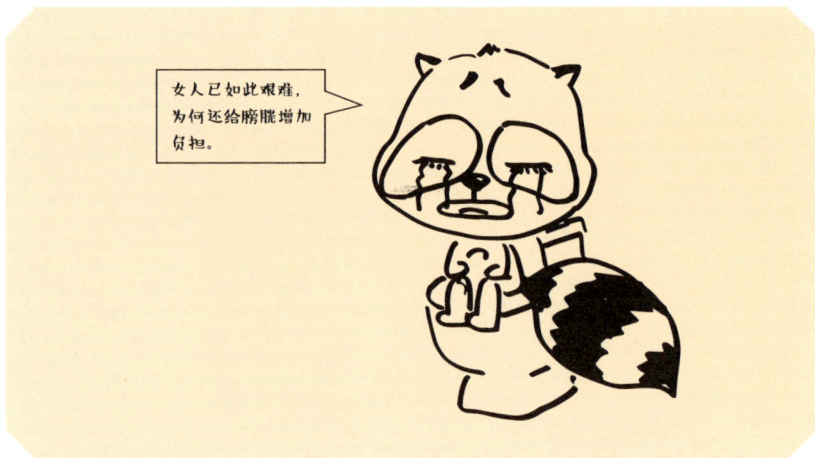

一旦出现尿频（常人每天日间平均排尿4～6次，夜间就寝后0～2次。如排尿次数明显增多，超过上述范围就是尿频）、尿急、尿痛、血尿、发热、腰酸等症状，就要警惕膀胱炎，必要时及时就诊。

"吓尿了"也是病

除了尿路感染，还有一种病也是女性更容易得的，那就是压力性尿失禁，大家常说的"吓尿"就是其中一种表现。

尿不受控制就排出，医学上叫"尿失禁"，主要分3类。

1. 压力性尿失禁

在咳嗽、大笑、打喷嚏、爬山时容易漏尿，或者蹲下抱小孙子，一站起来发现尿湿了裤子，受惊过度，腹部压力增高，被"吓尿"了，都可能是腹部增压引起的压力性尿失禁。

容易"笑尿""吓尿"的同学，在看喜剧片和恐怖片时要当心。不行，我要赶快去批发一点成人尿不湿，拿到电影院门口去兜售，感觉自己离成为富豪不远了。

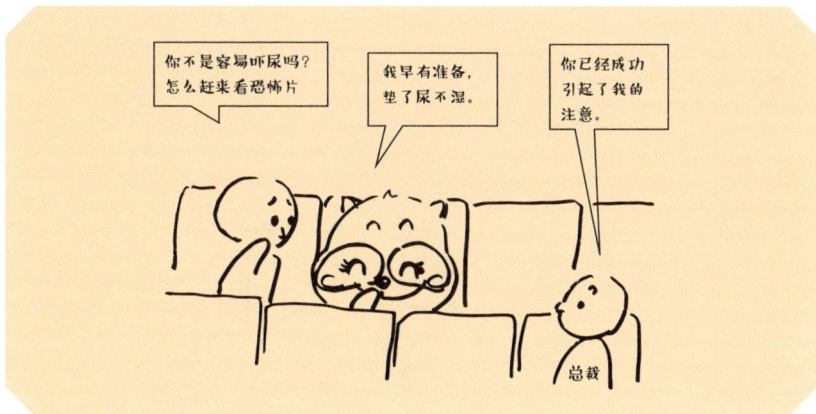

2. 急迫性尿失禁

这类尿失禁最大的特点就是非常急，有排尿欲望后还没有赶到厕所就开始漏尿，常伴有尿频和夜尿多。

3. 混合性尿失禁
这类指的是既有压力性尿失禁又有急迫性尿失禁。

尿的问题，这样解决

早期可以通过减肥、加强盆底肌训练（提肛运动等）逐步恢复。效果不佳的可以手术治疗。

除了生活中注意自我护理以及遵医嘱接受治疗外，有些运动对缓解尿失禁也效果明显。

1. 提肛运动
提肛运动有助于锻炼盆底肌的力量，大多数轻中度压力性尿失禁患者经过正确的盆底功能康复治疗，都能很好地控制症状，回归正常生活。

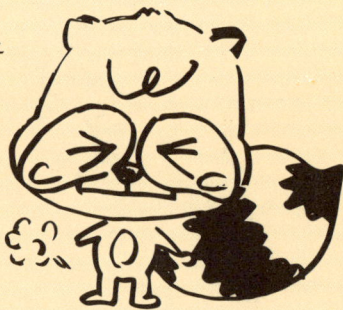

温馨提示：
请不要在大庭广众之下做提肛运动。

　　首先做好准备工作，排空膀胱，调整好呼吸。吸气时提收会阴，呼气时放松肛门，一收一放为一次，反复循环。通常每天可做2～3次，每次20～30分钟左右。提肛运动简单易行，可用晨练、等车、午休、睡前的时间，不拘场所。

2. 抬臀运动

　　老年女性由于尿道的平滑肌松弛，闭合能力下降，尿道肌群控尿能力也下降，当腹内压增加时，尿液便控制不住自行流出。因此，可通过抬臀运动锻炼腹部的力量来增加控尿能力。

　　将膀胱的尿液排空后，平躺在床上将两脚平行向床面踩下，屈膝后将臀部、腰部慢慢抬起，停留几秒后再慢慢放下为一次，每天可进行5～10次。

　　这个动作，患有腰部疾病、高血压、心脏病的老人不宜尝试。

3. 预防尿路感染

　　如果你还没有尿路感染和尿失禁，也要注意及早预防。简单说来，

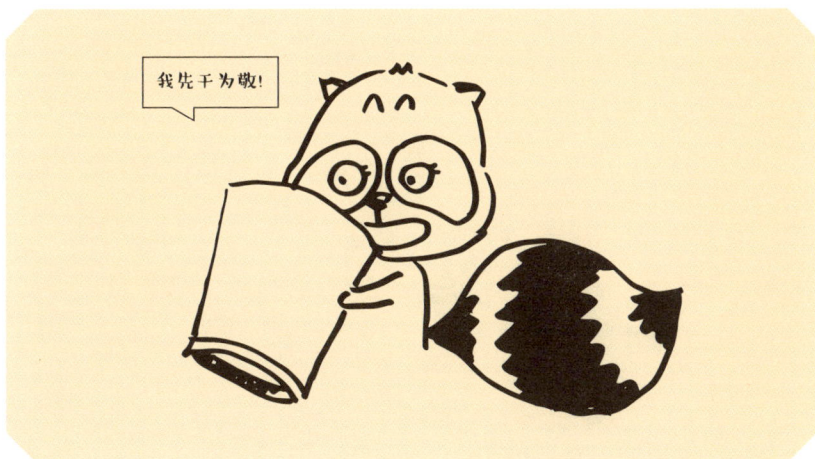

需要注意以下几点。

1）多喝水。这种万能的方法能增加排尿次数，及时将侵入尿道的细菌冲出体外。

2）注意外阴清洁，尤其是经期卫生。穿着松紧度合适、吸湿性良好的纯棉内裤。

3）一旦有妇科病，要积极治疗。

4）排便后，应由前向后擦拭肛门，以免污染尿道口。

最后，熊小知想提醒大家的是，如果是急迫性尿失禁，首先要找到引起尿急的原发病。治疗原发病后，很多人的症状会缓解。如果是顽固性的膀胱过度活动症，可以通过服药、放膀胱起搏器等方法治疗。

好了，该说的我都说了，你们先看着，我去趟厕所啊！

第五章

简单实用的健康小窍门

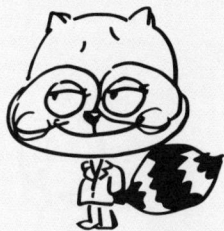

熊小知 说健康

❶ 10个人里9个肠胃差，这篇科普文拯救消化不良的你们

你的消化系统够"坚强"吗？

人总有那么几天，不仅食欲不好，还觉得胃胀，吃个凉拌黄瓜都能拉肚子；看见美食第一反应不是欢呼，而是担心自己能不能消化得了；遇到生冷食物更是敬而远之，夏日里看到别人吃冰激凌只能黯然神伤……

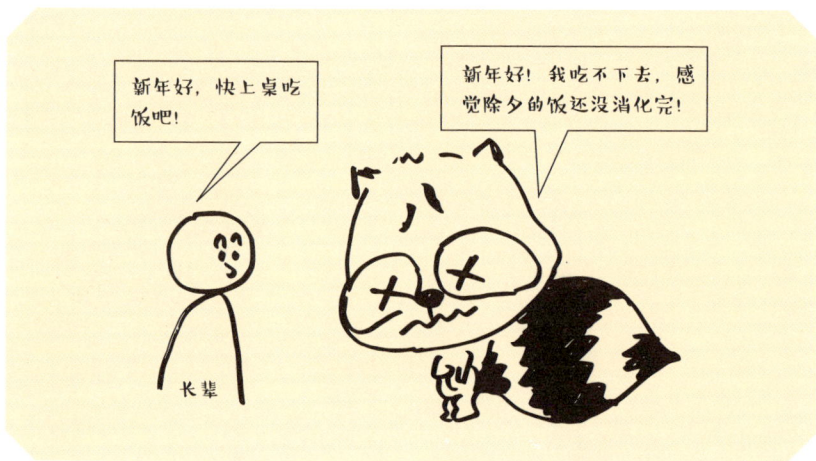

有人自诩为"铁胃"，但其实它是个非常脆弱的器官。数据显示，中

国有肠胃病患者1.2亿，是当之无愧的"肠胃病大国"。

每个人的肠胃功能强弱不同，对食物的分解能力也不一样。消化能力差的人往往胃酸分泌不足、肠道蠕动能力弱。

他们吃完饭很难完全消化吸收，由于缺乏胃酸，消化道杀菌能力较弱，普通人吃后不会出问题的食物，他们吃后也可能发生细菌性食物中毒，出现呕吐、腹泻等症状。

消化不良爱找6类人

中医认为，肝对调节人体气机有重要作用，脾胃的消化功能也有赖于肝的调节。各种不良情绪的刺激均可使肝脏气机不畅，从而影响脾胃的消化功能。

也就是说，情绪不好也会影响消化功能。所以难过的时候更不要暴饮暴食，以免加重胃肠负担。

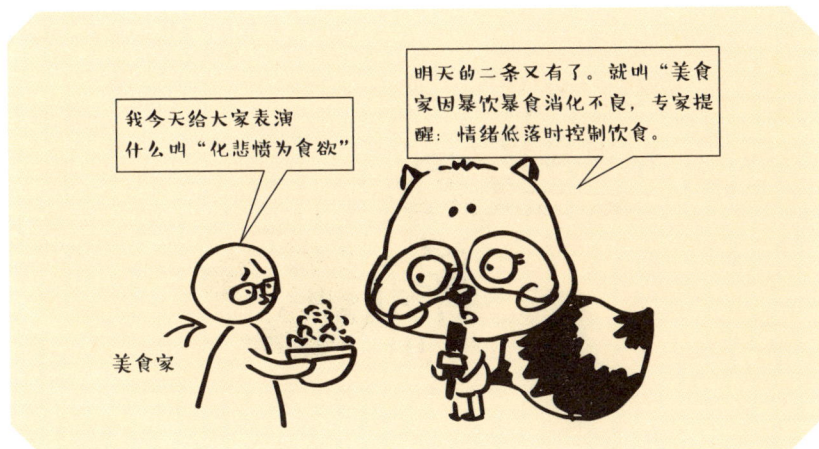

需要注意的是，如果长期胃肠不适，尤其是疼痛时间比较固定时，要警惕消化道溃疡。

其中，十二指肠溃疡的平均发病年龄为30岁，发作时会伴有饥饿性疼痛，往往进食后症状就会缓解；而胃溃疡患者以中老年居多，往往在进食时疼痛发作。

如果有类似症状，最好到医院消化科找医生看看。此外，有些"胃痛"还可能是心梗等引起的，不应轻易忽视。

以下这6类人要特别注意"消化不良"。

1. 不吃早餐的人。

2. 经常吃撑的人。

3. 嗜辣如命的人。

4. 吃饱就睡的人。

5. 常常加班的人。

6. 爱餐后运动的人。

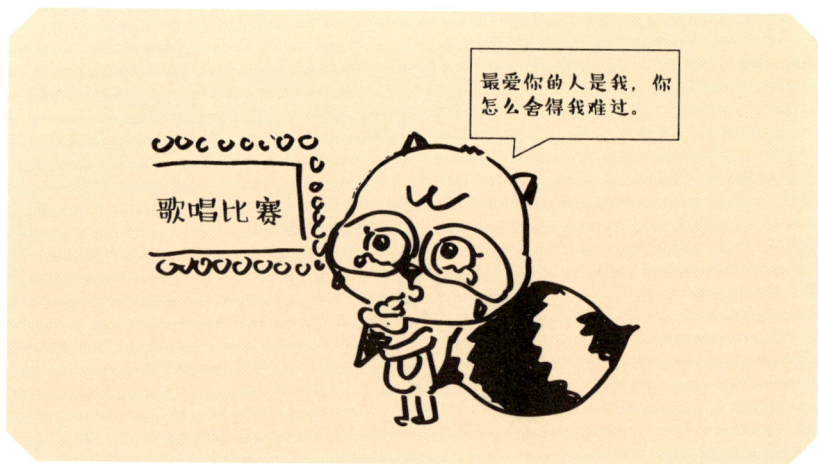

大部分不适症状可通过改善生活方式得以缓解。若消化不良症状持续2周以上，应及时就医。

别让消食药帮了倒忙

有些人的消化功能出故障时，希望通过药物缓解，尤其是腹胀时，健胃消食片、大山楂丸等"消食药"的出场机会特别频繁。

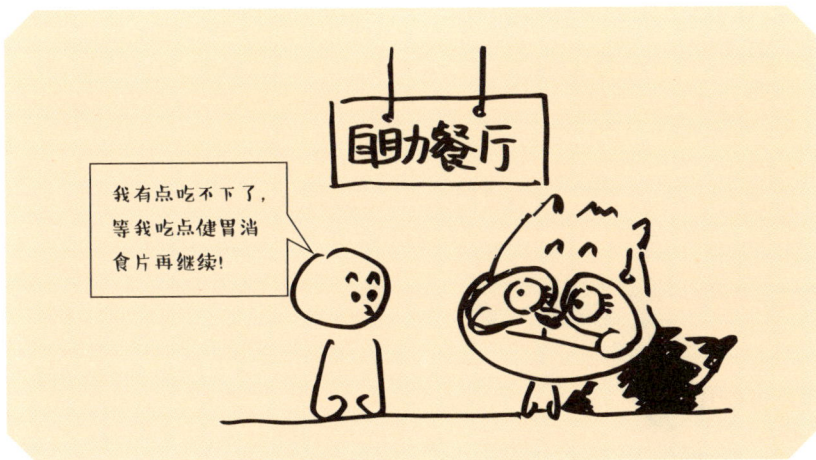

如果没有分清消化不良的具体病因，就大量盲目服用，可能导致烧心、反酸等症状，消化不良的儿童吃太多还容易上火。

健胃消食片

该药用于脾胃虚弱所致的积食、不思饮食、消化不良等，可咀嚼服用。

因为该药较甜，吃多了反而影响消化功能，本身有胃溃疡等疾病者也应慎用。服药3天症状无缓解时，建议就医。

多潘立酮

多潘立酮片或混悬液（吗丁啉），适用于胃动力不足引起的消化不良。此药应在饭前半小时左右服用。

特别需要注意的是，多潘立酮宜小剂量、短疗程使用，孕妇与1岁以下儿童不宜服用。此外，心电活动异常者也不建议服用该药。

乳酶生

乳酶生可用于治疗肠道内腐败菌过度繁殖、发酵、产气引起的消化不良。

由于此药含活菌，故不可用开水送服，以免活菌被杀灭，也不可与抗生素、吸附性药物（如活性炭）等同服，以避免药物活性受到抑制或失活。建议用常温水送服。

多酶片

多酶片较适合用于高蛋白饮食（如吃肉类或豆制品过多）引起的消化不良，宜在饭前15～30分钟左右服用。

需要注意的是，该药酸性条件下易失活，不可嚼碎后服用；含铝制剂可降低多酶片疗效，不宜与其同时服用。

消化性溃疡、胃食管反流病等胃酸相关疾病患者，糖尿病患者应慎吃这类药。其他人平时消化不良时，吃消食药最多不超过7天，如果症状没有改善，应到医院就诊。

好方法，让你远离消化不良

消化不良的人更要注意调整饮食，但他们常常不知道该怎么吃。

1. 选对食物吃法

蔬菜和薯类里所含的膳食纤维是人体的"清道夫"，除了能缓解便秘，还能降低心血管疾病风险，确实是个好东西，但它有个缺点，就是不能被身体里的消化酶分解，也不能被肠道吸收，消化功能不好的人，吃太多粗粮更容易出现胀气和腹胀。

不过，如果选对了食物和吃法，消化不良的人也能吃这些食物。例如，薯类不光指红薯，可以多选山药、芋头、土豆等易于被消化的品种。

2. 粗细搭配，控制食量

可粗细搭配，与面条、米饭、馒头等主食搭配着吃，且吃的量每天不要超过2两。同时，薯类不要空腹吃，最好吃前喝些汤或吃些菜。

消化不良的人还可以把家里的豆浆机等充分利用起来，在吃红小豆、燕麦、大麦等相对较硬的杂粮时，应该粗细搭配，比如配合大米打成糊食用，以便充分消化。

用小米、大黄米、黏高粱米、糙米、紫红糯米等煮杂粮粥时，还可以加些莲子、大枣、桂圆来增加甜度和口感，很适合胃弱、消化不良、容易拉肚子的人。

3. 选择柔嫩蔬菜

消化不良的人吃蔬菜时，叶子菜要选柔软嫩叶，熟吃为佳，冬瓜、豆角、茄子等"硬质"蔬菜应切成小块。

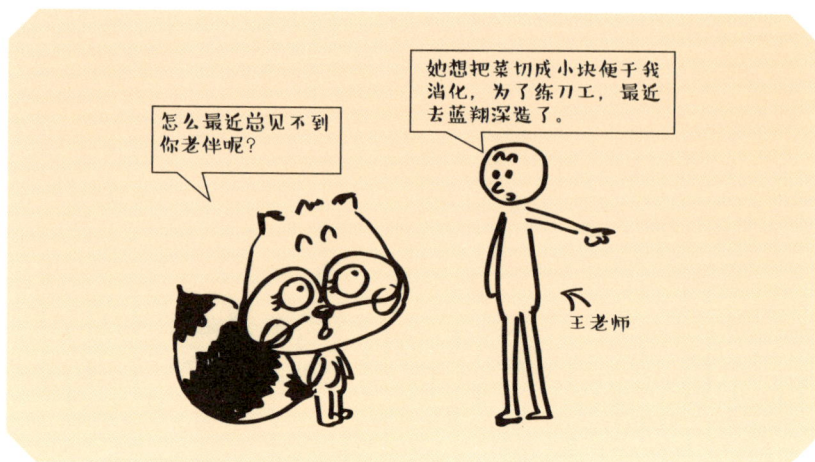

4. 三餐有规律

此外，如无特殊疾病，每日三餐应定时，到了规定时间，不管肚子饿不饿，都应主动进食，避免过饥或过饱；饮食的温度以"不烫不凉"为宜；如果不是当餐做的食物，一定要充分加热，彻底杀菌后再吃。

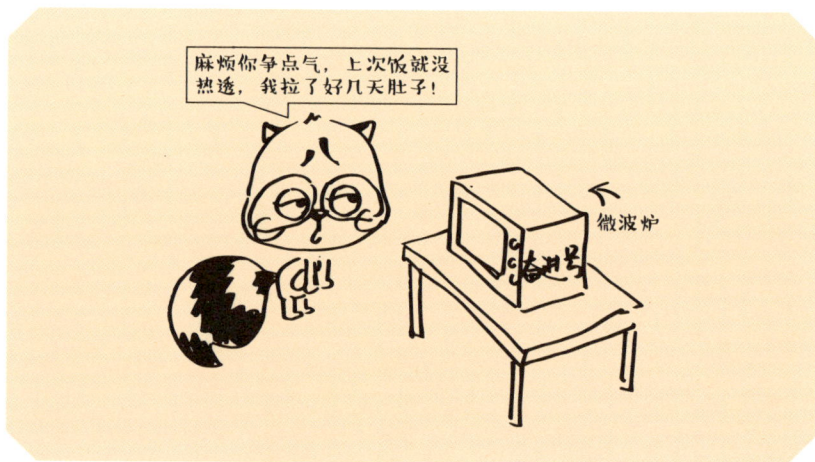

5. 揉揉阳池穴

除了调整饮食和吃药，中医认为，吃饭前揉一揉阳池穴，也能改善食欲不振和消化不良。

阳池穴的取穴方法是：手掌向下，翘起手背，在手腕背面会出现几道皱褶，即腕背横纹。可以在这附近摸到从腕部向上连接食指、中指和无名指的三条肌腱（即指伸肌腱），以及和小指相连的一条肌腱（即小指固有肌腱）。在小指固有肌腱和无名指外侧的指伸肌腱之间，腕背横纹上，能摸到一个明显的凹陷，这就是阳池穴。

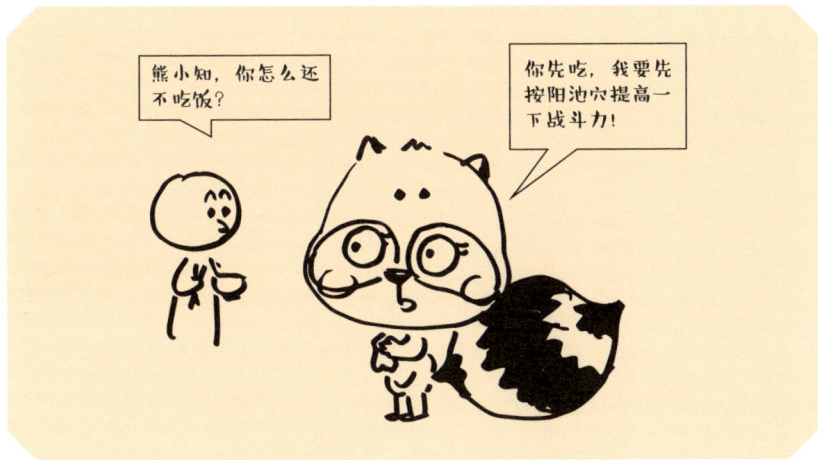

调整饮食、吃药、揉按穴位……这些你都学到了吗？希望大家都能从这篇文章里找到适合自己改善消化能力的方法。

❷ 你的肠道"变黑"只需要8周，简单3招就能清肠

测一测，你的肠道几岁了？

一提到脸上长包、皮肤长斑、便秘，你会不会觉得身体里有"毒"，需要"排毒？"

你会用什么方法来"排毒"？是吃"排毒"产品，还是自己吃药促进排便？

熊小知告诉你们一个"坏消息"：这些表现可能是肠道"衰老"了，如果用错误方法"排毒"，还可能招来疾病，甚至让肠道"变黑"。

想知道常用的"排毒"方法对肠道有什么影响，首先要了解自己的肠道状态。先跟着熊小知用一套题测测自己的"肠龄"吧。

下面的情况里，你符合几条？

1. 吃饭时间不定。
2. 蔬果摄取量少。
3. 饮食精细，很少吃粗粮。
4. 喜欢吃肉类。
5. 常吃夜宵。
6. 不用力就很难排便。

7. 总觉得排便不净。

8. 大便很硬、很难排出。

9. 大便形状是一颗颗的。

10. 有时排便很软或腹泻。

11. 排便的颜色变化。

12. 排便时间不定。

13. 常抽烟。

14. 脸色常不佳，看着苍老。

15. 肌肤粗糙或长痘等。

16. 觉得运动量不足。

17. 不易入睡。

18. 经常感到压力。

19. 早上经常慌张匆忙。

20. 常熬夜、睡眠不足。

测完了，来看看答案

一项也不符合，说明肠道年龄比实际年龄年轻，是理想的状态。

符合1～4项，肠道年龄=实际年龄+5岁，肠道年龄比实际年龄稍高一点，要注意肠道健康。

符合5～10项，肠道年龄=实际年龄+10岁，肠道已有老化情况，要注意饮食及作息正常。

符合11～15项，肠道年龄=实际年龄+20岁，肠道已老化并开始走下坡路，要彻底改变饮食及生活习惯。

符合16项或者更多，肠道年龄=实际年龄+30岁，肠道健康状况非常糟糕，赶紧去医院挂消化科看看吧！

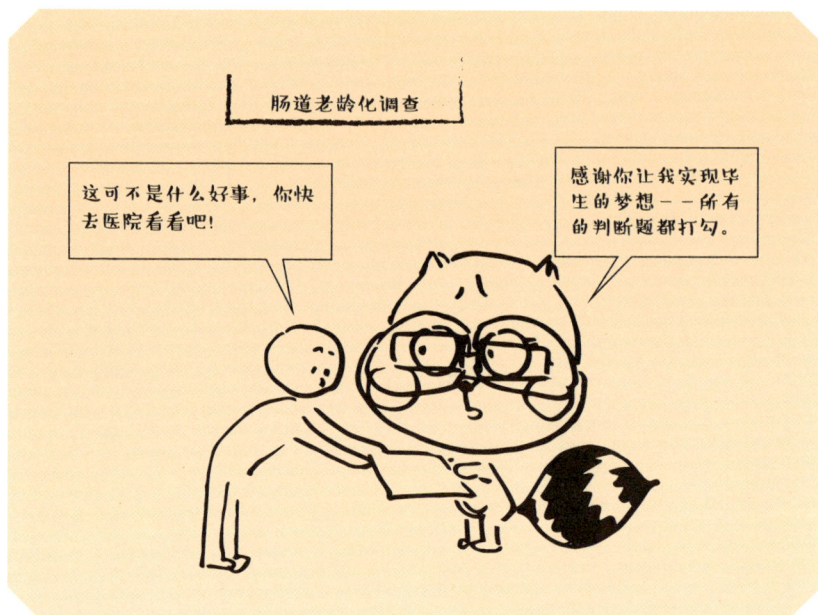

3个习惯，影响肠道健康

饮食习惯

第1~5题是饮食习惯评估。饮食没有节律会引起肠道分泌及运动功能失调，而过多摄入肉类等高脂肪、高蛋白食物，粗纤维食物摄入减少，会使粪便通过肠道的速度减慢，可能使其中的致癌废物与肠结膜接触时间延长，增大癌变风险。

排便习惯

第6~12题是排便习惯及大便性状的评估。大便不规律容易破坏肠道正常的生理节律；大便干结、排便费力提示有便秘，便秘会使有害物质在肠道停留时间延长，有时便秘还提示肠道有梗阻；腹泻、大便颜色改变提示肠道有炎症、功能紊乱甚至肿瘤的形成。

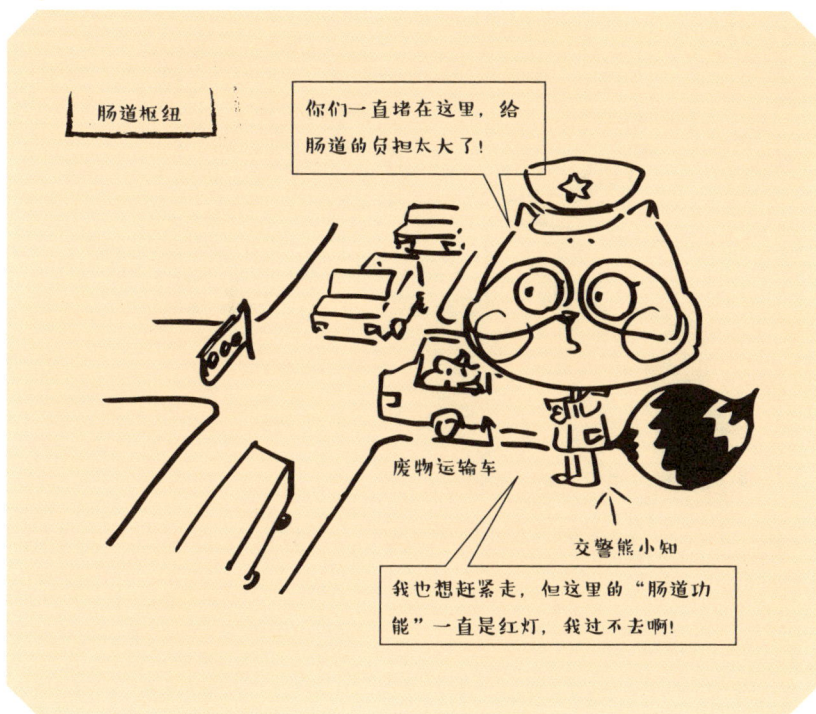

生活习惯

第13～20题是生活习惯及一般身体状态的评估。长期吸烟者，香烟内的尼古丁等多种致癌物会进入体内，可能诱发肿瘤；熬夜、压力大、紧张情绪会影响生物钟正常节律，并使免疫系统功能紊乱，肠道动力减弱，导致肠道功能性疾病的发生；面色不好，皮肤粗糙则往往提示肠道内废物蓄积太多。

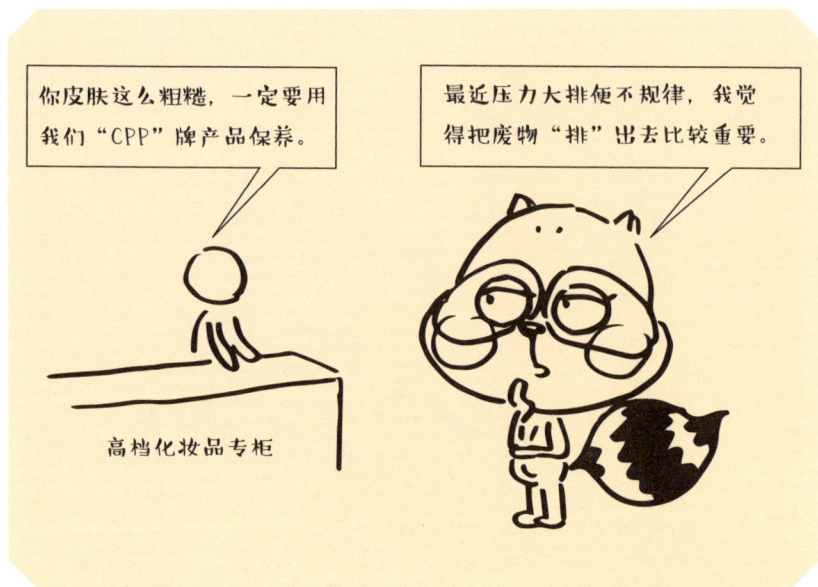

"肠龄"偏大者，往往与排便问题有关，这可能是肠道中代谢废物（尤其是其中的有害物质）停留时间过长。这种情况，常被大家认为是肠道有"毒"，需要"排毒"。但可怕的是，很多人知道的肠道"排毒"方法，可能都是错的。

乱"排毒"，肠道会"退化"

常用"排毒"产品，可能会让肠道"变黑"。"排毒胶囊""润肠茶"等产品，尤其受到女性青睐，它们的有效成分多为大黄、番泻叶、决明子等泻剂。长期用这些产品，有一个说起来有点"吓人"的副作用——让肠道变黑，即"结肠黑变病"。这是一种色素沉积的表现，与肠道黏膜损伤有关。

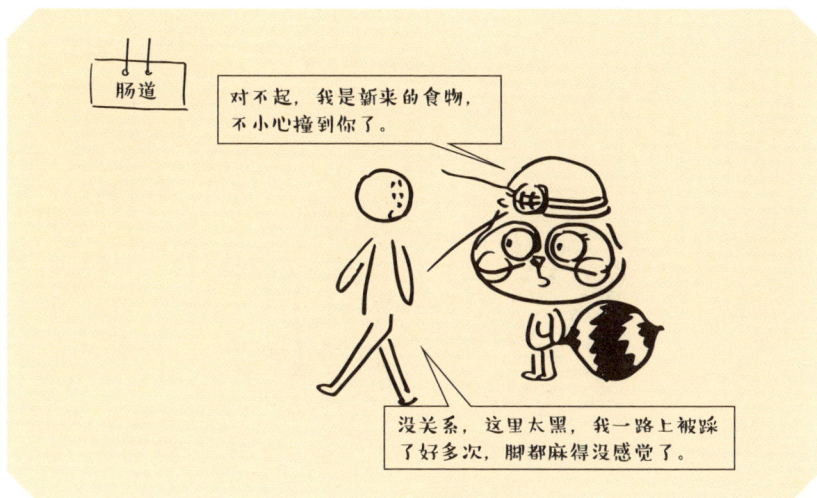

有研究称，结肠黑变病是一种"癌前病变"，即从正常组织到发生癌变的中间阶段（不一定会转变成癌症，但有一定相关性），虽然停用这类产品半年后多可好转或恢复，但如果不加以注意，合并其他不良生活和用药习惯，还是有癌变的可能。

连续服用市面上的排毒类产品超过8周，就可能让结肠产生黑变。长期服排毒产品者最好去做一下结肠镜，确定是否有这种症状，必要时在医生指导下停用相关产品。

乱吃泻药，肠道"变懒"

有人不用"排毒"产品，但一便秘就用果导片、开塞露等药物。这类药虽然能缓解便秘，但如果长期使用，可能会损伤肠壁神经，减弱肠道功能。便秘者的肠道没有力气蠕动，在药物的刺激下被动蠕动，超负荷工作，不是身体自身正常的功能，一旦停药，过劳的肠道会迅速停摆，反而加重便秘，还可能引起药物依赖。

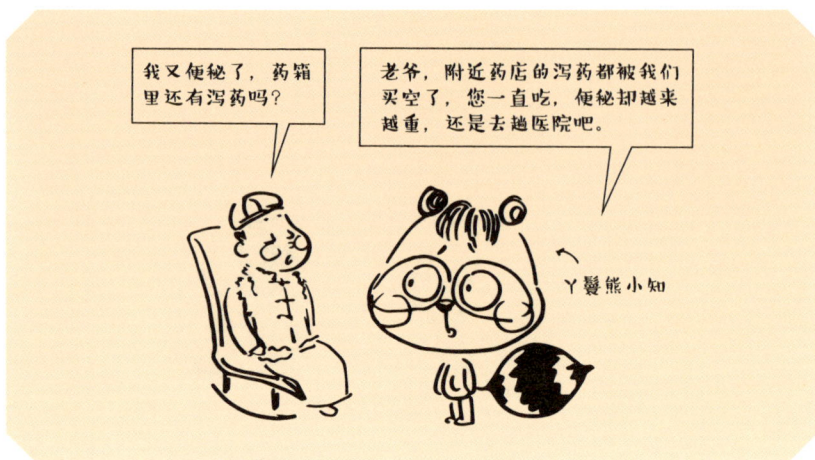

一便秘就认为是肠道问题，耽误真正的病

除了胃肠道问题，服用某些药物（如法莫替丁、奥美拉唑等胃药，硝苯地平、辛伐他汀等心血管病用药），有肛肠病等疾病时，也可能引起便秘。如果长期便秘，自己服用非处方药一段时间不能缓解时，最好及时到医院就诊，以免延误病情。

看到这里，你一定会问：这些方法都不对，那怎么让肠道更健康呢？下面就告诉你几个实用的方法。

想"清肠"，3个方法能帮忙

1. 常吃杂粮和水果

膳食纤维如同肠道里的"清洁工"，能促进肠道蠕动和消化液的分泌，吸附毒素，降低大肠癌等肠道疾病的发病概率。除了红豆、绿豆、荞麦等粗杂粮，木耳、海带、裙带菜、口蘑等菌藻类食物同样含有丰富的膳食纤维。另外，根茎类食物纤维含量也较多，如胡萝卜、红薯等。

苹果、山楂、香蕉等水果中富含果胶，能延缓肠道对脂肪和糖分的吸收，降低胆固醇和血糖。另外，果胶可以为肠道中的有益菌提供能量，促进有益菌群的繁殖和生长。此外，分解后的果胶能抑制有害菌群生长，有助于预防结肠癌。

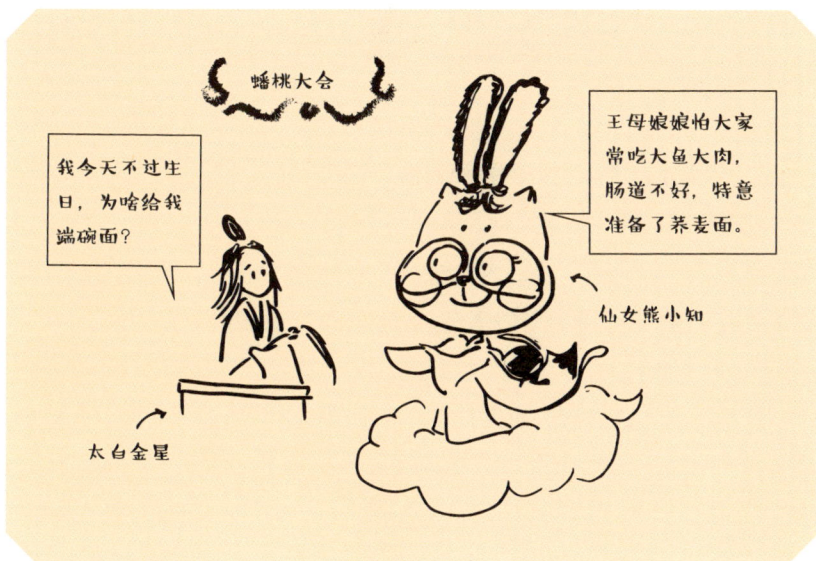

2. 坚持锻炼

运动过程中，腹式呼吸会加强，一方面可改善腹腔脏器的血液循环；另一方面，还可以促进胃肠道的蠕动，调节消化能力。

相反，长期缺乏锻炼会导致食欲减退、胃动力不足，易诱发胃、结直肠炎症和肿瘤。保持胃肠道健康，要让自己多运动，可选择感兴趣的体育运动，如太极拳、步行、慢跑等，建议每周锻炼3~4次。

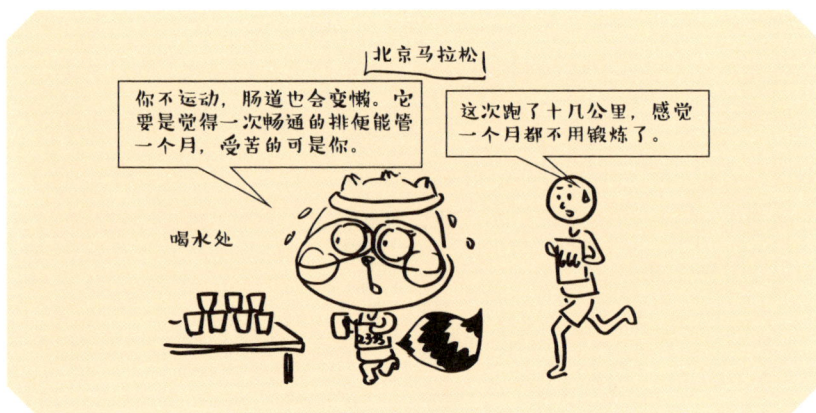

3. 多喝水，养成良好的排便习惯

轻微便秘可通过适度运动、多喝水和饮食改善，同时应建立良好的排便习惯，在晨起或餐后2小时内尝试排便。在改变生活方式效果不佳时，可在医生指导下选用乳果糖等导泻药，必要时遵医嘱加用促胃动力药。

这些正确的肠道健康知识，比盲目服用肠道"排毒"产品安全得多，能不能让"肠龄"变年轻，全看你接下来的选择了。

③ 千呼万唤shi出来？这篇"防便秘攻略"解救你

什么样才叫"便秘"？

便秘的痛大家都懂：一蹲就是大半天、无论多努力都没有结果、费尽力气站起来头晕眼花……

很多人认为排便次数少（一周内大便次数少于2~3次，或超过2~3天大便1次）就是便秘。

实际上，诊断便秘的标准还包括排便的费力感、干球状的不净感、肛门直肠的堵塞感、需要手法辅助等。

真正被临床使用较多且可靠的诊断标准是"有干球粪或硬粪"。一旦在1周或1个月中，有1/4的排便处于这种状态，就可以定义为便秘。

有的人虽然每天排便，但粪便干硬且排便特别困难，痛苦得跟生孩子似的，这也是便秘。

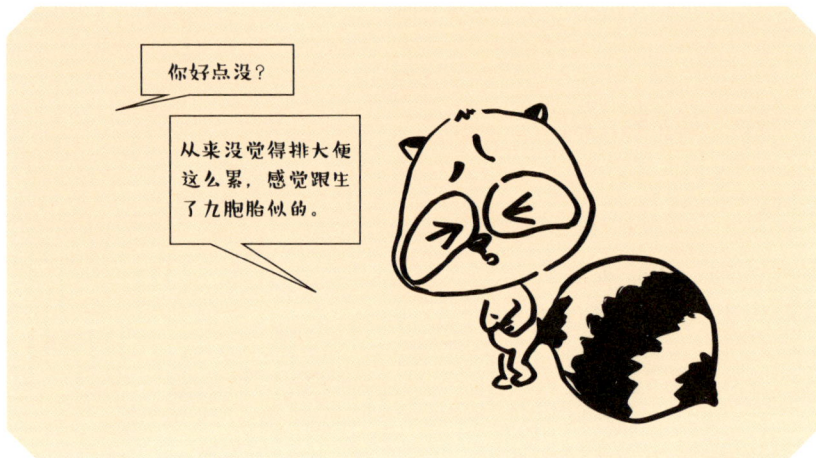

便秘了，可能都是这些事闹的

饮食过于精细、喝水量少、没有养成定时排便的习惯，都可能引起便秘。

有数据显示，遇到排便困难时，52%的人表示会自己去药店买药。其中，买的较多的除了各种润肠茶，还有各种导泻药。

临床上，很多人的慢性便秘就是用错这些药闹的。

反复使用含大黄、芦荟等成分的泻药、润肠茶，会扰乱支配肠蠕动的神经，令肠道蠕动减缓，反而加重便秘；其中的某些成分还会沉积在

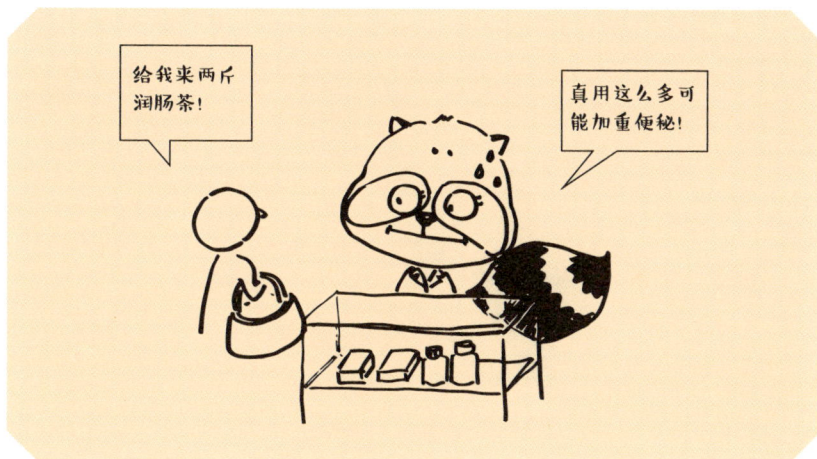

肠黏膜，导致肠道"黑变病"。

有数据显示，"黑变病"与结肠息肉和肿瘤有关。

开塞露、液体石蜡等润滑性导泻药物具有湿润、软化大便的功效，用于术后及长期卧床的患者。

但直肠被开塞露频繁刺激，敏感性会降低，导致排便更困难，可能加重便秘。

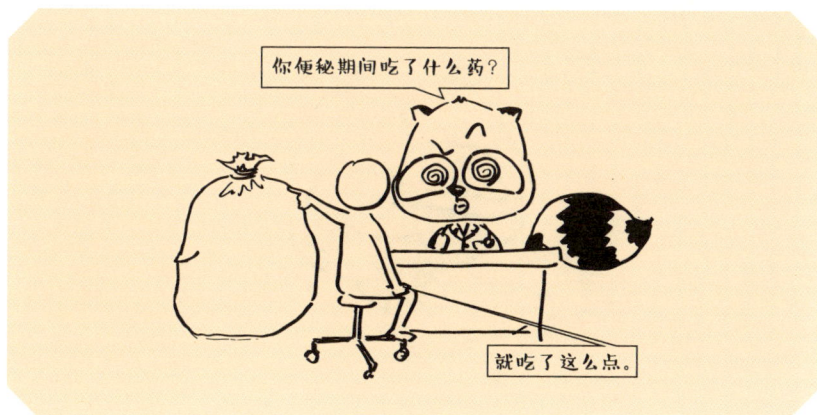

如果便秘时服乳果糖口服液、果导片等药物2～3天后，便秘没有明显改善，不建议再用，应及时到医院就诊。开塞露通便，建议在其他方式无效时再考虑使用。

便秘"伤身"的4个表现

如果你以为便秘只是引起腹胀、腹痛等症状，那你就太小看它了。

便秘可能让人"提前衰老"。便秘后，肠道内的毒素被大量吸收，可能干扰大脑功能，引起记忆力下降、注意力分散、思维迟钝等表现。

便秘还可能让人"变丑"。长期便秘会让体内的毒素累积，出现肤色暗沉、头发干枯、长斑等症状。

高中时，我有位朋友一到干燥的春秋和冬季就便秘，面色不好还影响考试发挥，结果是平时月考成绩平平，但在夏天的高考中一鸣惊人。

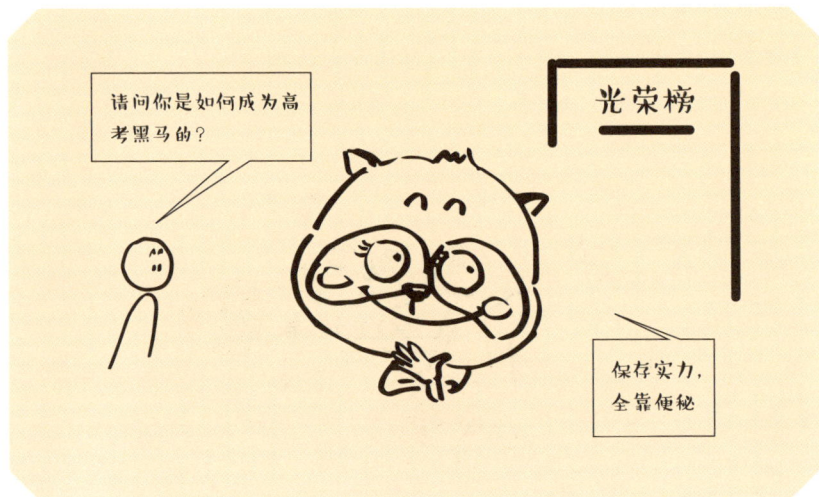

男性朋友经常便秘，容易伤害前列腺。前列腺离直肠很近，便秘时，干燥的大便对前列腺造成挤压，使局部血液循环不畅，时间久了就容易引起前列腺炎症。

便秘的人多喜欢用力排便，容易引起危险。用力排便导致腹压升高，很容易引发痔疮、疝气等问题；伴有心脑血管疾病的人排便用力过猛，还可能诱发脑卒中、心肌梗死等严重后果。

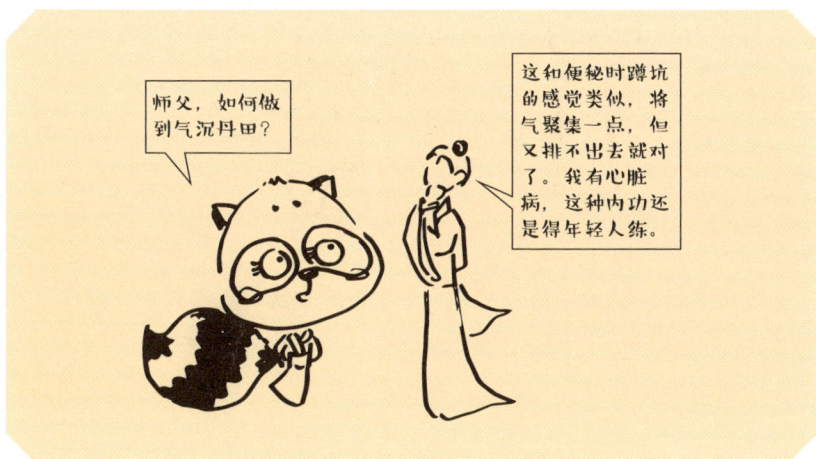

拒绝便秘，养成5个好习惯

平时预防和缓解便秘，应从调整生活方式做起。

以下几点最有效。

多吃新鲜蔬果，少吃甜食。饮食上要增加膳食纤维和水的摄入量，适当吃新鲜果蔬，每日至少饮水1.5～2升，少吃甜食，忌辛辣、烟酒。

定时排便。养成良好的排便习惯，建议在晨起或餐后2小时内尝试排便，即使没有便意，也要蹲10~15分钟，久而久之，能调动肠道的规律运动，科学排便。

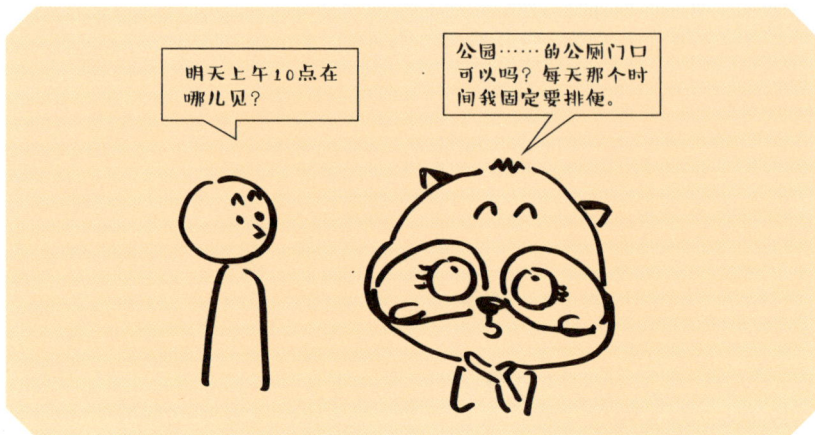

吃对主食。很多便秘的人不敢多吃东西，其实吃得越少，粪便也越少，大肠内压力越小，便秘越严重，所以便秘时反而应适当多吃饭。

主食（尤其是玉米、小米、燕麦片等粗杂粮）含有比较多的膳食纤维，能增大大肠内粪团的体积，刺激大肠蠕动。腹泻时粗杂粮最好能占到主食的一半。

多喝酸奶。酸奶（乳酸菌饮料也可以）含有活的乳酸菌，它们是大肠内正常的有益菌群的主力，补充乳酸菌可以改善粪团的性状，促进粪便排出。

刮手指。容易便秘的人平时还可以用刮痧的方法刮拭食指、小指，方法是从手掌的指根刮到指尖。食指有大肠经循行，小指有小肠经循行，刮拭这两个手指，有助于调理肠胃。

便秘不可怕，就看你怎么对付它，改掉坏习惯、调整生活方式，主动跟便秘说再见。

④ 简单又管用的长寿动作，帮你清理血管

血管里住着两个"小偷"

血管畅通是人体健康的基础，不同的生活习惯会给血管带来很大的影响，稍不注意，血管里就住了两个悄悄偷走血管健康的"小偷"，熊小知这就带大家认识他俩。

小偷一：斑块

人体血液中含有一定量的脂质，如甘油三酯和胆固醇等，这些脂质

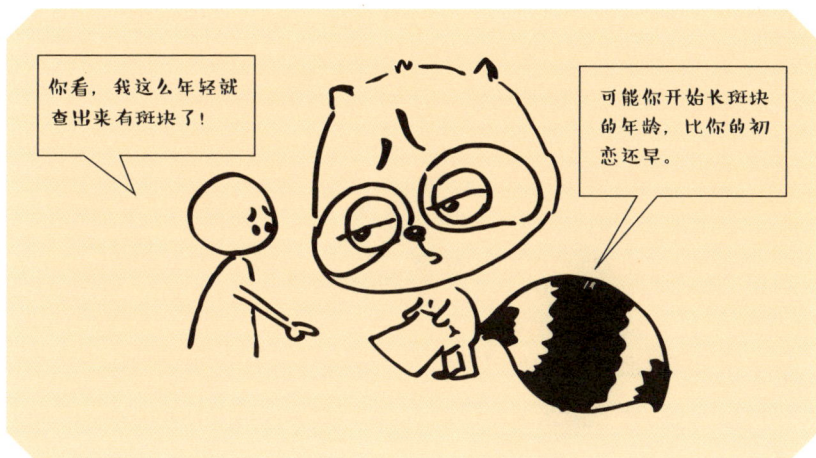

含量一旦增高，就变成了血管中的"垃圾"。当垃圾越堆越多，就会使动脉弹性减低、管腔变窄，形成一块一块的动脉粥样硬化斑块。

很多人觉得斑块和自己没关系，其实，每个人从十五六岁起血管里就开始长斑块，到40岁左右斑块变得明显，60岁左右没有一枚斑块的人屈指可数。

如果斑块越来越大，会导致动脉出现不同程度的狭窄，使血流变缓。一旦出现诱发因素，如动脉斑块的某个部分破裂，就会像火山喷发一样，诱发一系列变化，形成血栓或引发梗塞。

小偷二：静脉血栓

每年全球发生近1000万例静脉血栓栓塞症，它又可分为深静脉血栓形成（DVT）和肺栓塞（PE）。前者主要发生在下肢，多数患者早期并无明显症状，约80%易漏诊。深静脉血栓形成后，一旦脱落并随血液循环到达肺部，可能形成肺栓塞，一旦发作，危及生命。

想必你已经看出来了，在这两个小偷的发生、发展中，有一个共同的帮凶——久坐。

久坐，破坏血管健康的推手

久坐会从多个方面影响血管健康。

不利于清除血管内斑块

血液中有高密度脂蛋白（HDL）、低密度脂蛋白（LDL）、极低密度脂蛋白和游离胆固醇。HDL也称"好胆固醇"，有助于去除血流中的胆固醇，并储存于肝脏中以便排出。后三种为"坏胆固醇"，如果在血液中增多，会沉积在动脉壁上，形成斑块。

澳大利亚针对其国内8800名25岁以上居民进行的一项研究表明，长期久坐不动不利于"好"胆固醇清除动脉里的斑块。

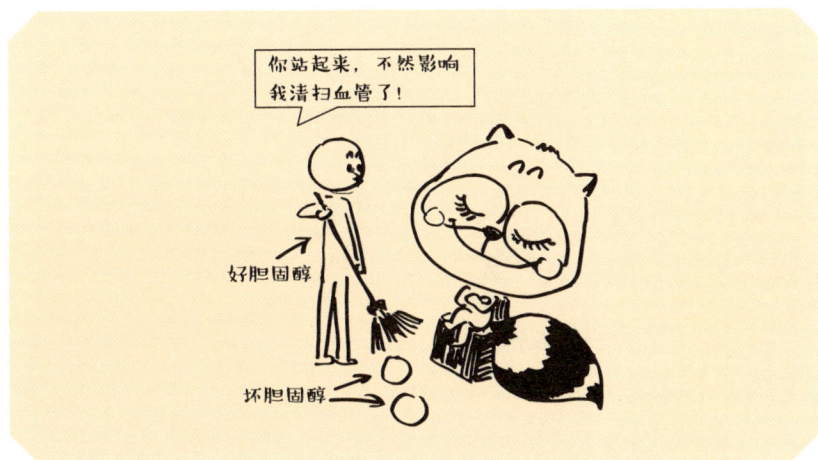

增大血栓风险

英国《皇家医学会志》刊登的一份研究报告指出，每天固定一个坐姿3小时以上的人，患下肢深静脉血栓的风险是其他人的2倍。

堵塞心血管

久坐时，血液流动缓慢，脂肪酸沉积在血管，易阻塞心脏血管。美国南卡罗来纳大学研究发现，与每周坐不到11小时的人相比，久坐超过2～3小时的人，因心脏病突发而死亡的概率高出64%。

让脑部供血不足

久坐会让血液循环减缓，导致大脑供血不足，脑供氧和营养物质减少，损伤大脑；也可引起人体乏力、失眠、记忆力减退，增加患认知障碍症的可能性。

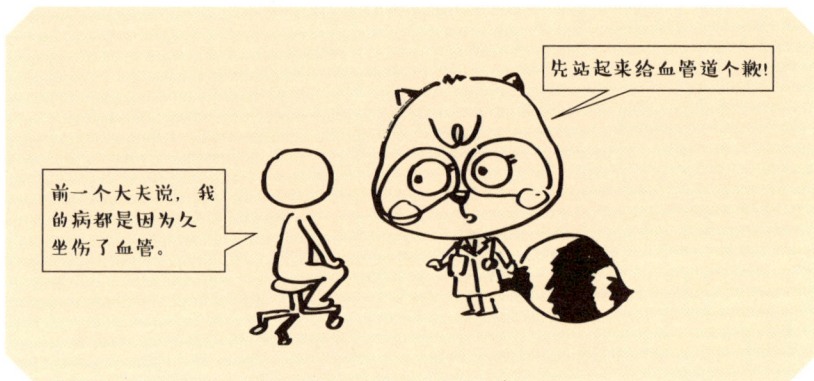

澳大利亚昆士兰大学的研究发现，久坐1小时的危害约等于抽2根烟，相当于减寿22分钟。《英国医学杂志》发表的一项研究发现，如果成年人能将每天坐着的时间控制在3小时以下，其预期寿命就会增加2岁。

世界卫生组织（WHO）早已将久坐列为十大致死致病元凶之一。据统计，全球每年有200多万人因久坐死亡，预计到2020年，全球将有70%的疾病由久坐引起。

也就是说，很多人可能最终"栽在"椅子上。

一个动作，拯救久坐的你

其实，一个简单的动作就能缓解久坐带来的危害——站起来，这个动作也是最简单的长寿动作。

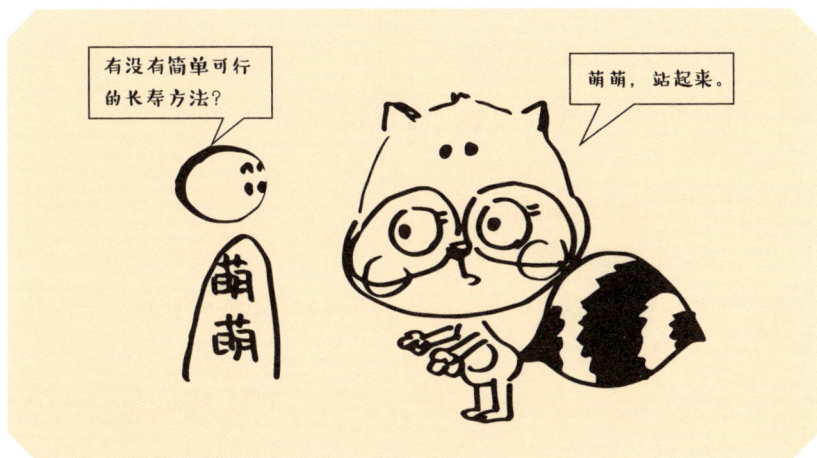

站起来有助长寿，这不是忽悠，是有科学依据的。

站立是一种很好的"运动"。站立时，心率平均每分钟会加快10次，人体每分钟能多燃烧0.7千卡热量，1小时则是50千卡。英国研究证实，如果能长期坚持每周5天、每天累计3小时的站立，效果堪比跑了10趟马拉松。

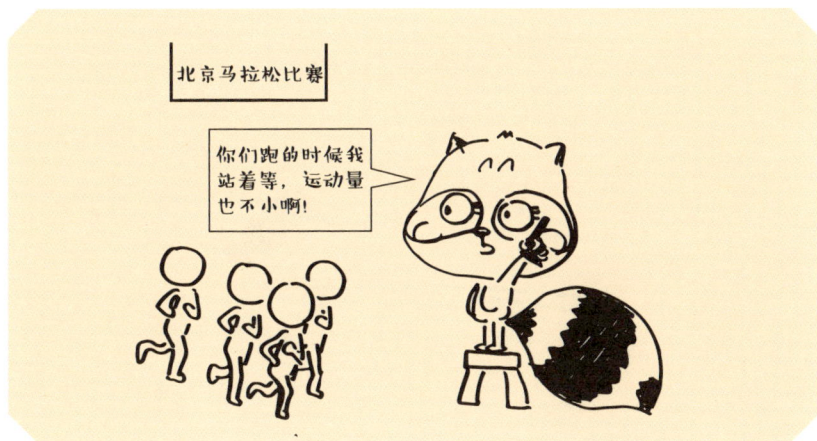

长寿姿势还得配上两个好习惯

在工作生活中，坐着不可避免，一次站3小时也不现实，于是我贴心地给大家准备了和"站起来"这个长寿姿势配套的"补丁"。

补丁一：常吃荞麦和燕麦

荞麦所含的黄酮类物质对高血脂、高血糖和高血压均有较好的缓解作用。常吃荞麦的地区，心脑血管疾病发病率明显较低。荞麦可做成荞麦面或泡成荞麦茶。

燕麦可抑制人体对胆固醇的吸收，对调节血脂有很好的作用，从而有助于保护血管。研究发现，吃燕麦有降低血液中低密度脂蛋白胆固醇（"坏"胆固醇）的效果，从而降低患上心脑血管疾病的风险。把燕麦煮成粥后，口感越黏稠，保健效果越好。

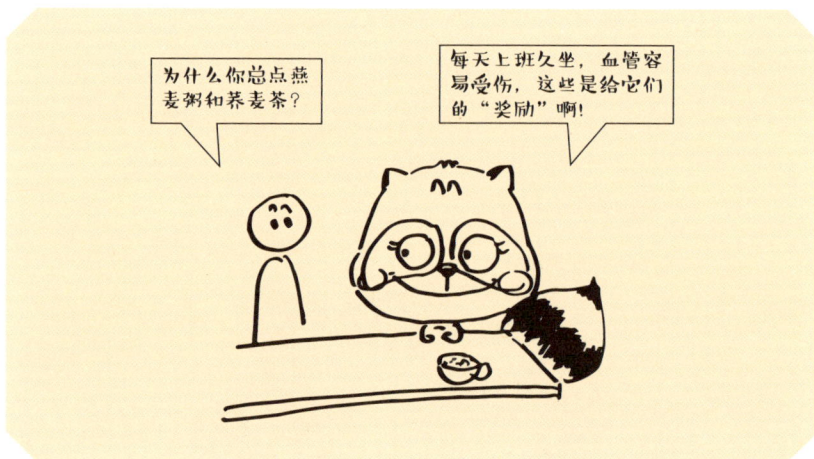

补丁二：坚持刷牙

及时改善牙周和口腔健康，清除牙菌斑、牙石等口腔"垃圾"，能有效减少致病菌的数量，相当于"刷掉"了血管里的有害物质。

美国哥伦比亚大学梅尔曼学院的一项研究发现，当一个人口腔和牙周健康状况有所改善时，包括经常刷牙、用牙线清洁牙齿、定期看牙医、洗牙等，动脉内膜厚度就会减少约0.1毫米。过去有研究显示，如果颈动脉内膜厚度3年增加0.1毫米，出现冠状动脉疾病的风险就会增加2.3倍。

最后要提醒大家，不是连续坐三四小时才是久坐，建议每坐1小时站起来10分钟，站起来眺望远方、拉伸四肢、散步等舒缓运动均可，甚至起身倒一杯水喝都行。

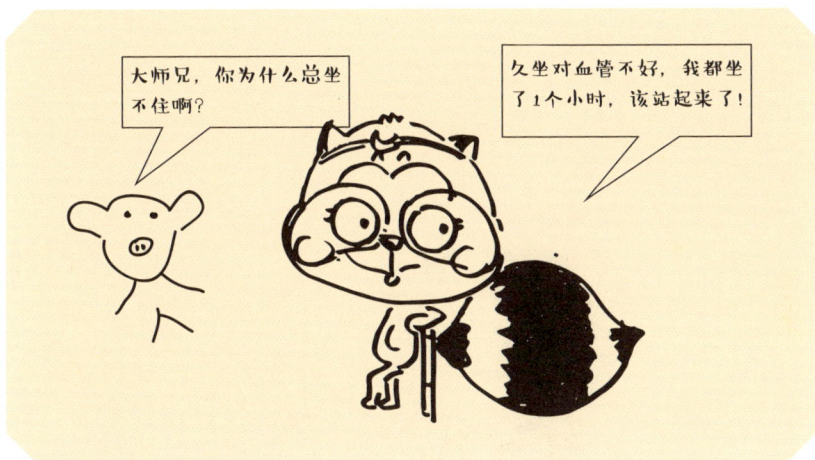

不知道你平时每天坐几小时？可不要等到体检发现血管病变了才着急，快站起来展示一下你的长寿决心吧！

⑤ 血管正在悄悄长"斑",简单4招就能清理

十五六岁起,血管开始长"斑"

你最讨厌哪里长"斑"?

很多人讨厌脸上长斑,因为会影响自己的美貌。但熊小知最害怕的,是血管里的"斑"。

它们不仅会加速血管甚至全身的衰老,一旦长在某些特定位置,相当于给大脑等器官装上了"定时炸弹"。

这么危险的"斑",你的血管里很可能已经开始长了。熊小知想告诉

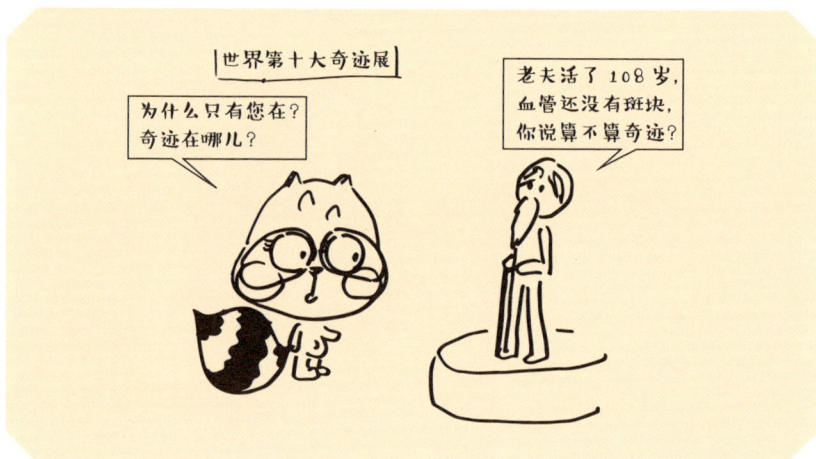

你关于这种"斑"的健康危害，并介绍一套帮血管"祛斑"的方法。

如果把血管看成一条单向四车道的公路，血液是公路上飞驰的汽车，血管里的这种"斑"——动脉粥样硬化斑块，就像堵在公路上的石头，影响血流畅通。

不过，血管斑块并不是一出现就十分危急。每个人从十五六岁起，血管里就开始长斑块了；到了40岁左右，这些斑块变得明显；到60岁还没有一枚血管斑块的人屈指可数（感觉这种人可以考虑申请世界纪录了）。

斑块是这样"伤害"你的

斑块的分布，能从一个侧面说明血管里有多少"垃圾"。

人体血液中含有一定量的脂质，如甘油三酯和胆固醇等。这些脂质含量一旦过高，就可能变成血管中的"垃圾"。当垃圾在血管中越堆越多，就会使动脉弹性减低、管腔变窄，形成一块一块的动脉粥样硬化斑块。

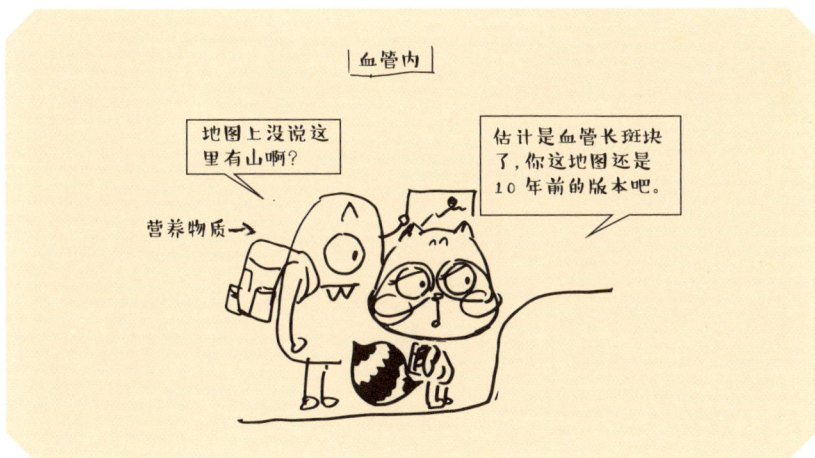

最初，这些斑块通常顺着血管纵向分布，如果斑块越来越大，就会慢慢在管壁上向内突入，导致动脉出现不同程度的狭窄，使血流变缓。

此后，一旦出现诱发因素，比如动脉斑块的某个部分破裂，就会像火山喷发一样，诱发一系列变化，形成血栓或引发梗塞。

一般来说，当斑块生长导致血管狭窄超过50%，就会影响血流，此时应开始进行相应的评估和治疗，以防发生心脑血管事件。

两个位置"长斑"更危险

脸上的斑有多难看，跟长斑的位置、大小、颜色深浅等有关，看血管斑块的危险程度，也和几个特定因素有关。

位置

长在以下两个地方的斑块，一旦造成血管狭窄，尤其危险。

❋ 心脏冠状动脉。冠状动脉是为心脏提供氧气和养分的重要血管，一旦因斑块出现狭窄，心脏功能可能受到影响。长期如此还会增大血栓和心梗的风险。

❋ 颈动脉。严重的颈动脉狭窄通常有一些非特异的症状，如头晕等；有时会出现一过性脑缺血发作，甚至发生脑卒中（脑中风）。颈动脉超声检查，是筛查脑卒中的重要手段。

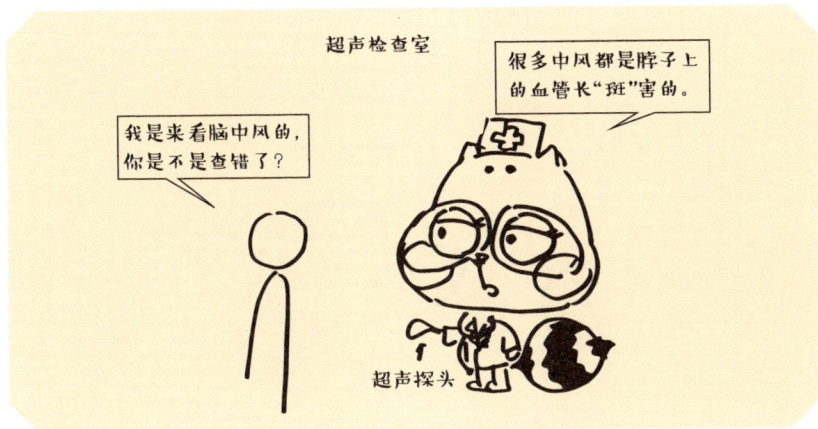

40岁以上的人，只要在以下8个危险因素中占了3个及以上，就属高危：高血压、高血糖、血脂异常、吸烟、酗酒、运动不足、体重超标、房颤。这类人群建议到医院做颈动脉超声等检查，一旦明确有脑卒中，应及时治疗。

造成血管狭窄的程度

斑块所在位置的血管狭窄程度，是判断其是否危险的关键。

如果仅有斑块，没有狭窄，说明病情不是特别严重。一般来说，当斑块生长导致血管狭窄超过50%，就会影响血流，此时应开始进行相应的评估和治疗，以防发生心脑血管事件。

稳定程度

稳定斑块像皮厚馅少的"饺子"。包膜比较厚，不容易破裂。如果导致动脉粥样斑块的因素不能够得到改善或控制，那么斑块会逐渐变大，导致血管腔相应逐渐变窄，血流不畅，造成相应组织器官的血液供应不足。

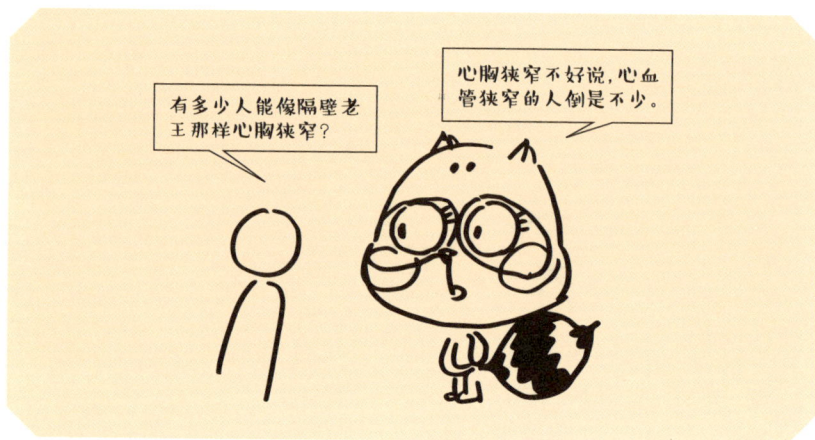

不稳定斑块（又称易损斑块）则像皮薄馅多的"饺子"，斑块表面的包膜非常薄，斑块内部的"油"（脂质）又非常多，容易发生破裂，继发血栓形成及局部动脉血管痉挛，导致受累血管血流中断，引发急性缺血。

情绪激动、剧烈运动、酗酒、寒冷等因素，都可能成为不稳定斑块破裂的诱因。它像一枚"不定时炸弹"，随时可以爆炸破裂，引发严重的心脑血管事件，危及生命。

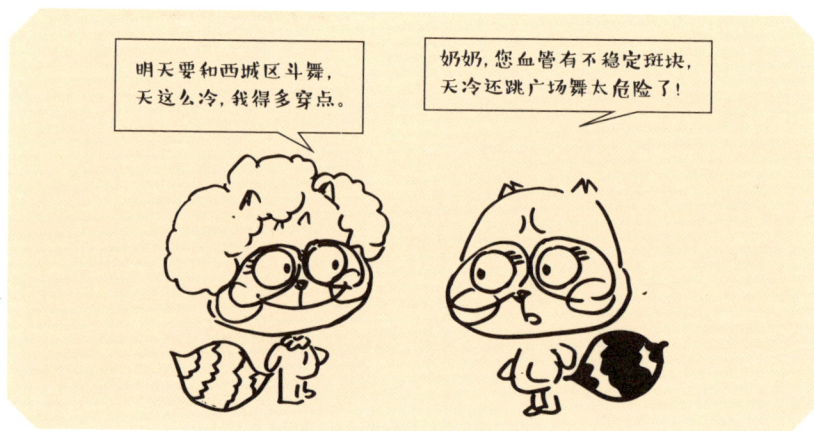

斑块严重时，血管腔甚至会被完全堵塞。组织器官在缺血的情况下，功能就会受损。

例如，大脑某一支血管堵塞，脑组织缺血，神经功能就会受损，出现肢体无力、感觉麻木、吞咽困难、语言障碍、智能障碍，甚至失明、意识不清、昏迷等症状，还可能引发急性心肌梗死、猝死、脑中风。

防斑块，先控血脂

血脂偏高，尤其是低密度脂蛋白胆固醇（俗称"坏胆固醇"）水平增高，与斑块形成有密切关系。预防和控制血管中斑块的形成和发展，用下面的"血管祛斑法"控好血脂很重要。

1. 戒烟

吸烟会让尼古丁、焦油、一氧化碳等有害物质进入血管，影响体内脂肪代谢，升高血脂。

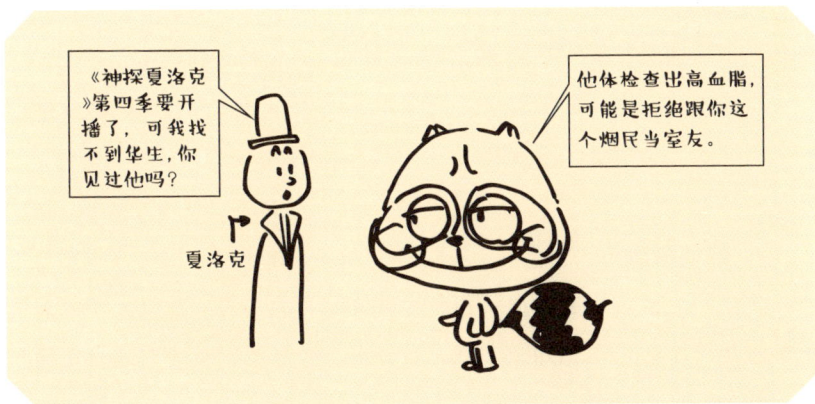

大量流行病学研究已证实，吸烟作为冠状动脉粥样硬化的主要危险因素是可逆的。

停止吸烟，危险程度会迅速下降。戒烟1年后，危险程度可降低50%，甚至与不吸烟者相当。

此外，戒烟还能提高"好胆固醇"（高密度脂蛋白胆固醇）水平，1年后可增至不吸烟者水平。

因此，为了自己和家人的健康，应努力戒烟，并尽量避免吸二手烟。

2. 每天吃1两粗粮

吃太多的主食和甜食可能导致血脂异常。推荐每日主食摄入量为250～400克，其中最好有50克以上粗粮（燕麦、小米等），中等大小的水果每天可吃1～2个。

3. 少吃或不吃夜宵

进食后，胃肠蠕动增强，大量的血液流向胃肠部，此时流向头部、心脏的血液相对减少。

对高血脂患者来说，如果食物没有充分消化就睡觉，心脑血管供血不足，会增加诱发脑卒中、冠心病等的风险。

最好不吃夜宵，睡前2～3小时尽量不吃东西。这个方法也适合推荐给大多数人，有助于控制血脂。

4. 能动则动

久坐不动也是引起高血脂和血管斑块的一大杀手。建议大家每天最好能抽出半小时运动。如果上班需要久坐，最好每1～2小时起身走动一下，伸个懒腰、动动胳膊和腿。

工作时可一边思考问题，一边原地活动四肢，比如：

> ❂ 转脚踝、抬脚跟、翘脚尖等，每个动作坚持30秒以上，促进小腿的肌肉群收缩。
>
> ❂ 还可缓慢抬起膝关节，尽量往胸部靠近，以锻炼大腿肌肉群。
>
> ❂ 或者像骑自行车那样原地踩踏，并适当拍打、按摩腿部。

此外，买个握力球（也叫减压球）经常捏一捏，也有益处。每次捏20次左右，可使上肢的肌肉群协调活动，在促进上肢血液循环、防止血栓形成的同时，还能活动关节，增强心脏收缩力，并有利于镇静和舒缓心情。

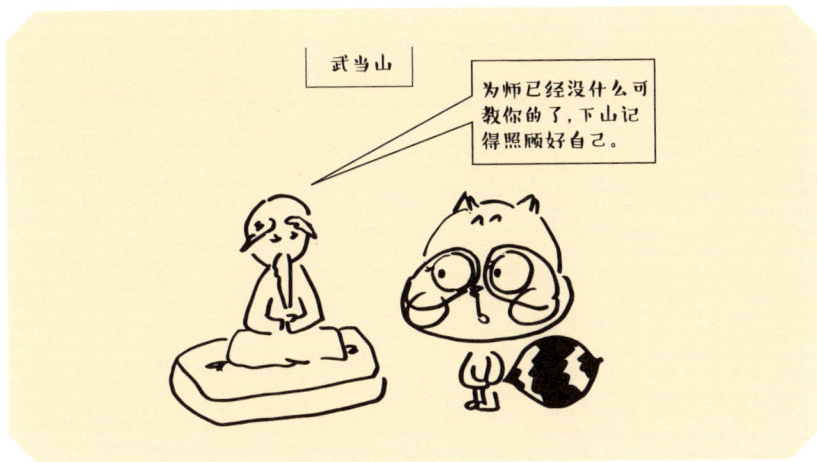

当然，如果已经明确血管有严重斑块或其他心脑血管问题，需要及时遵医嘱治疗。熊小知希望大家的血管能更加健康，少一些"锈迹斑斑"。

❻ 一生中平均感冒200次，这个小诀窍让你不会吃错药

感冒一次，难受9天

刊登在英国《每日邮报》上的一篇报道指出，最新研究发现，人的一生平均感冒200次，每次平均持续9天，一辈子感冒症状持续时间平均约为5年。

随着感冒而来的，还有咳嗽、发烧、头疼，听觉、嗅觉和反应能力下降，一感冒，整个人就像提前进入呆傻状态。要想在感冒后快点好起来，你就得跟着熊小知好好了解它。

熊小知曾在上班路上看见一位大爷擤鼻涕，声音震耳欲聋，擤完立马站不稳了，他老伴赶紧扶住他说：

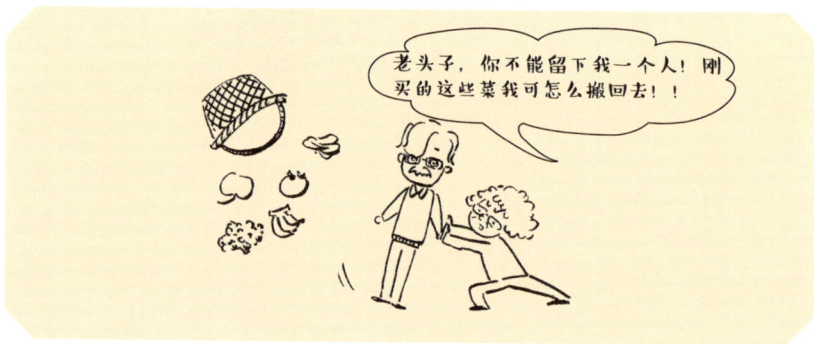

老头子，你不能留下我一个人！刚买的这些菜我可怎么搬回去！！

其实，擤鼻涕真不该有这么大副作用。

流鼻涕其实有个特别洋气的名字——卡他（全称"上呼吸道卡他"）。鼻涕是液体性的，所以可以"流窜作案"。

人体的某些管道是相通的。例如，咱们的鼻腔、咽喉、中耳、鼻窦就是相通的。如果你擤鼻涕把两个鼻孔都捏紧，一使劲，鼻涕就容易跑到其他几个腔隙里。

鼻子附近有两个腔隙，叫额窦和上颌窦，如果擤鼻涕用力过猛，鼻腔压力增大，鼻涕就可能进去，引起鼻窦炎，结果鼻塞和流涕越来越严重，还会头疼欲裂！

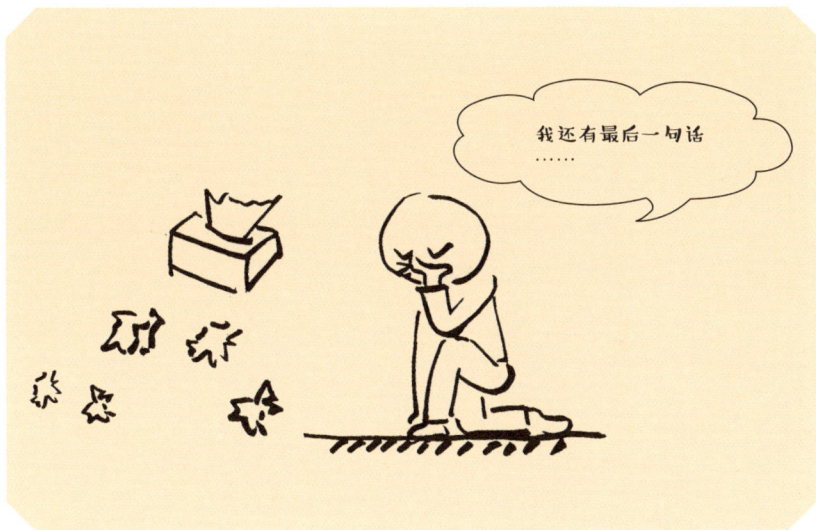

同理，鼻涕如果跑到中耳，就可能引起中耳炎，不仅耳朵疼，严重时还会导致鼓膜穿孔。

所以每次擤鼻涕的时候，只能按住一个鼻孔，轻轻地擤。擤完不要深呼吸，不然鼻涕还可能进入鼻窦。

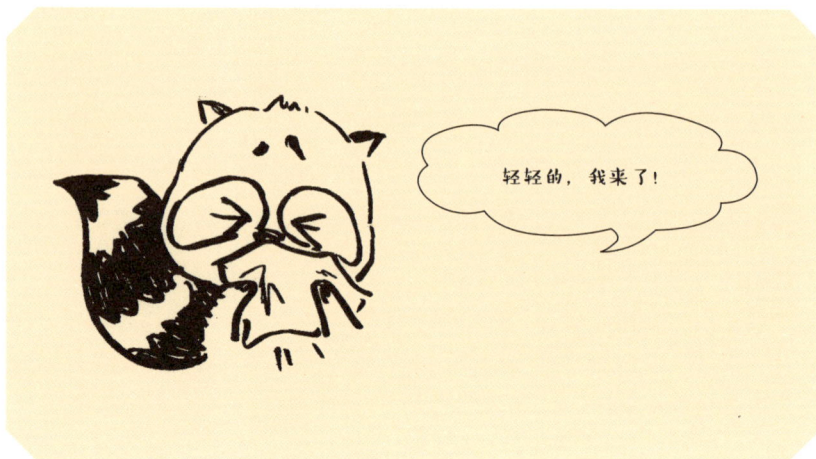

吃感冒药，先看药名

　　你一定有过这样的记忆，每次感冒都要吃很多药，有时候一种药加倍双打，有时候两种药一起混合双打，抗生素输液更是让我害怕。

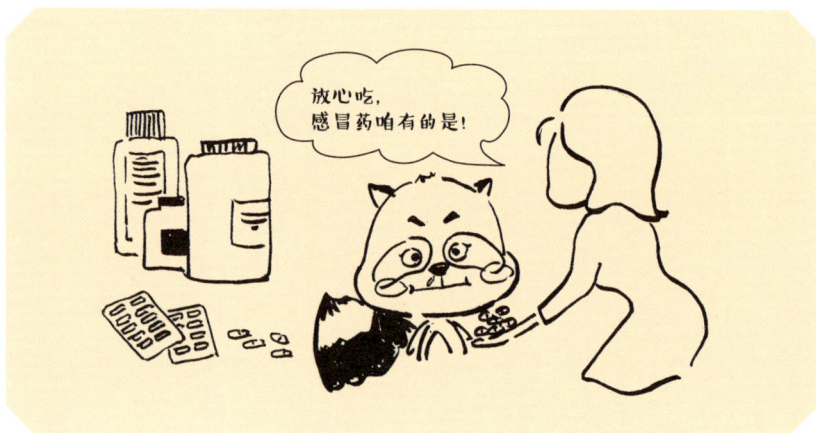

大家都知道，感冒是由病毒引起的，抗生素是治细菌感染的，用它治感冒简直是男厕所里放卫生巾——没用。

输液还可能引起感染，简直雪上加霜。

除了万能的多喝水，感冒症状太重时我们确实可以吃点药。不过，双打，尤其是混合双打是不可取的。因为感冒药就那几种成分，吃多了可能症状减轻了，你的肝和肾也受伤了。

正确的做法是根据自己的症状，选感冒药的成分。偷懒的方法是看感冒药盒上长一点的那个名字。

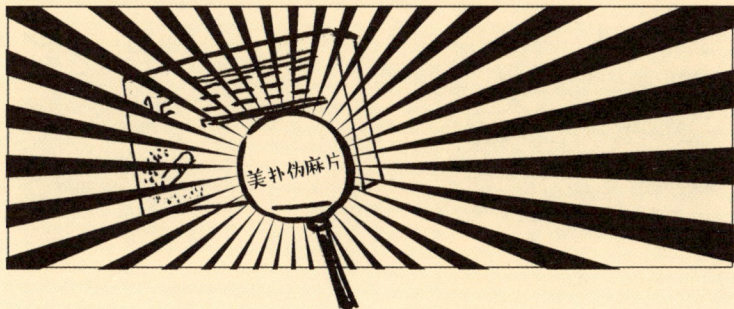

这一行迷之文字就能看出药名成分。

"美"：右美沙芬，镇咳药，有痰时慎用，不然可能咳不出来，堵塞气管。

"扑" / "敏"：扑尔敏，缓解打喷嚏，吃了容易困。

"麻" / "伪麻"：伪麻黄碱，缓解鼻塞。糖尿病、高血压、青光眼患者用了可能加重症状。

"氨"／"酚"：对乙酰氨基酚（扑热息痛），缓解发热头痛，大部分感冒药都有它，也是止痛药和退烧药，双打和混合双打时最容易过量的成分，过量会伤肝。

吃好几种药的朋友，容易扑热息痛过量，后果很可怕。曾有一位19岁的女孩赌气吞下15片感冒药，被送到医院抢救，就是因为这种成分过量。

吃感冒药，当心这些副作用

能退热的，过量易伤肝

具有退热功效的感冒药，通常会含有对乙酰氨基酚。该类成分如果长期服用，或短期大量用，可能伤肝。

一般来说，对乙酰氨基酚每日最大剂量为4克。如果连续吃3天症状没有缓解，应马上就医。

起效快的，可能影响血压

感冒患者容易感到乏力、酸痛和疲劳。一般起效快的感冒药多含伪麻黄碱等成分，它在某些情况下会升高血压与心率，因此高血压等心血管病患者应慎用。

此外，前列腺肥大者服用该类成分后，可能出现排尿困难。

抗过敏强的，易瞌睡

感冒患者常会出现打喷嚏、鼻痒、眼睛干痒等过敏症状。扑尔敏、苯拉海明等抗过敏药能对抗过敏反应所致的毛细血管扩张，降低毛细血管的通透性，从而缓解上述症状。

　　但它们同时具有神经抑制作用，服用后易困倦、嗜睡。司机、高空作业者、机械操作者等应避免在白天服用此类药品。

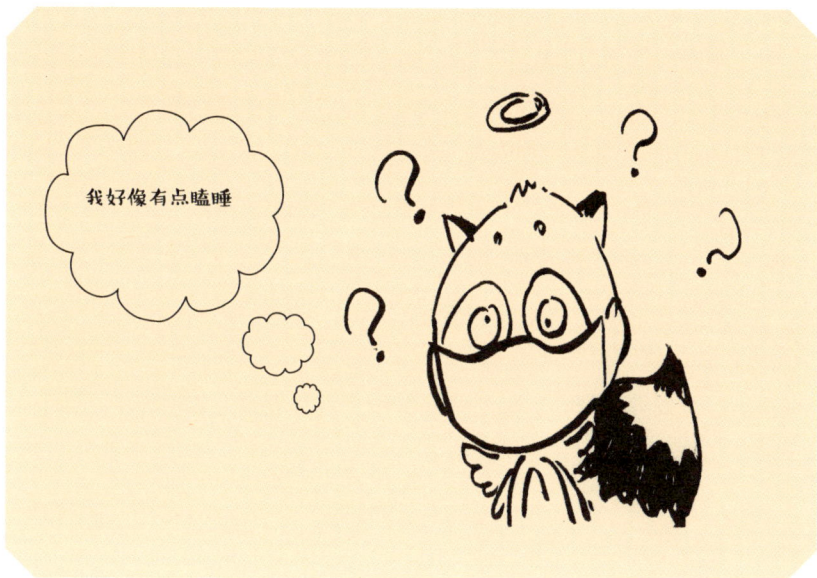

我好像有点瞌睡

镇咳的，可能影响痰液排出

　　感冒时出现干咳、咽炎等时，可以选用含有氢溴酸右美沙芬、盐酸二氧异丙嗪等镇咳成分的复方感冒药。但需要注意的是，如果咳嗽时痰液过多，只吃止咳药会影响痰液排出。

　　因此，咳痰较多时，应咨询医生后服用氨溴索等祛痰药，必要时用止咳药。

　　对了，如果是4岁以下的小朋友感冒，最好别给他们吃由多种成分组成的复方处方药。可以吃单一成分的儿童专用感冒药，打开加湿器。

吃了药还不好，你得去医院看看

吃对了药，加上多休息、多喝水，感冒一般1周内就能好。如果这时候还没好，或者出现了以下7个征兆，你最好去医院看看。

1. 咳嗽时间超过3周。要是感冒超过3周，就需要引起警觉了。如果其他感冒症状消失，而咳嗽一直"挥之不去"，可能是哮喘、肺炎或其他肺病的征兆。

2. 症状反复并加重。有时感冒症状已经开始好转，但又卷土重来，甚至病情加重。这种情况下，应该尽快就医。

3. 鼻涕或痰有颜色。如果感冒后，鼻涕或痰呈黄色、褐色、绿色，甚至带血丝，就应引起重视。

4. 眼睛发痒泪汪汪。如果眼睛发痒，而且无缘无故泪流不止，那很可能是过敏反应，而非普通感冒。

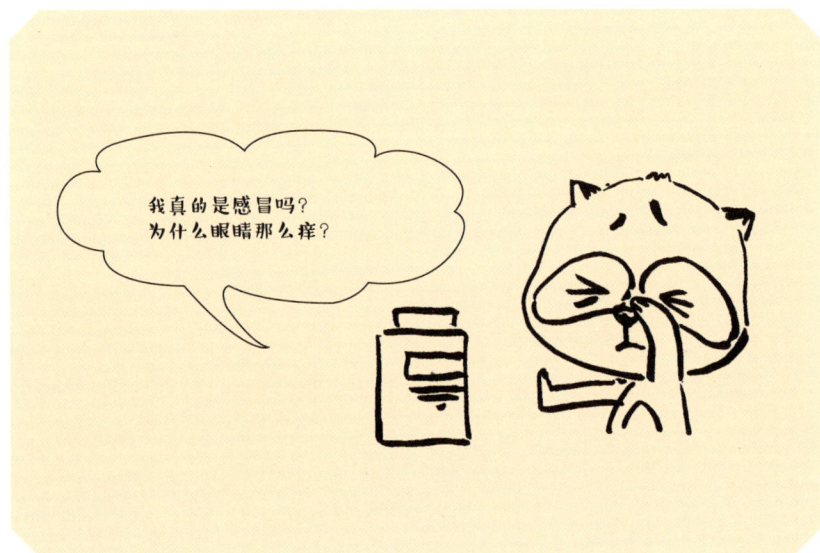

5. 饮食正常体重下降。这种情况应引起警惕。感冒症状伴有不明原因的体重减轻，可能是甲亢、恶性肿瘤、细菌感染甚至艾滋病的征兆。

6. 咳嗽带喘还憋闷。如果咳嗽时伴有喘鸣或胸闷，则可能是哮喘发作。如果感冒后出现上述症状，请及时就诊。

7. 出现疼痛。感冒后，如果感到某个部位疼痛，一定要警惕。如果病人感冒后，同时觉得听力下降、耳部疼痛，还伴有分泌物增多，很可能是中耳发炎，应该及时就医。

❼ 这是一个尴尬的动作，却承包了你多个器官的健康

提肛运动，高性价比的锻炼方式

我们常说"生命在于运动"，你知道的运动有跑步、打球、游泳……可你听说过"提肛运动"吗?

这种让你感觉很陌生的运动，却是能预防和缓解多种疾病的高性价比锻炼方式。

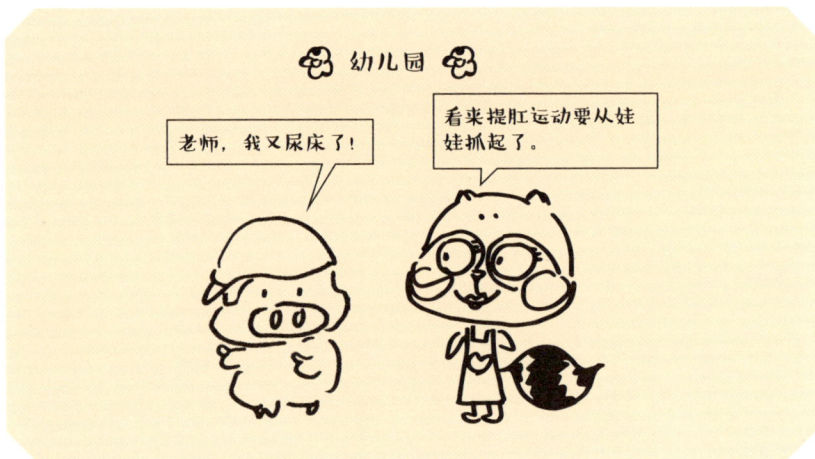

提肛运动跟身体的盆底肌有关，盆底肌好比身体的一张"吊床"，这

张"吊床"的弹性变差、吊力不足了，"网"内的器官就无法固定在正常位置，会出现大小便失禁、盆底脏器脱垂等症状，比如大家常说的"笑尿了"，可能就是盆底肌松弛导致人在大笑时突然"漏尿"的表现。

提肛运动对男性和女性分别有什么好处？具体该怎么做？马上跟熊小知一起认识它吧。

女人练"提肛"，从年轻到年老都受益

提肛运动对女性的好处，涵盖了多个年龄段。

育龄期：改善性功能

提肛的过程会使阴道有力收缩，增强女性对性生活的感受；年龄较大的女性，尤其是有阴道分娩史的女性，盆底和阴道肌肉松弛，经常提肛，可使整个盆底肌肉群变得坚韧，利于生殖器官的血液供应，提高性体验。

话说我在正经地科普，为啥脸会红……

孕产期：帮助顺产及产后恢复

孕妇多做提肛运动，能锻炼盆底肌，对顺产和产后恢复都很有好处。特别是在怀孕中期，胎儿已发育稳定，适当做提肛运动，还能增强肌肉力量。而且，孕产妇好发痔疮，提肛运动能有效缓解痔疮的症状。

需要提醒的是，怀孕早期和怀孕晚期不建议做提肛运动，以免导致宫缩或早产。若在做提肛运动时，身体感到不适，必须马上停止。

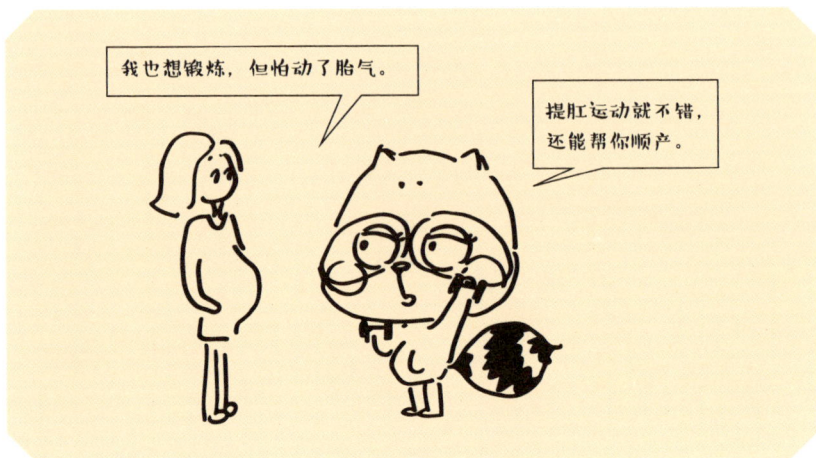

老年：缓解尿失禁

尿失禁是很多老年女性的烦恼，经常提肛，可增强盆底肌肉群张力，加强尿道阻抗力，减少膀胱肌肉过动反应，使约束小便的机能得到恢复和加强。

当然，即使并非老年女性，出现了由于逼尿肌（控制排尿的肌肉）问题引起的尿失禁，也可以通过练习提肛运动改善。

男人多"提肛"：保护前列腺，改善性功能

对男性来说，提肛运动的作用也很重要。

1."按摩"前列腺

男性有规律地收缩肛门，好比在对前列腺进行有效而温柔地"按

摩"，能促进会阴部的静脉血回流，使前列腺充血减轻、炎症消退，对预防和辅助治疗前列腺疾病有很大帮助。

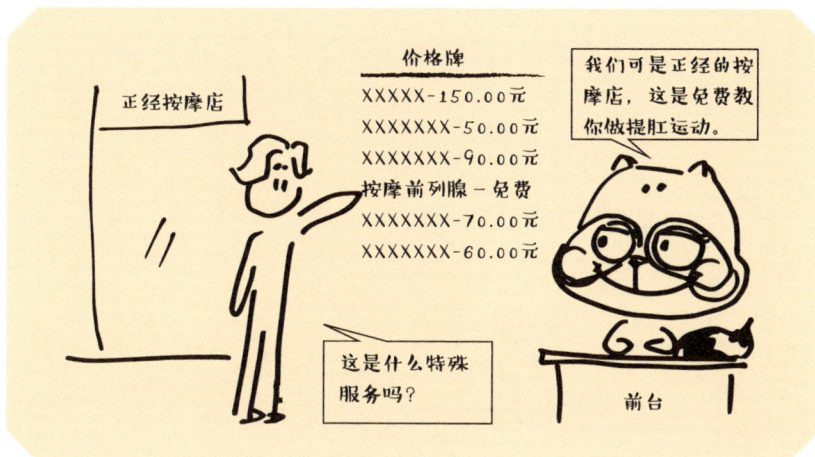

提肛可使骨盆底的肌肉、神经、血管和各器官组织的循环代谢活跃起来，缓解前列腺肿大，改善排尿困难。

2. 改善性功能

提肛运动还能让肛门周围的肌肉得到锻炼，改善性功能。

这方面男人比较清楚，熊小知就不细说了……

除了对男性和女性各自的好处，提肛运动还对男性和女性有个共同的好处：预防痔疮。

俗话说"十人九痔"，很多人得痔疮，和久坐、如厕时间长关系密切。

排便时玩手机，看报纸等，会造成注意力分散，使排便时间延长，肛门局部充血水肿，容易引起静脉曲张，形成痔核。经常便秘的人也容易出现痔疮。建议上厕所排便时间不要超过5分钟。另外，久坐不动、辛辣饮食、饮酒等也会让直肠黏膜长时间处于充血状态，导致痔疮发生。

提肛运动能改善局部血液循环及肛门括约肌功能，尤其选择在呼气时收缩肛门，利用腹内压较低的压力，更有利于肛门静脉血液的回流，预防痔疮。

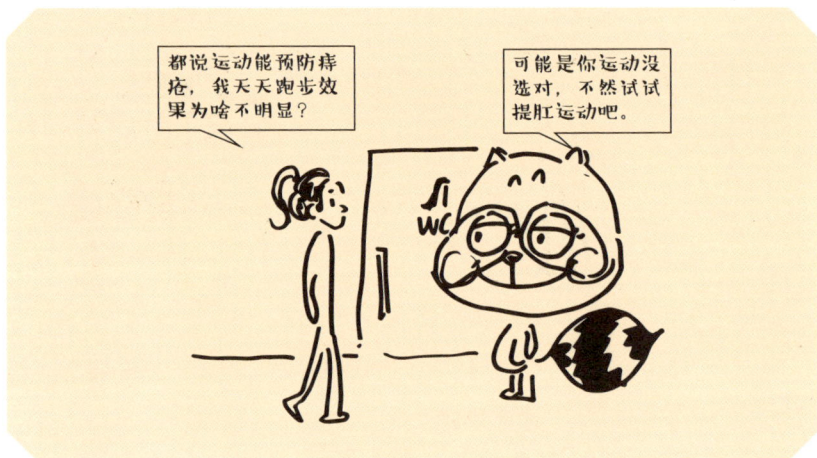

除了有助于预防、改善上面提到的西医妇产科、肛肠科、泌尿科等方面的问题，中医也认为提肛运动有益健康。古语有"日撮谷道一百遍，治病疗疾又延年"之说。谷道，就是肛门；撮谷道，其实就是提肛。传统中医认为，肛门处于人体经络的督脉上，提肛能提升阳气、排除浊气。因此，提肛运动被很多临床医生推荐，作为一种特殊的防病方法。

这么有用的提肛运动，做起来其实很简单，下面就跟着熊小知一起学一学。

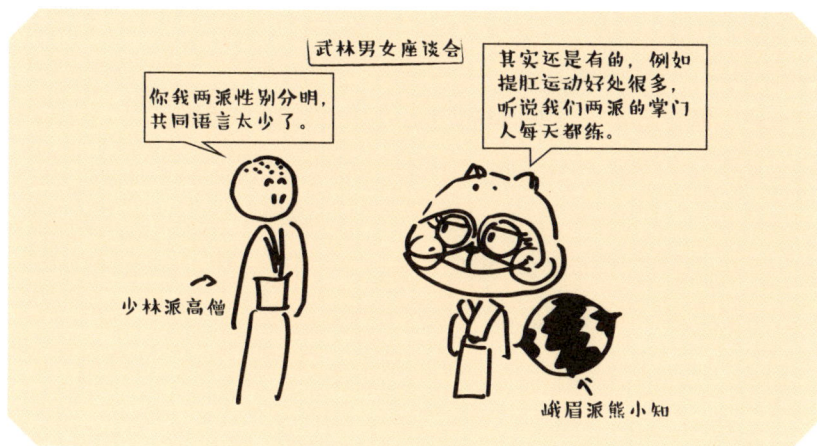

武林男女座谈会

你我两派性别分明，共同语言太少了。

其实还是有的，例如提肛运动好处很多，听说我们两派的掌门人每天都练。

少林派高僧

峨眉派熊小知

提肛运动，随时随地都能做

提肛运动的具体做法是：吸气，肛门用力内吸上提紧缩3～5秒，再呼气放松3～5秒。

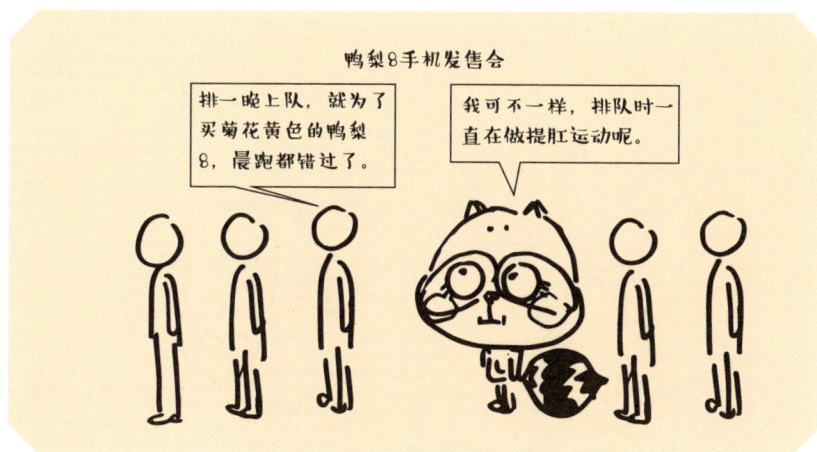

鸭梨8手机发售会

排一晚上队，就为了买菊花黄色的鸭梨8，晨跑都错过了。

我可不一样，排队时一直在做提肛运动呢。

它是一种很"随便"的运动，几乎可以在任何时间和场合进行，无论是开会还是排队都能做。

每次提肛运动可根据自身情况，以肛门紧缩和放松各20～30下或50～100下为一组，早晚各做一次或每天3次。

刚才已经说了这种运动不太受时间、地点限制，躺在床上也可以做。除了平躺，还可以采取膝胸卧位，即双膝跪在床上，胸部贴床，抬高臀部做提肛运动。这个姿势有点尴尬，如下图所示，不建议在大庭广众下做。

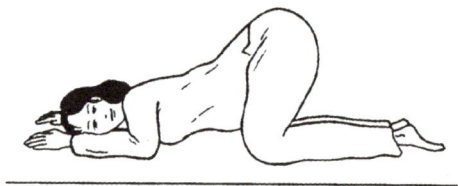

提肛运动一般只要坚持1个月，就会有比较明显的效果。需要提醒的是，若肛门局部感染、痔疮急性发炎或肛周脓肿，不要做提肛运动，建议咨询医生，选择适合自己的运动方案。

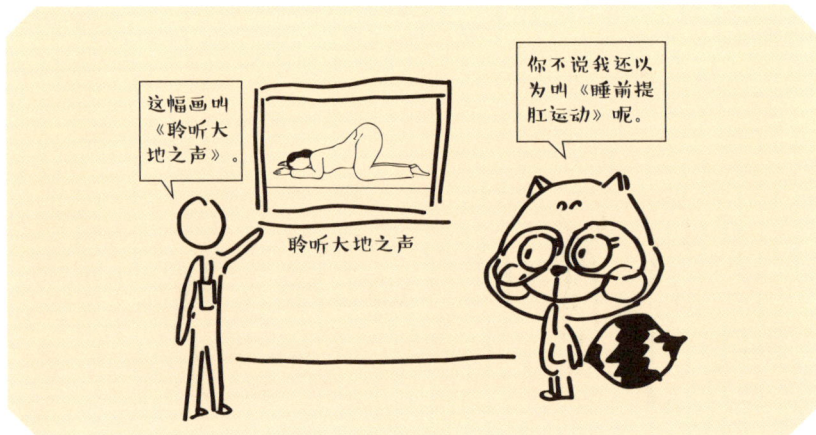

把一种运动的作用和锻炼方法这么细致地讲一遍，在熊小知这是头一次，希望你们能掌握好它，在不影响别人观感和控制好力度（别不小心变成了排气动作）的情况下，利用好时间进行锻炼，看看能享受到多少它带来的健康益处吧！

❽ 怕疼的人请进，总有一种止痛方法你用得上

你对疼痛了解多少？

最让你头痛的事是什么？

对很多人来说，答案可能就是头痛本身。

世界卫生组织估计，全球18～65岁人群中，有50%～75%的人在过去一年曾有过头痛。世界上1.7%～4%的人群，每个月有15天甚至更长时间被头痛折磨。

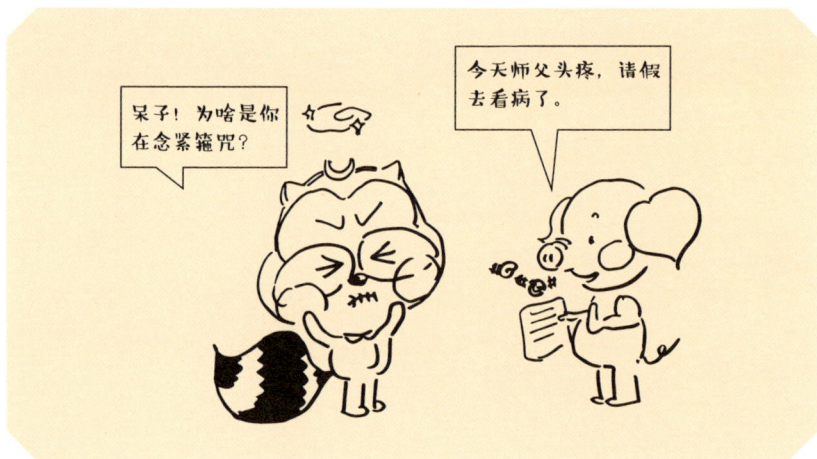

呆子！为啥是你在念紧箍咒？

今天师父头疼，请假去看病了。

除了头痛，关节痛、神经痛也将很多人卷进疼痛旋涡。英国一项大型调

查发现，全球65%的人每周都有疼痛经历，中国以94%的疼痛率排名第3。

疼痛有"好"也有"坏"

在许多人眼里，没有"疼痛"就等于没有"病痛"，事实并非如此。疼痛大致可分为两种，一种是"好"的疼，另一种是"坏"的疼。

"好"的疼是身体出现健康问题的预警信号

身体不会"说话"，但手指不小心被划破、阑尾发炎、脚扭伤时，疼痛都会提醒你："这个地方出问题了，快来关注它！"这种疼痛多是急性的，经过治疗都能有效缓解或消失。

如果没有这种疼痛，我们可能满身是伤却意识不到，最终出现严重感染；有小病发现不了，最终拖成大病，甚至威胁生命。

比如，要是没有疼痛，发生交通事故后可能出现这样的情景：

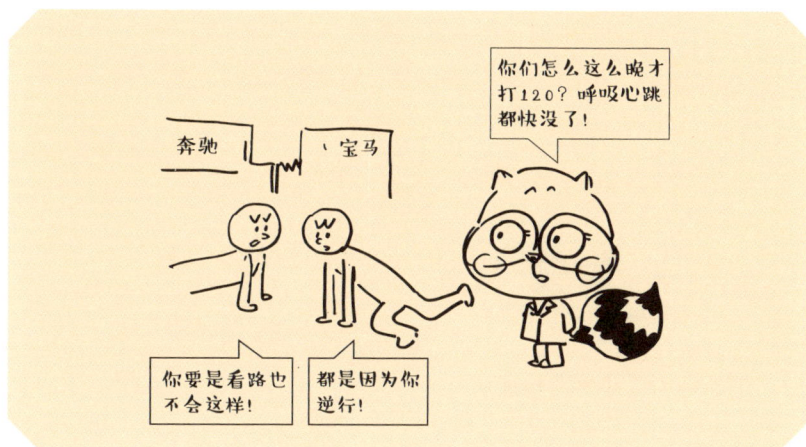

"坏"的疼是一种疾病

偏头痛、坐骨神经痛等慢性疼痛，可持续数个月甚至更久。

很多得了带状疱疹等疾病的患者，越疼越厉害，一疼就是几十年，最长的达40年，"痛龄"比很多人的岁数还大。

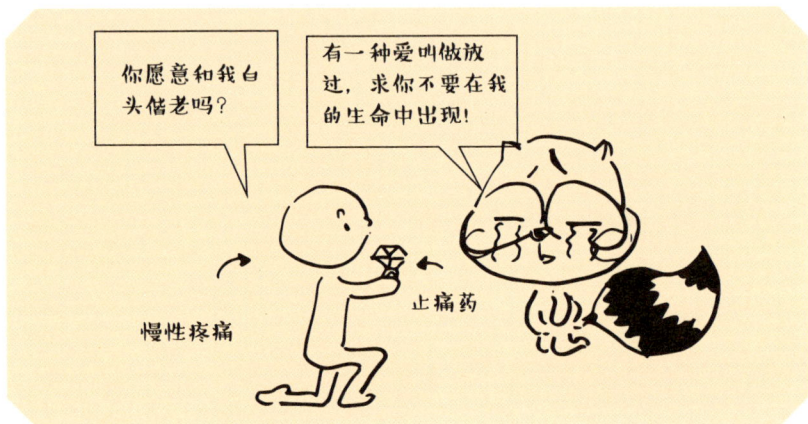

慢性疼痛不仅不能充当健康警报，还会对健康造成很大的损害。其中，肩、颈、腰、腿痛、神经痛、癌症疼痛等最常困扰中国人。

长期疼痛会全面削弱各个系统的功能，导致免疫力下降，严重者甚至致残或者死亡。因此，"坏"疼痛是我们希望缓和以及消除的"病痛"。但对慢性疼痛的原因和应对方法，很多人还存在误区。

这些事帮你"招来"疼痛

有疼不治，"小疼"拖成病

疾病引起的急性疼痛，需明确病因，及时治疗。如果当时没有得到恰当处理，拖延时间过长，可能因神经损伤变成神经病理性疼痛，更难缓解和治疗。

慢性疼痛"越忍越坏"，时间过长，身体抗疼的能力会逐渐降低。如果是影响睡眠状况，甚至是彻夜难眠的中重度疼痛，一定要及时就医，尽早治疗。

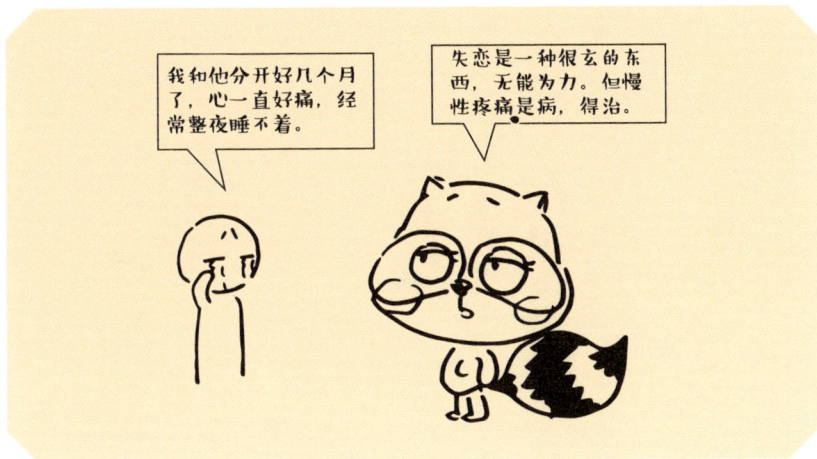

不良姿势，压迫神经招来疼

运动过度、不足或姿势不对，可能导致慢性疼痛。

长期无意识地驼背、弓腰、跷二郎腿，尤其是老年人习惯坐小板凳、较矮的椅子，或是在家长时间地看电视、久坐不动等，都会使得脊柱侧弯、神经受压，导致长期慢性疼痛。

越怕疼，可能疼得越"剧烈"

疼痛会带来焦虑、抑郁、孤独，也可能加剧疼痛的主观体验。

有过疼痛病史的老年人，当疼痛的程度加深后，对新的疼痛更加恐

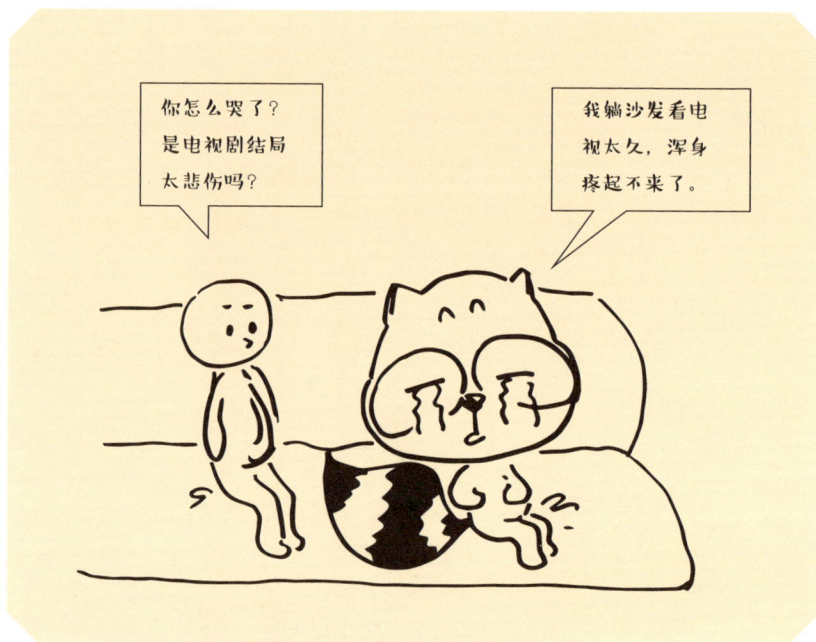

惧，害怕出现新的疾病，因此对疼痛的主观感受更为剧烈。

错误用药，可能加重病情

有的人一疼就自己用布洛芬、双氯芬酸等非处方止痛药，疼得厉害就多吃，却发现不如想象中管用，甚至出现胃痛等症状。

这是因为布洛芬等止痛药有一个特点，叫"天花板效应"，即药物剂量到了一定程度后，镇痛效果会"封顶"，再多吃，效果也不会随药量的增加而增加。

长期服用这类药，还可能引起胃黏膜损伤，患胃溃疡、平时肠胃功能不好者应慎用。尤其是胃溃疡引起的胃痛，更不能用这类药，以免引起胃出血等严重后果。

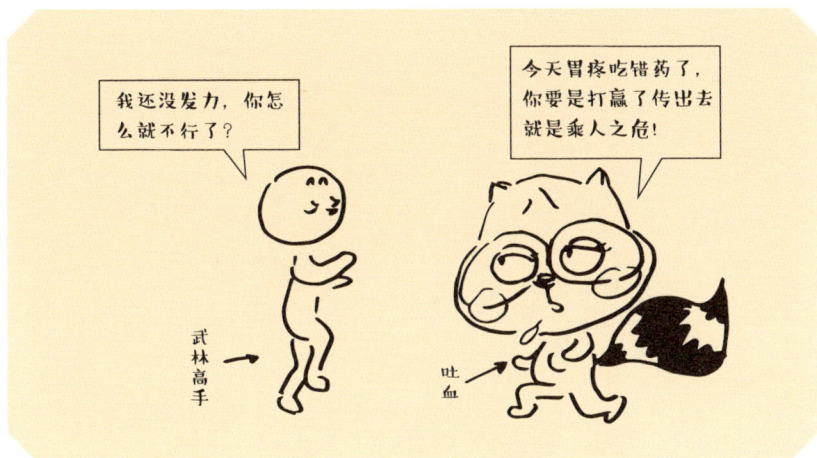

疼痛来袭，试试这些方法

有些"疼"，你真的没必要忍

20世纪八九十年代，我国疼痛治疗并不规范、效果很不理想。很多患者跑遍各个科室、各地医院，还是"痛"苦不堪。

但现在，疼痛已成为人体的"第五大生命指征"（其他四个为呼吸、脉搏、体温和血压），在诊断和治疗中起到重要作用。缓解疼痛，不应该再成为奢望。

目前，止痛药的种类很多，应根据情况选择。轻微牙痛、感冒全身酸痛等，明确原因后可自己用非处方止痛药，但连用3天还不能有效缓解，建议到医院做进一步检查。

用止痛药的时间长未必不对，但如果需要长期用止痛药，尤其是非处方止痛药，一定要在疼痛专科医生的指导下进行。

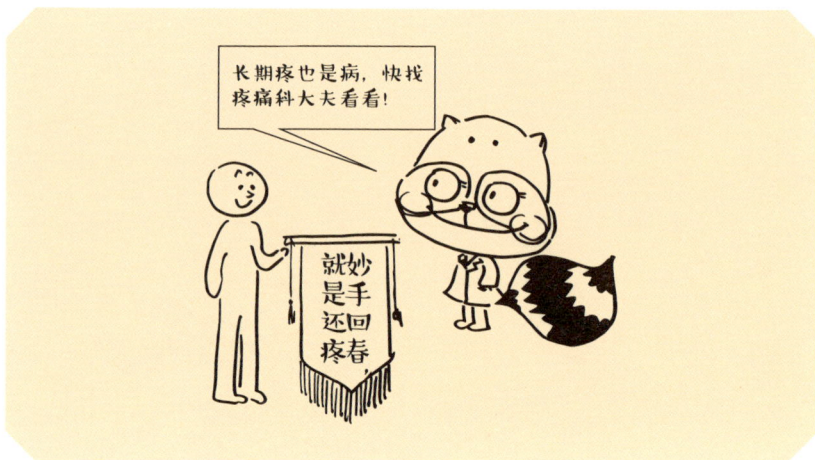

此外，微创介入技术的进步也推动了疼痛治疗水平。中医的针灸、按摩和推拿也对疼痛有一定效果。

最后，给大家推荐几个中医里缓解疼痛的按摩方法。

1. 揉后溪穴，缓解颈椎痛

把手握成拳，掌指关节后横纹的尽头就是后溪穴。

坐在桌子旁，把后溪穴放在桌子沿上，用腕关节带动双手，轻松地来回滚动，即可达到刺激的效果，每小时刺激3~5分钟就足够了。

我们坐在电脑旁阅读文件的时候，也可以让双手的后溪穴抵在桌沿或键盘上，重复相同的动作。

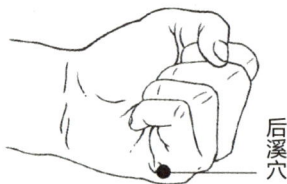

2. 按揉下关，缓解牙痛

下关穴位于头部侧面，耳前约一横指处。

牙痛时，可用大拇指对准牙痛一侧的下关穴，用力按住，产生酸麻感。力度以能忍受的极限为度，还可以配合揉捏等手法，持续至牙痛缓解。

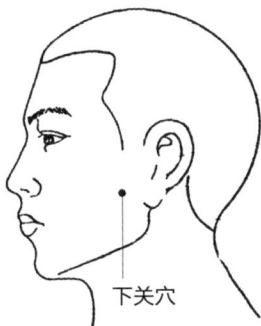

下关穴

当然，这些按揉方法和非处方药一样，都只能"救急"，慢性疼痛还是应当及时到医院就诊。

不知道最困扰你的是哪种疼呢？希望你能在这篇文章里找到适合自己的止痛方法，愿疼痛只是温柔世界里，一个匆匆而过，不占据你宝贵人生的灰暗角落。

⑨ 被"痒"刑折磨的你，学会这5招才能刑满释放

有些"痒"，医生都害怕

痒和痛，哪种感觉更难受？大部分人会选痒。因为痛还能忍，痒不仅难忍，还总是没完没了。

据说17世纪，欧洲曾发明一种酷刑——"笑刑"，就是让受刑者奇痒难忍，无法克制，最终因狂笑致缺氧窒息而死亡。这大概就是传说中的"痒起来要人命"吧。

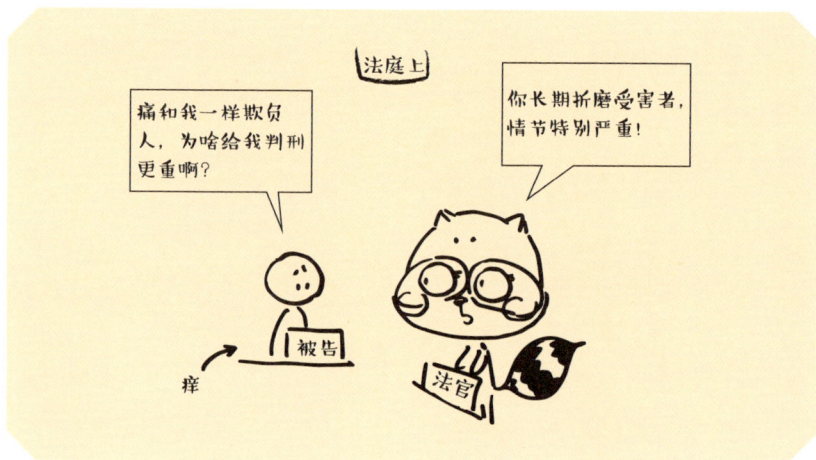

熊小知今天要说的，是另一种痒——皮肤或者身体的器官出问题带

来的瘙痒，很多科室的医生也"怕"它。

皮肤痒，可能是这些原因

一般来说，皮肤痒有两种情况。

> ✿ 一种是没有原发性皮肤损伤的，多半由于皮肤缺水引起。例如，
> 冬季出现的皮肤干痒、脱皮，中老年人由于皮肤干燥更易出现。
> ✿ 另一种是皮肤本身生病了，如皮炎、湿疹、银屑病（牛皮癣）等
> 皮肤病。

单纯的皮肤问题，应先找到病因，才能对症用药缓解瘙痒症状。银屑病等容易复发的疾病，需要在医生的指导下按疗程用药。

除了上述情况，很多疾病也会连累皮肤，让你变"痒"。

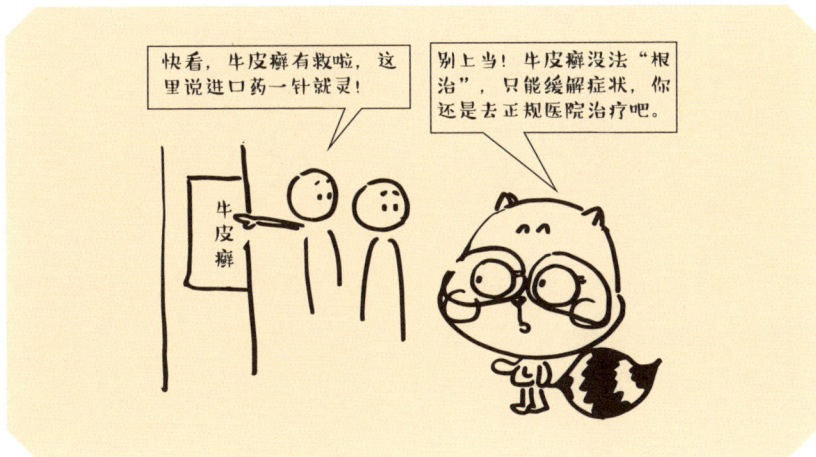

小看"痒"，当心放跑这些病

千万别不把"痒"当回事，下面这些疾病很可能被你放跑。

痒+皮肤发黄：提示肝脏问题

全身瘙痒，同时伴有皮肤、眼睛、尿液异常发黄，可能是肝病导致的黄疸。

肝脏功能异常时会导致胆管受阻，胆红素无法顺利排泄，因此引起黄疸。有黄疸的人，在黄疸出现前数月或出现后1年，都可能发生全身性皮肤瘙痒。

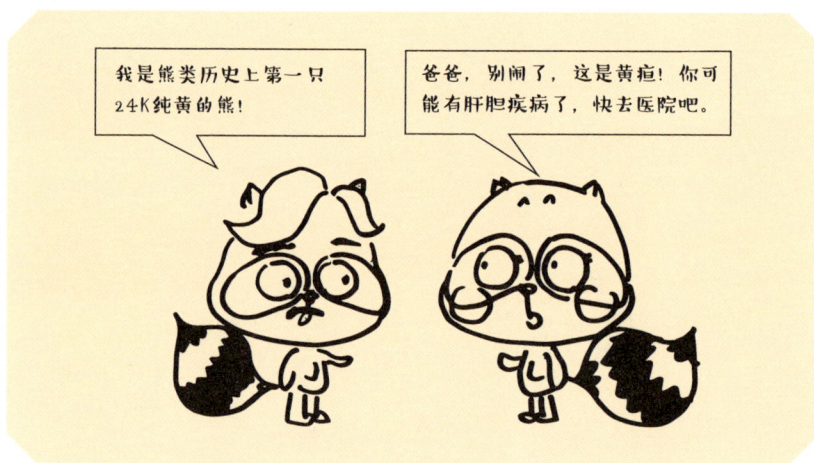

对于肝病引起的皮肤瘙痒，止痒仅仅是治标，从根本上控制肝病才是根本。因此在出现全身发黄、瘙痒时，应该及时就诊。

此外，在生活中要注意：

✳ 避免食用辛辣刺激性食品，不饮酒、不喝浓茶。

✳ 勤剪指甲，避免用力抓挠皮肤，以免皮肤破损造成感染。

✳ 用温水淋浴可缓解瘙痒，水温宜控制在42℃以下，少用香皂、浴液等碱性沐浴用品。

痒+身上有尿味：警惕肾脏疾病

比较严重的肾病，由于体内的尿素不能经尿液排出，会通过皮肤排泄，由此刺激皮肤；另外，身体内积累的毒素会导致周围神经病变，也会引起皮肤瘙痒。

肾病还可能有面部皮肤颜色变深、干燥无光泽、萎黄，身上有尿味或鱼腥味等症状。

肾脏健康关乎生命质量，光靠症状来判断自己肾脏是否健康是不行的。最好的办法，是重视体检，至少每年要检查一次肾功能。

最需查肾的高危人群：

✳ 老年人。

✳ 高血压患者。

✳ 糖尿病患者。

✳ 血尿酸异常的人。

痒+饭量变大、体重变轻：查查血糖

皮肤局部瘙痒，例如在胳膊、腿上，且位置不固定，瘙痒的部位有皮疹、色素沉着、脱皮等，同时伴有多饮、多尿、多食和消瘦的症状，那你就需要测测血糖了，这可能是糖尿病导致的瘙痒。

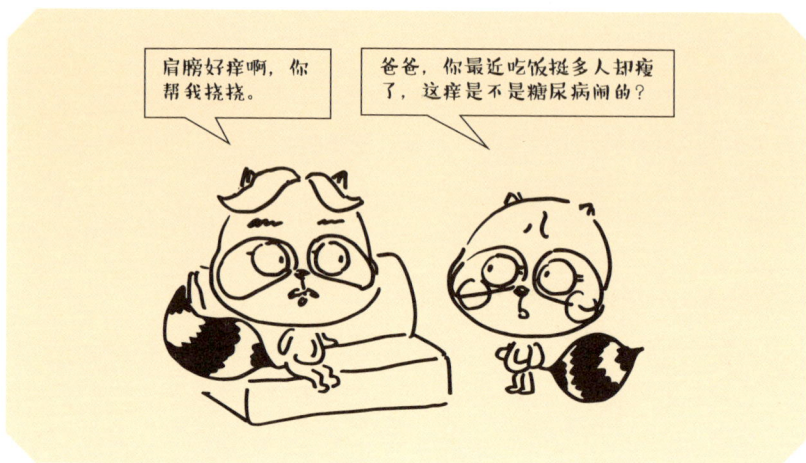

这种皮肤瘙痒，对很多糖尿病患者来说并不陌生。糖尿病会让皮肤内葡萄糖含量过高，适合细菌繁殖且刺激末梢神经，长期血糖高导致皮肤脱水、干燥，都会引起瘙痒。

这种瘙痒最主要的解决办法是控制血糖。

❂ 已经确诊为糖尿病的人，可将皮肤瘙痒的症状告诉医生，咨询是否需要调整药量。此外保持皮肤清洁，避免指（趾）甲过长，以免抓破皮肤。

❂ 没有确诊糖尿病，却出现这种瘙痒，建议去查查血糖，再根据血糖情况确定治疗方法。

痒+女性私处症状：当心妇科病

外阴瘙痒是妇科疾病中比较常见的症状，任何年龄的女性都可能出现。

调查显示，73%的女性在经期会觉得外阴瘙痒，可能与卫生巾质量不佳或衣物过于紧身有关，也可能是妇科炎症。

外阴瘙痒切忌搔抓，或用热水烫洗。这样的做法虽能缓解一时的痒感，但过后会更痒，形成恶性循环。

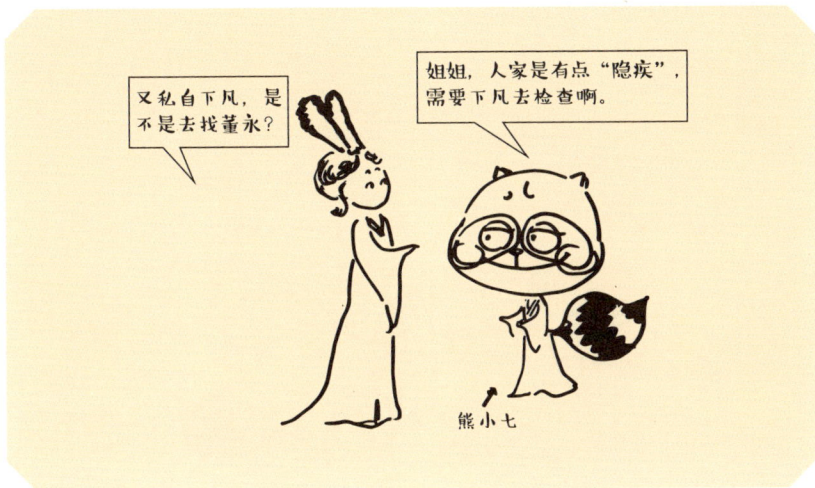

熊小七

外阴瘙痒这样处理：

❀ 找到原因才能对症治疗。外阴瘙痒伴有白带异常的女性，要注意检查是否有滴虫、白色念珠菌感染等妇科炎症。

❀ 生活中，选择大小适宜、松软的棉织物内裤；保持局部清洁，每天用温水清洗。

❀ 更年期后长期外阴瘙痒，可在医生指导下适当采取雌激素治疗。

痒+打喷嚏、流鼻涕：可能是过敏

过敏又叫"变态反应"，是人体对某些过敏源如药物、花粉、食物等产生了免疫反应，以致伤害到自身的疾病。大约1/3的过敏者有皮肤痒的症状，并常伴有打喷嚏、流鼻涕等症状。

这类痒，一般在停止接触过敏源后就会好转。很多过敏性皮肤病的发病与精神压力密切相关，因此保持平和的心态至关重要。如果症状严重，需要在医生指导下规范用药。

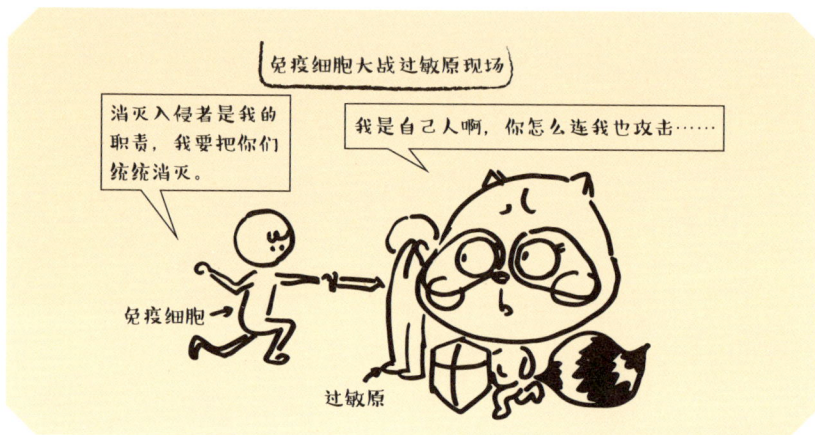

除了上述几种病，某些肿瘤发生时也会伴有皮肤痒，如淋巴系统、胃、肠、肝、卵巢等部位的肿瘤和前列腺癌。

这种由肿瘤引起的痒大多较顽固，如果你出现长时间的瘙痒，且找不到原因，就要引起重视了。

此外，甲状腺功能异常（亢进或减退）、情绪紧张、B族维生素缺乏等，也容易引起皮肤瘙痒。

赶走瘙痒，这5招比挠更管用

如果没有上面这些疾病，只是皮肤干燥等原因造成的轻微的痒，不妨试试这几招。

1. 减少洗澡时长

洗澡水温在40℃左右即可，不宜过高，每次洗5~10分钟就可以，最好选择中性和弱酸性的沐浴液。

另外，可先搽润肤液再擦干身体，让皮肤充分吸收水分和营养。

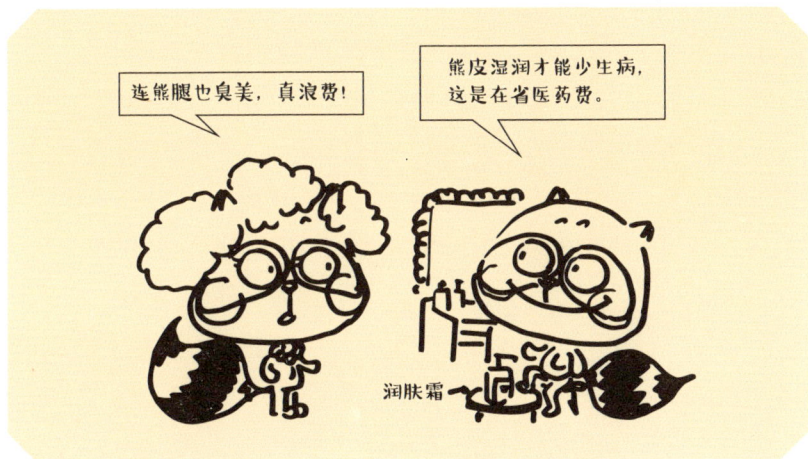

2. 选择纯棉的贴身衣物

柔软、少刺激的衣服可以避免瘙痒进一步扩散，增加透气性，与皮肤接触后不会引起过敏。

3. 养一缸金鱼给房间补水

北方地区空气干燥，可养一缸金鱼或用加湿器来为房间补水，减少室内温度过高、空气干燥引发的皮肤瘙痒。

4. 隔夜茶水擦洗

用温热的隔夜茶洗头或擦身，茶中所含的氟可以迅速止痒，同时还能起到防治湿疹的功效。

5. 多吃润肺生津的食物

多喝水、多吃蔬菜水果和豆制品，能减少体内水分流失。还可吃些润肺生津的食物，如梨、百合、大枣、莲子、银耳等，不吃或少吃辛辣食物。富含维生素A、B族的食物也要多吃，例如谷物和动物肝脏。

总之，发现身上不明原因的痒，首先要辨别是不是接触过敏源而产生的过敏。其次应该去皮肤科排除皮肤本身的问题，看看是否有皮肤疾病。因各类疾病导致皮肤瘙痒，应该及时在医生的指导下使用药物。

⑩ 每种保健品都有小脾气，摸准了"补"到点子上

这些保健品，原来你都用错了

没病时，你愿意吃药吗？

隔着书我都知道你在摇头。但很多人喜欢吃"补药"，从营养保健品里的"网红"维生素、蛋白粉、钙片，到保健药酒、中药补品，即使没病，不少人也会买来吃。

看看这些常被用错了的保健品，你就知道你在哪些"小河沟里翻船了"。

错误1：螺旋藻减肥效果好

"螺旋藻能减肥"的说法在一些爱美人士中很有市场，但事实上，一些人认为螺旋藻具有"减肥功能"，可能是因为螺旋藻中含有一种氨基酸——苯基丙氨酸，能影响脑部控制食欲。但其抑制作用微乎其微，最多是控制体重而不能减肥。

错误2：软胶囊当面膜用

其实很多软胶囊采用复方成分，未必适合擦拭面部。在并不清楚自己的皮肤是否适用于某类保健品时，不要轻易尝试，毕竟身体各部分皮

肤的特性不同，对不同的药物有不同的反应。

错误3：钙和硒得多补

钙片不是吃得越多越好，每天钙摄入量以800~1500毫克为宜，不应超过2000毫克。若每天超过2000毫克，就有可能导致肾功能损害，引发不良反应。

关于补硒，一般成年人每日推荐用量50微克，最高不超过400微克。过量服用，有害无益，可能导致恶心、腹痛、指甲变形、头发脱落、神经损伤等症状。

错误4：什么人都能吃蛋白粉

大多数健康人群并不缺乏蛋白质，只要不偏食挑食，完全可以从肉蛋奶等食物中摄取足够的蛋白质，不需要额外补充。否则可能带来一些健康风险，如肾脏不好的人食用后会加重肝肾负担，痛风患者增加蛋白质，只会造成体内尿酸升高，加重痛风。蛋白质摄入过多，反而会给身体带来沉重负担。

大家都知道"是药三分毒"，这些"补药"虽然不全是药，但用错了也可能有副作用，甚至招来疾病。

今天，熊小知就来梳理一下，到底该怎么用对它们。

补不对，惹出一身病

大家认为的"补药"多数是保健品，可帮助补充身体缺乏的营养素。

但如果补的时机或量不对，反而可能让你生病。

过度补钙：影响发育，可能结石

人体对钙的需求与年龄、性别等因素有关。更年期女性、老人和儿童在日常饮食无法保证摄入量时，建议咨询医生后补充。

儿童吃补钙保健品时，尤其要注意遵医嘱和说明书建议的剂量服用，不要盲目贪多。

儿童过度补钙，可能出现身体浮肿、多汗、厌食、恶心、便秘、消化不良，严重时会引起高钙尿症，还可能限制大脑发育。

如果不缺钙还乱补，或者长期、过量吃钙片，不仅干扰其他微量元素的吸收，还会增大肾结石风险。

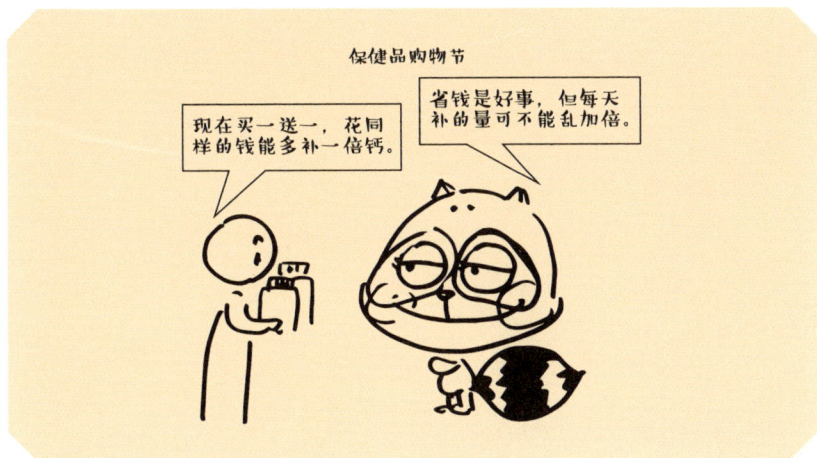

滥补维生素：可能"中毒"

维生素可分为水溶性、脂溶性两大类。

维生素C和B族维生素属于前者，它们易溶于水，摄入过多时会从尿中排出；后者主要包括维生素A、D、E、K，它们需要有脂肪的帮助才能被吸收，可在肝脏储存，需要时再"动员"出来，很难从尿液中排出。

通过食物摄取维生素，一般不会过量。吃维生素片等补充时，一定要遵医嘱和说明书推荐剂量服用。脂溶性维生素如果摄入过多，存在中毒风险。

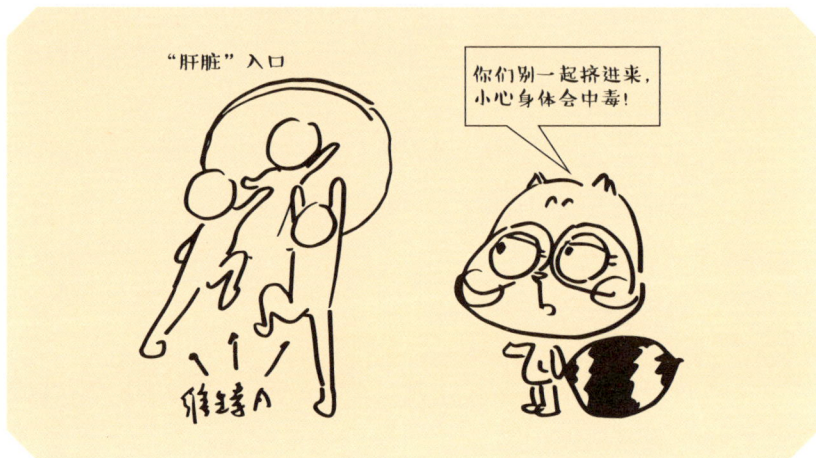

乱用蛋白粉：当心伤肾

出现蛋白尿的肾脏病患者不宜服蛋白粉，以免加重病情。

此外，如果患有糖尿病、高血压等疾病，已出现肾脏损害，服蛋白粉前也建议咨询医生。

长期喝药酒：注意以防伤肝

药酒常作为临床药物使用，也有些作为保健品销售。临床药用的药酒应咨询中医后选用，保健药酒也并非人人能长期喝。

酒精本身就对肝脏有一定影响，保健酒中还含有多种中药成分，它们都需要通过肝脏代谢，一般人应按包装上的推荐量服用。

如果肝功能不好的人长期服用，可能带来慢性肝损害。建议肝不好者，服药酒前咨询医生，并通过正规渠道购买。

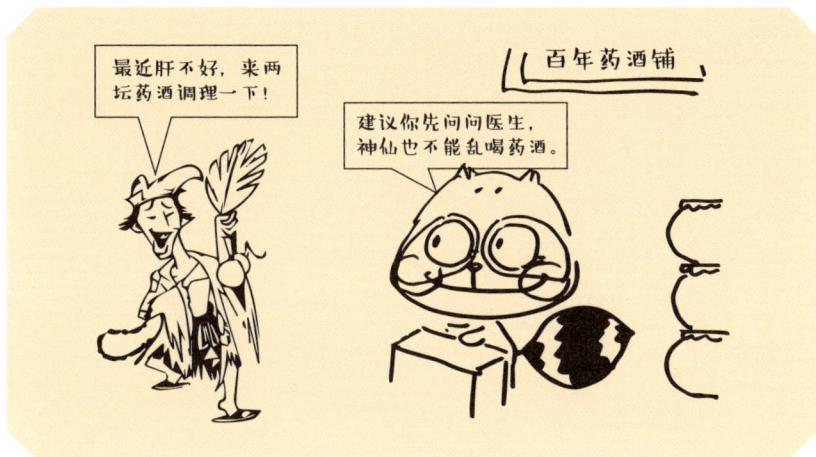

"增强免疫力"保健品：有风湿病慎用

免疫力是身体抗击疾病的有力武器，但并非所有人都是免疫力越强越好。例如，对患类风湿关节炎等风湿免疫病的人来说，盲目进补，尤其

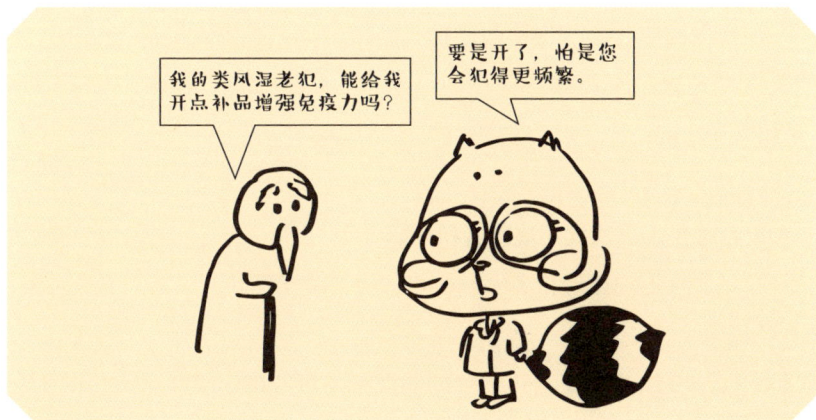

是吃宣传能"提高免疫力"的产品，可能反而刺激免疫系统，诱发或加重病情。

中药补品：请中医辨证后再吃

阿胶、鹿茸等中药里的补品，其实都属于药物，在中医里有严格的适应证，并非人人能用。

例如，中医认为上火者（表现为小便发黄、口中生疮等）不宜吃阿胶，阴虚内热者吃鹿茸可能造成出血、烦热不安，感冒发热和患某些慢性病时应慎用人参等。建议想通过中药进补者，应咨询正规医疗机构的中医后选用。此外，如果因病正在服用药物期间，最好不要自行服用保健品，以免干扰药物作用，甚至诱发其他疾病。

帮保健品找到"对的人"

保健品引起的问题，多是大家对其"适用人群"不清楚造成的。

和药物类似，它们也有自己擅长的领域，在对应人群身上使用，才能充分发挥效果。下面几种保健品就是大家最常用，也最常弄不明白"适用人群"的。

复合维生素：饮食不规律者和孕妇

平时饮食不规律者和老人、孕妇、消化功能不好者容易缺乏维生素，适合用这类产品。

一些挑食的儿童在纠正饮食的前提下，可考虑选用儿童专用的复合维生素。

钙剂：更年期女性和老人

如无特殊疾病限制，一般老人的钙需求量比普通成年人高，约为1000毫克/天。老人的吸收功能减退，钙的利用率下降，如果再不经常通过牛奶等食物补充，很容易缺乏。更年期女性由于激素水平的改变，也容易缺钙。

补钙的同时，通过合理晒太阳等方式补充维生素D也很有必要。

建议补钙人群在天气较好时，选择上午10点前、下午2点后晒太阳，并避开雾霾天，秋冬季出门应注意保暖。

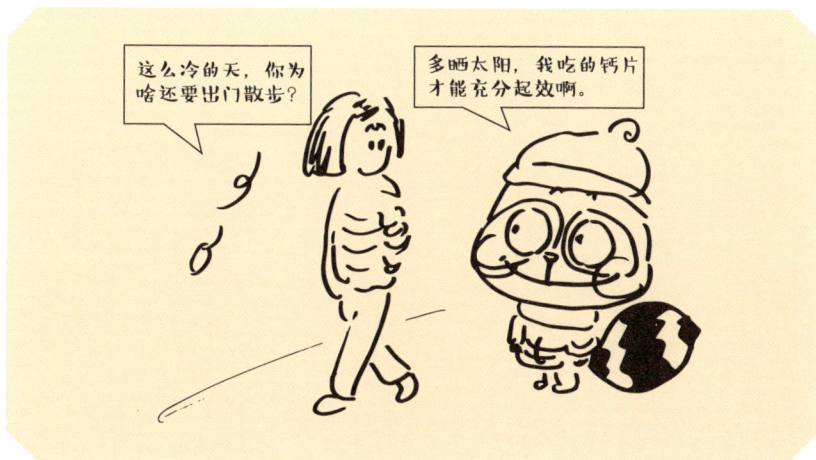

蛋白粉：主要适合3类人

蛋白粉主要适用于三类人。

✿ 体内的蛋白质处于重度亏损状态者。如创伤、烧伤、大面积皮肤溃烂、感染、多发性骨折、糖尿病胃动力障碍、心脏病合并恶病质、肺结核、慢性肝炎患者，以及做过外科大手术、肿瘤放疗和化疗的患者。

✿ 蛋白质摄入或吸收存在不足者。如神经性厌食、功能性消化不良、小肠吸收障碍患者。

✿ 处于某些特定阶段者。如孕妇、乳母和胃肠道功能较弱又进食少的老年人。

这些人以及长期素食、蛋奶肉摄入不足的人，可咨询医生或临床营养师后，适量吃蛋白粉。但如果想单纯用蛋白粉减肥、长个、长智力等，都是不现实的。

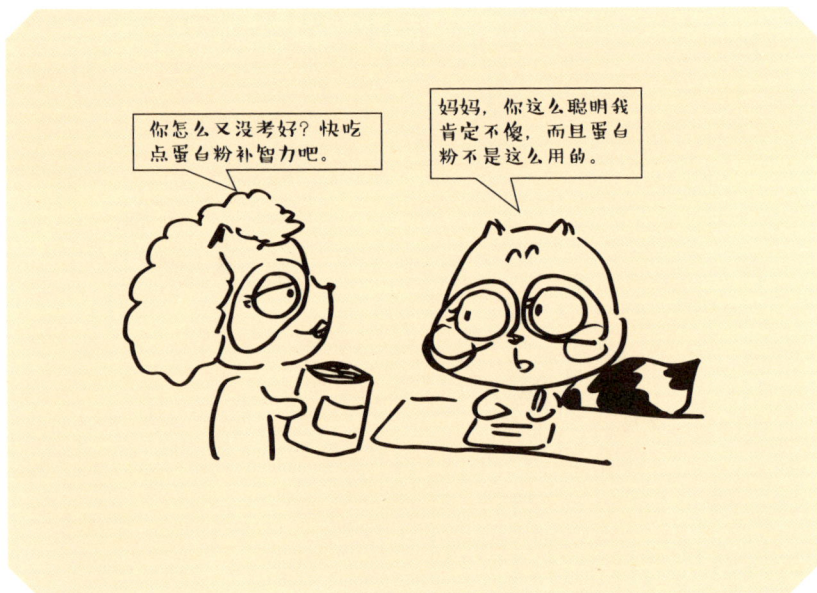

别把保健品当药用

最后，关于选用保健产品，熊小知还有几个特别提醒。

- ❄ 认清保健品包装上的蓝色草帽标志。
- ❄ 仔细阅读保健品标签说明书，注意用法及用量、保质期等信息。
- ❄ 选择正规销售渠道购买保健品，不听信小广告。
- ❄ 保健品不能代替药品用来治疗疾病，以免延误病情。
- ❄ 如果正在服用保健品、保健药酒等，看病时一定要主动和医生沟通。
- ❄ 选择中药补品请先咨询中医，并到正规医院、药店购买。

　　此外，在平衡膳食的前提下，饮食基本能满足人体对营养素的需求。如果不知道每天怎么吃，可以参考《中国居民平衡膳食宝塔（2016）》。

中国居民平衡膳食宝塔（2016）

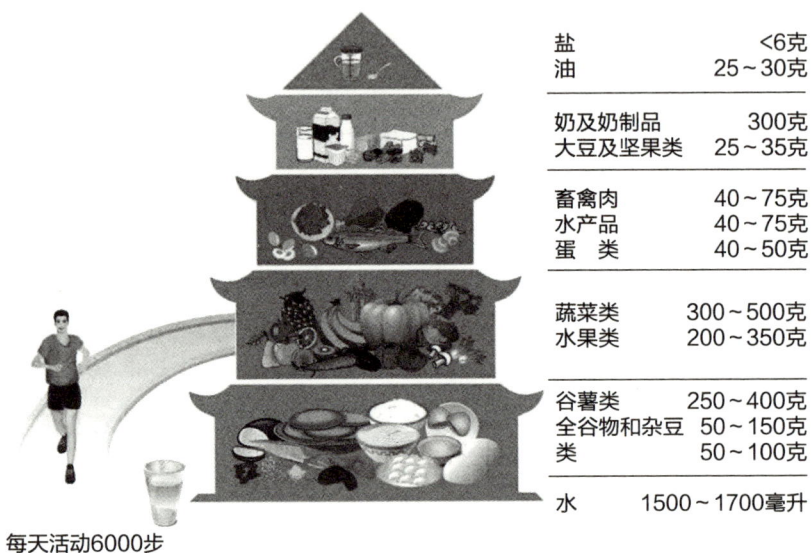

盐	<6克
油	25～30克
奶及奶制品	300克
大豆及坚果类	25～35克
畜禽肉	40～75克
水产品	40～75克
蛋 类	40～50克
蔬菜类	300～500克
水果类	200～350克
谷薯类	250～400克
全谷物和杂豆	50～150克
类	50～100克
水	1500～1700毫升

每天活动6000步

　　其实，日常食物就能"补"够我们身体所需的营养，你最缺乏的营养，可能是"健康素养"和"好好吃饭"。

⑪ 你的免疫力满格，这是我能给你的最好的礼物

免疫力，健康的第一道防线

熊小知想告诉你一个坏消息和一个好消息。

按照国际惯例，先说坏消息：你的身体离衰老又近了一些，器官功能老化，患上某些疾病的风险可能升高。

好消息是，从今天起保护好免疫力，有助于降低一部分健康风险。

免疫力如同驻扎人体的军队，在与外界袭来的病毒、细菌"作战"时，承担了重要的防御任务。正常情况下，或许你感受不到它的存在，但人体受到攻击，它就会奋起反抗。比如，患上感冒或出现小伤口时，

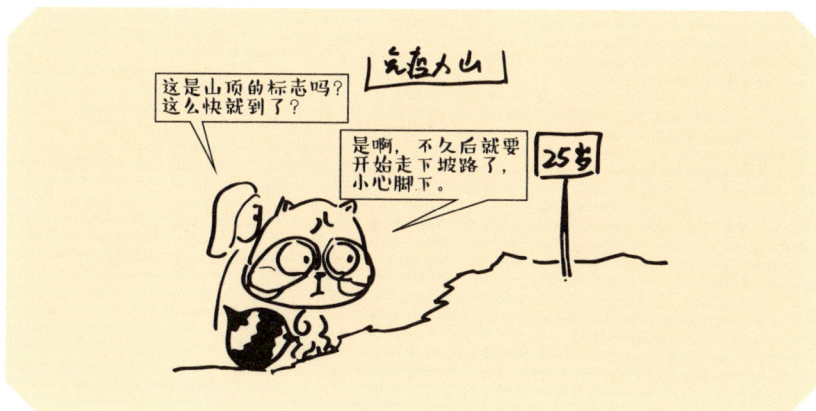

不用打针、吃药也能痊愈，这就与免疫系统的修复功能有关；人体内时刻都在产生肿瘤细胞，但并非人人得癌，这也要归功于强大的免疫系统。

一般而言，出生后3~6个月是免疫力最弱的时候。免疫系统在青春期发育最快，25岁左右达到顶峰，30岁之后慢慢下降。一个人免疫力的强弱，在一定程度上可由白细胞计数的多少来判定。

读懂免疫力下降的求救信号

免疫力好比身体里的军队，外界的病毒、细菌等病原体袭来时，会对其进行识别，必要时与之"作战"。小伤口、普通感冒过一段时间能"不治而愈"，就与免疫系统的功能密切相关。

人体的免疫力随年龄变化。

除了与年龄变化有关，由于环境、生活习惯等因素影响，免疫系统功能也会发生变化。免疫力下降不仅让人体更容易受到病毒、细菌的侵害，还可能引起内分泌紊乱、失眠等问题。

一旦有以下表现，很可能是免疫系统功能下降了。

1. 精神较差、疲劳、感觉不舒服

有这些表现，说明该好好关注免疫功能了。

一个人免疫力的强弱，在一定程度上可由白细胞计数的多少来判定。如果每隔半年或1年到医院做一次白细胞计数检查，并绘成一条曲线，你会发现，在感觉不舒服时，通常白细胞的数量也较低。

疲劳等是免疫力下降比较轻的表现，这时应好好关注自己的身体状况，通过合理饮食和保证睡眠质量，预防免疫力进一步下降。

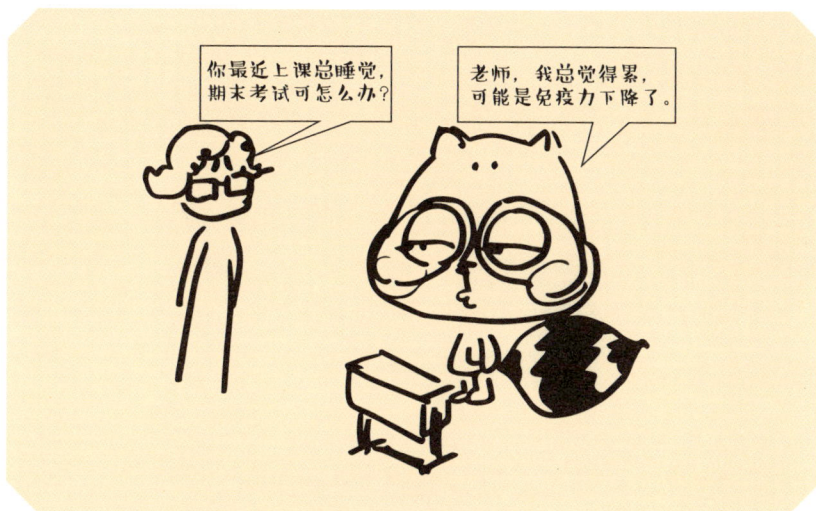

2. 感冒次数增多、伤口愈合速度变慢

出现这些问题，说明免疫功能已下降得比较快了。

如果一段时间内感冒次数明显增多，有小伤口也不容易好，表明免

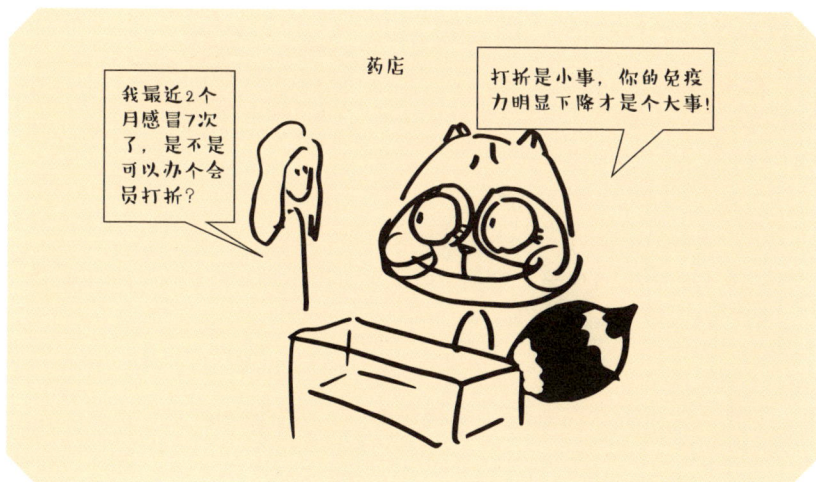

疫功能已经明显下降了。这时，人体的抗肿瘤能力也可能会下降，更易患癌，应及早重视和调整。

建议发生类似情况时咨询医生，一旦明确患有特定疾病，应积极治疗。

需要注意的是，免疫系统正常运转，最重要的是"平衡"。并不是说免疫力越强就一定越好。

身体抵抗外界侵扰的能力过高，也会带来很多问题，如过敏、自身免疫性疾病（如类风湿关节炎、红斑狼疮）等。

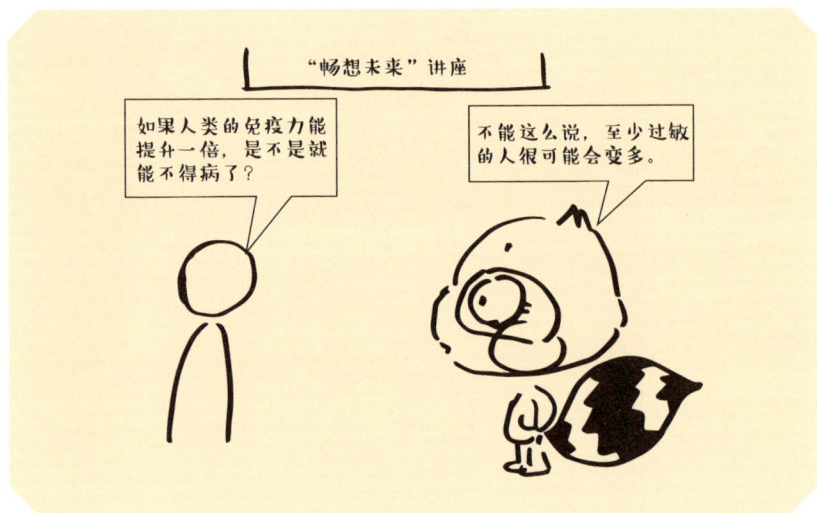

4个敌人伤害免疫力

一个人生下来"底子好"，免疫功能强，相对就可能更少生病，免疫系统也可能衰老得更缓慢。但如果不注意外在因素的影响，同样会让免疫功能受损。

总的来说，以下4点是伤害免疫力最常见的原因。

1. 年龄

30岁后，人体免疫功能开始走下坡路，本应好好休整，但中青年时期，尤其是40岁后，又是人生中经济压力、精神压力最大的阶段。如果这时作息不规律、营养跟不上，免疫系统最易出问题，癌症高发。

65岁后，免疫功能不可避免地又下了一个台阶，这个时期好好呵护很关键。有糖尿病、气管炎等基础病、长期卧床、体质差的人，可考虑遵医嘱定期注射流感疫苗、肺炎疫苗等。

2. 乱用药品

滥用药品对免疫系统的干扰很大。免疫球蛋白、激素类药物，尤其应在医生指导下使用。保健品对改善免疫力的效果有限，不应过分迷信。

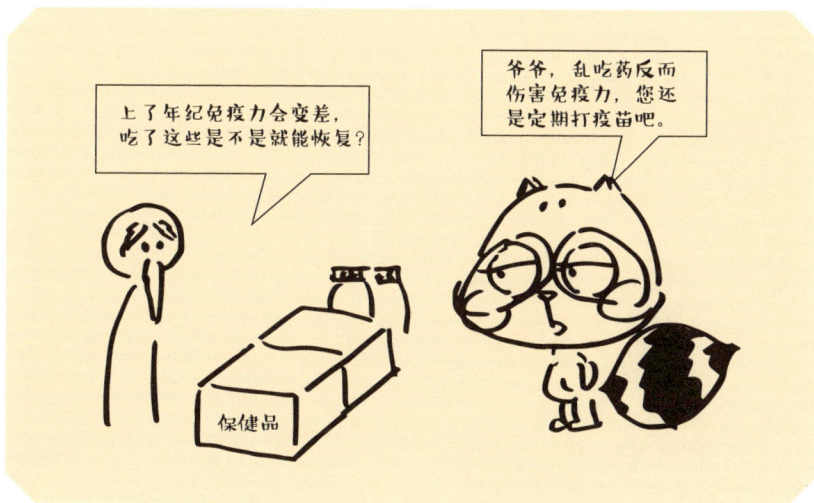

3. 太爱干净

免疫系统"记性好"，会对传染病原形成"免疫记忆"。多数情况下，如果下次遇到相同的病毒、细菌，免疫系统会很快将其消灭。如果周围环境一直很干净（尤其对孩子来说），会减少产生抗体的机会，身体抵抗力反而会减弱。

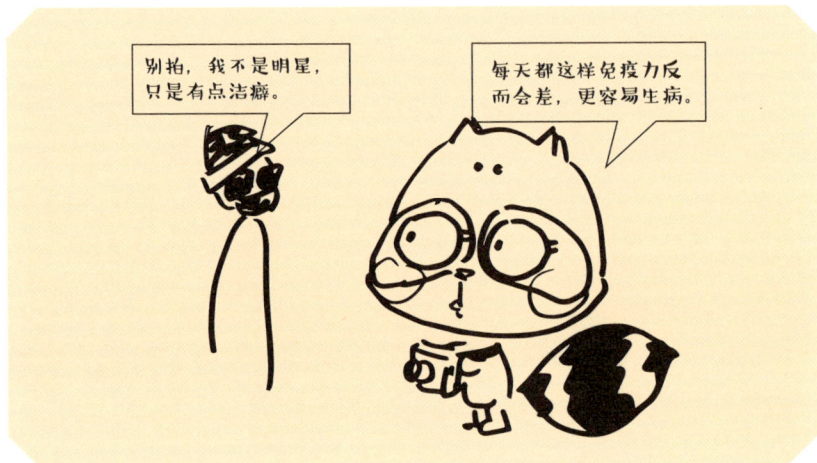

4. 不良生活习惯

睡眠不足、营养不良、缺乏运动等坏习惯，都可能大大降低免疫系统功能。心情抑郁、压力过大、环境污染对免疫系统的影响也不可忽视。

4个方法帮免疫力充电

想要保证免疫系统正常运行，平时就要好好呵护它。从今天起，试着用下面这些方法改善免疫功能，开启新一年的健康吧。

保持乐观的心态

愉悦的心情有助于激活某些免疫细胞，改善免疫功能。负面情绪增多时，免疫力也会受到影响。多带着正能量生活，学会向朋友倾诉，适当参加社交活动等，都有助于改善情绪。

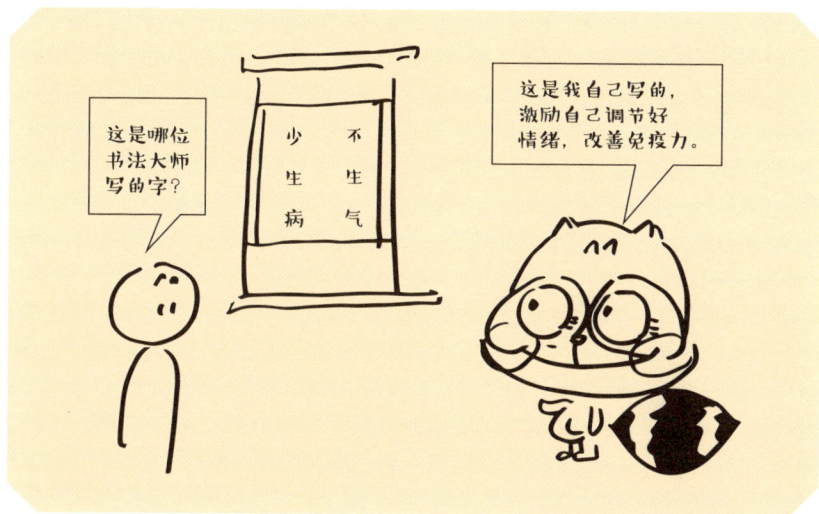

饮食均衡

盲目相信保健品能提高免疫力，不如通过合理膳食均衡补充各种营养，因为营养是免疫系统正常工作的基础。

在没有特殊疾病禁忌，饮食均衡的前提下，可适当补充蛋白质，维生素A、C、E和铁等元素，有助于免疫系统正常运作。

可适当多吃些富含这些营养素的食物，如鱼、肉、蛋等富含蛋白质，动物肝脏富含维生素A和铁，坚果、豆类和谷类富含维生素E，新鲜蔬果富含维生素C。需要注意的是，动物内脏不宜吃太多，一般建议每周不超过50克。

适量运动

在身体情况允许时，建议每天运动30~50分钟，每周5次。坚持一段时间后，免疫系统功能会有所改善。大家可结合自身情况，选择合适的运动，如年轻人可选择游泳、打羽毛球等，老人可选择快走等运动。

保证休息

充足的睡眠对保障免疫功能有很大作用。长期通宵熬夜会伤害免疫系统，更容易感染病毒等，引起疾病。成年人每天的睡眠时间建议保持在7~8小时，老人也不要少于6小时。

现在你是不是对这位身体自带的免疫力医生更了解了？快快养成好习惯，给自己的免疫力充充电。